DOMINIO DE LAS HABILIDADES SOCIALES DE COMUNICACIÓN E INTELIGENCIA EMOCIONAL (EQ) 4 EN 1

IMPULSA TU CARISMA DESARROLLANDO EL
PENSAMIENTO CRÍTICO Y APTITUDES DE LIDERAZGO

STEWART HUNTER

© **Copyright 2021 - All rights reserved.**

The contents of this book may not be reproduced, duplicated or transmitted without direct written permission from the author.

Under no circumstances will any legal responsibility or blame be held against the publisher for any reparation, damages, or monetary loss due to the information herein, either directly or indirectly.

Legal Notice:

This book is copyright protected. This is only for personal use. You cannot amend, distribute, sell, use, quote or paraphrase any part or the content within this book without the consent of the author.

Disclaimer Notice:

Please note the information contained within this document is for educational and entertainment purposes only. Every attempt has been made to provide accurate, up to date and reliable complete information. No warranties of any kind are expressed or implied. Readers acknowledge that the author is not engaging in the rendering of legal, financial, medical or professional advice. The content of this book has been derived from various sources. Please consult a licensed professional before attempting any techniques outlined in this book.

By reading this document, the reader agrees that under no circumstances is the author responsible for any losses, direct or indirect, which are incurred as a result of the use of information contained within this document, including, but not limited to, —errors, omissions, or inaccuracies.

ÍNDICE

HABILIDADES SOCIALES Y DOMINIO DE LA COMUNICACIÓN (2 EN 1)

Introducción   3

Parte I
DANDO LOS PRIMEROS PASOS: SÉ CONSCIENTE DE TI MISMO

1. Lo que hay que saber sobre la inteligencia emocional   11
2. Las habilidades sociales son importantes para el éxito en la vida   27
3. Los desafíos encontrados - ¿Qué te impide socializar?   39
4. Analiza tus hábitos y comportamientos sociales tóxicos actuales, ¡y transfórmalos!   51

Parte II
PASOS PRÁCTICOS QUE PUEDES DAR PARA DOMINAR LA SOCIALIZACIÓN

5. Da la mejor primera impresión posible   69
6. Cómo desarrollar un rapport con absolutamente cualquier persona   82
7. La habilidad de desarrollar amistades con facilidad que cambia la vida   93
8. Ve más allá de la charla básica sin quedarte sin cosas que decir   105
9. Hablar no lo es todo - Aprende a ser un oyente eficaz   115
10. El lenguaje corporal es la clave del éxito en las interacciones   126

11. Haz de los silencios incómodos tu mejor amigo y pasa de ellos sin esfuerzo — 136
12. Ya ha terminado - Cómo concluir la conversación — 144

Parte III
MANTENIENDO TUS RELACIONES Y HACIÉNDOLAS DURADERAS

13. Cómo cultivar tus nuevas amistades — 155
14. Los conflictos que surgen y cómo manejarlos — 168
15. Intensificando las relaciones actuales en tu vida — 186

Conclusión — 197
Referencias — 203

INTELIGENCIA EMOCIONAL Y HABILIDADES DE PENSAMIENTO CRÍTICO PARA EL LIDERAZGO (2 EN 1)

Introducción — 209

Parte I
AUTOEVALUACIÓN: ¿QUÉ TIPO DE LÍDER ERES AHORA MISMO?

1. ¿Eres Un Verdadero Líder? — 215
2. Los bloques de construcción de un gran líder — 242

Parte II
INTELIGENCIA EMOCIONAL

3. Comprendiendo la Inteligencia Emocional — 259
4. Las 20 Estrategias Imprescindibles Que Pueden Potenciar Tu Inteligencia Emocional — 274
5. Ve más allá de la simpatía — 287
6. La Regulación De Las Emociones Es Una De Las Habilidades Más Importantes Que Puedes Desarrollar — 296

Parte III
HABILIDADES COGNITIVAS

7. Nuestros Padres Nos Ayudaron A Desarrollarlas, Ahora Somos Lo Suficientemente Mayores Para Desarrollarlas Nosotros Mismos — 327
8. Profundiza Tus Habilidades Cognitivas — 338

Parte IV
DESARROLLA TUS HABILIDADES DE PENSAMIENTO CRÍTICO Y UTILÍZALAS

9. ¿Por qué las habilidades de pensamiento crítico? — 357

Parte V
CREA MEJORES RELACIONES, PROSPERA EN EL CAMINO ELEGIDO Y CONVIÉRTETE EN EL MEJOR LÍDER POSIBLE

10. Habilidades Sociales — 373
11. El Impacto De Un Gran Liderazgo En Todas Las Áreas De Tu Vida — 386
12. El Liderazgo Y Otras Habilidades Durante Una Ruptura — 414

Conclusión — 431

HABILIDADES SOCIALES Y DOMINIO DE LA COMUNICACIÓN (2 EN 1)

DOMINA LAS CONVERSACIONES Y MEJORA TU CARISMA. APRENDE A ANALIZAR A LAS PERSONAS, SUPERA LA TIMIDEZ Y AUMENTA TU INTELIGENCIA EMOCIONAL

INTRODUCCIÓN

Estás en una sala con varias personas que charlan distraídamente. Deseas desesperadamente formar parte de la conversación, pero te encuentras congelado en el sitio, incapaz de pensar en una sola cosa ingeniosa que decir. El miedo empieza a subir por tu columna vertebral, sintiéndote rechazado, perdido y completamente inepto.

¿Te resulta familiar?

Hay más gente que tiene dificultades para socializar de lo que crees. Cuando te ocurre, parece que eres el único en el mundo que se siente así, pero en realidad no es así. A muchas de las personas que charlan en la sala, que parecen estar completamente a gusto, en realidad les cuesta abrirse y socializar con otras personas. ¿Cuál es la diferencia entre tú y estas personas? Ellas han aprendido las herramientas necesarias para ocultar completamente este miedo y mostrar confianza en su lugar. También saben cómo responder a otras personas y leer su lenguaje corporal. Saben exactamente lo que tienen que hacer para sentirse lo más cómodas posible.

Tú puedes ser esa persona que parece estar a gusto en una multitud. Todavía no lo sabes, pero puedes.

Entiendo cómo te sientes ahora mismo. Quieres entablar relaciones con los que te rodean, quieres poder hablar y sentirte a gusto, no quieres preocuparte por lo que la gente va a pensar cuando dices lo que piensas, y quieres mantener una conversación sin estar siempre nervioso. Te encantaría poder ir a una fiesta y no preocuparte durante horas por mantener una conversación trivial. Deseas desesperadamente ampliar tu círculo social, pero el punto de partida de tener que realmente hablar con personas que no conoces te deja paralizado de miedo.

Te entiendo y me solidarizo contigo. Sin embargo, el hecho de que estés leyendo este libro es el valiente primer paso para mejorar tus habilidades sociales y eliminar la timidez y los malos hábitos de comunicación de tu vida para siempre. Así que date una palmadita en la espalda por ello.

Necesitas entender lo que estás haciendo mal, necesitas identificar esos malos hábitos y erradicarlos, sustituyéndolos por buenos hábitos, y necesitas aprender las herramientas y habilidades que te ayuden a socializar de una manera más fácil y fluida.

Ahí es donde entra en juego este libro.

¿POR QUÉ DEBERÍAS CONFIAR EN LO QUE DIGO?

Probablemente estés leyendo esto, poniendo los ojos en blanco y preguntándote quién demonios soy yo y por qué soy la autoridad en materia de socialización. Bueno, déjame contarte mi historia.

Entiendo cómo te sientes porque yo he estado donde tú estás ahora. Fui un niño tímido, y esto no pareció cambiar a medida que me adentraba en la adolescencia y en los primeros años de la veintena. Mientras mis amigos del colegio iban a toda velocidad a través de sus primeras experiencias, conociendo gente nueva, teniendo sus primeras relaciones, saliendo por primera vez, soñando con lo que iban a hacer con su carrera, y realmente haciendo algo al respecto en lugar de solo soñar, yo estaba estático. Tenía sueños, créeme, tenía muchos, pero actuar sobre ellos era demasiado para mí. Tenía amigos, pero siempre era el callado, el que todos consideraban un poco extraño porque no hablaba mucho. Me sonrojaba más de lo que quería, y me encontraba tartamudeando mis palabras cada vez que me ponían en un aprieto.

Me reprendía a mí mismo cada noche mientras me acostaba en la cama por todas las torpezas que hacía a lo largo del día. En mi cabeza, yo era una persona segura de sí misma, feliz, llena de vida y desenvuelta en las situaciones sociales. En la realidad, era todo lo contrario. Lo peor era que sabía lo que quería decir, podía mantener todas esas conversaciones en mi cabeza y tenerlas con soltura.

Verás, la timidez no es introversión. Se puede ser introvertido y no ser tímido en absoluto. La timidez es algo totalmente distinto. La timidez te deja paralizado cuando estás rodeado de gente. Te dices a ti mismo que cualquier cosa que digas no será lo suficientemente buena, que la gente se reirá o que tu voz saldrá chillona y te avergonzarás. Es un miedo a las situaciones sociales, pero déjame decirte algo: los miedos se pueden superar.

Yo superé mi timidez. ¿Cómo? Con trabajo duro y concentración. Tuve que enfrentarme a mis miedos, tuve que atravesar esos muros que había construido a mi alrededor. Fue duro, a veces me dio miedo, pero es el mayor logro de mi vida hasta la fecha. Descubrí lo que estaba haciendo mal y aprendí nuevos hábitos para sustituir eso. Hoy en día, socializar no me llena de temor. Probablemente nunca seré el conversador más natural del mundo, pero ya no me preocupa, y soy capaz de mantener conversaciones fluidas con quienes me rodean. He conocido nuevos amigos gracias a ello, he entablado nuevas relaciones y he desarrollado mi carrera.

Tú también puedes hacer todo esto.

Quiero ayudarte a conseguir lo mismo. Quiero compartir lo que he aprendido y las técnicas que me han funcionado. Luego, quiero que compartas todo eso con otras personas en tu vida que puedan estar atravesando lo mismo.

Lo más triste de todo esto es que hay millones de personas caminando por ahí, luchando con sus habilidades sociales. Esto les frena, les impide vivir su mejor vida. Les impide establecer relaciones estrechas con otras personas. El problema es que la mayoría de la gente no sabe que puede cambiar su situación, por lo que simplemente continúa de la misma manera.

Ese no va a ser tu destino.

Este libro cambiará tu vida. Es una afirmación atrevida, lo sé, pero es cierta. Tener más confianza en tu capacidad para socializar te abrirá muchas puertas, tanto en tu vida profesional como personal. Construirás esas relaciones estrechas que te han sido esquivas hasta ahora, y tu miedo a socializar desaparecerá poco a poco.

¿Te imaginas lo bien que te sentirás?

Innumerables personas en el mundo han superado su timidez y sus escasas habilidades sociales, creando una nueva vida para ellas. Solo tienes que hacer una rápida búsqueda en Google para encontrar toda una serie de personas así, que siguieron exactamente los mismos consejos que vas a leer en este libro.

MI PROMESA PARA TI

Al final de este libro, te prometo que no solo podrás sentirte más seguro de tu capacidad futura, sino que serás capaz de identificar los problemas que te han estado frenando y superarlos. A partir de ahí, empezarás a probar tus nuevas habilidades y verás cómo los resultados llegan a ti, mostrándote que el progreso que has hecho ha valido la pena.

En pocas palabras, dominarás tus problemas y, como resultado, dominarás la socialización.

Así que, ¿por qué esperar un segundo más?

Tu timidez te ha frenado lo suficiente. No le dediques ni un segundo más de tu tiempo o atención. Ahora, dirige tu atención hacia las estrategias y consejos de este libro, implementa todo en tu rutina diaria y espera los resultados.

¿La alternativa? Por supuesto, podrías seguir como hasta ahora. Podrías asumir que es demasiado difícil o que no te va a funcionar. Como resultado, seguirás luchando por comunicarte, siempre te resultará difícil establecer relaciones con la gente y siempre serás socialmente inepto.

¿Es eso lo que quieres para ti? ¿Quieres seguir perdiendo oportunidades y verlas pasar?

Por supuesto que no, y por eso, si eres inteligente (y sé que lo eres), pasarás la página y comenzarás tu viaje.

I

DANDO LOS PRIMEROS PASOS: SÉ CONSCIENTE DE TI MISMO

1

LO QUE HAY QUE SABER SOBRE LA INTELIGENCIA EMOCIONAL

Has llegado al primer capítulo, así que date una palmadita en la espalda. Eso significa que has mostrado la voluntad de empezar a hacer cambios en tu vida y de dar el primer paso de tu viaje.

Siempre que quieras cambiar algo en tu vida, primero tienes que reconocer el problema. Esa suele ser la parte más difícil. Significa admitir que algo en tu vida no está funcionando, pero eso es lo que te permitirá crecer y mejorar.

Este primer capítulo se va a centrar en la inteligencia emocional, o EQ. Esto es importante porque se superpone con cada parte de lo que estás tratando de trabajar. Quieres ser capaz de socializar mejor, quieres comunicarte mejor, quieres conectar con los demás. Tener un nivel más alto de Inteligencia Emocional te permitirá hacer todas esas cosas.

Exploraremos qué es la Inteligencia Emocional, por qué es diferente a otro término que suena muy parecido, el IQ o Coeficiente Intelectual, y pasaremos a hablar de sus componentes. A continuación, te ayudaré a explorar qué tan baja puede ser tu EQ, porque lamento decir esto: los problemas que estás teniendo indican una EQ baja. PERO (siempre hay un pero) se trata de un nivel fluctuante que puede aumentarse con algo de trabajo continuo.

Lo primero es saber qué es exactamente la Inteligencia Emocional.

INTELIGENCIA EMOCIONAL (EQ) - ¿QUÉ ES Y EN QUÉ SE DIFERENCIA DEL IQ?

Hay dos términos que se confunden muy a menudo: EQ e IQ. Este libro se va a centrar en la EQ, porque como alguien que tiene dificultades en situaciones sociales y con la comunicación en general, tu EQ es baja.

Ahora, antes de que te asustes, esto no significa que no seas inteligente. El IQ es una medida de la inteligencia, la EQ no. EQ significa inteligencia emocional. Es perfectamente posible que tengas un coeficiente intelectual extremadamente alto, que seas una persona extremadamente inteligente, pero que te cueste comunicarte con los demás y conectar, y que, por lo tanto, tu EQ sea baja.

Simplifiquemos este asunto. La Inteligencia Emocional no tiene que ver con tu inteligencia, sino con:

- Cómo reconoces las emociones en otras personas
- Cómo te conectas con los demás

- Cómo te comunicas con los demás
- Cómo entiendes y gestionas tu propia gama de emociones
- Cómo respondes a las situaciones de estrés y a los desafíos
- Cómo muestras empatía hacia otras personas
- Cómo manejas los conflictos.

La inteligencia emocional engloba todas estas cosas, pero es mucho más difícil de medir que el IQ. Si quieres saber cuál es tu coeficiente intelectual, puedes hacer fácilmente unos cuantos tests cognitivos y te harás una idea bastante aproximada de dónde te encuentras. En el caso de la Inteligencia Emocional, obtener una lectura real es casi imposible; en cambio, necesitas un instrumento medidor.

Como alguien que lucha con la comunicación, la socialización y a quien le cuesta establecer relaciones con otras personas debido a todo esto, tu EQ necesita un poco de entrenamiento. La buena noticia es que trabajar en tu Inteligencia Emocional te permitirá resolver todos los problemas de socialización y comunicación que te han frenado hasta ahora, pero también te ayudará a gestionar tus propias emociones y cómo respondes al estrés y a los disgustos. Serás más consciente, podrás vivir el momento en lugar de preocuparte por el pasado o el futuro y, como resultado, serás mucho más feliz.

¿Es el IQ más importante que la EQ? Para nada. Puedes ser inteligente, pero también puedes estar solo. Puedes ser la persona más inteligente que jamás haya pisado la tierra, estar destrozando exámenes a diestra y siniestra, pero ¿de qué sirve todo eso si no tienes vínculos con otras personas? ¿De qué sirve si no puedes hablar con los demás y construir amistades? ¿De qué sirve si no puedes compartirlo todo con las personas que forman parte de tu vida? Por esta razón, se podría argumentar, y mucha gente está de acuerdo, que la Inteligencia Emocional es mucho más importante en la vida de lo que jamás podría ser el Coeficiente Intelectual.

¿QUÉ SIGNIFICA TENER UNA ALTA INTELIGENCIA EMOCIONAL?

Entonces, ¿qué significa tener un alto nivel de Inteligencia Emocional? ¿Significa que siempre eres feliz, que nunca tienes problemas y que todo es de color de rosa? Por supuesto que no. La vida es difícil para todo el mundo de vez en cuando, pero cuando tu Inteligencia Emocional es más alta, puedes manejar los problemas con mayor facilidad y ver el lado más positivo de las cosas en lugar de asumir que el vaso está siempre medio vacío, o que siempre lo estará.

Ya he explicado lo que es la Inteligencia Emocional en términos de cómo te permite vivir tu vida, pero ¿qué beneficios claros aporta? ¿Qué obtendrás si dedicas tu tiempo y esfuerzo a aumentar tu nivel de Inteligencia Emocional? ¿Cómo resolverá tus problemas actuales?

Serás capaz de manejar el cambio de forma más positiva

Muchas personas luchan contra el cambio. No es ninguna sorpresa, el cambio es a veces difícil de manejar, pero ocurre a lo largo de la vida. Si a menudo te encuentras con el cambio y te hace sentir preocupado o incluso asustado, construir tu Inteligencia Emocional te ayudará con eso. Aprenderás a ver el cambio como algo positivo, como una oportunidad para construir algo nuevo, y responderás a él de forma más positiva en general, viendo las oportunidades que puede traerte.

Te resultará más fácil comunicarte y trabajar con los demás

En términos de la comunicación, la Inteligencia Emocional es vital. Esto funciona en muchos niveles diferentes, pero ser capaz de leer a los demás, empatizar y conectar significa que puedes comunicarte más eficazmente. La confianza aumenta de forma natural cuando el nivel de Inteligencia Emocional es más alto, lo que sin duda ayuda a la hora de comunicarse con otras personas, ya sea de forma individual o en grupo. Esto también significa que si estás trabajando con otras personas, quizás en una sesión de colaboración, te resultará más fácil exponer tus ideas y escuchar más eficazmente las de los demás.

Las conversaciones difíciles también serán mucho más fáciles

La Inteligencia Emocional te permite leer a otras personas y te da un casi sexto sentido para saber qué decir y qué no decir. Una vez más, gran parte de esto se reduce a la confianza y al conocimiento de uno mismo, algo que se vería muy beneficiado por una mayor Inteligencia Emocional. Siempre que te enfrentes a una conversación difícil, ya sea en tu vida personal o profesional, el desarrollo de tu Inteligencia Emocional te permitirá sortear los posibles obstáculos con facilidad, en lugar de tropezar y decir lo que no debes.

Reconocerás y empatizarás con los demás, construyendo relaciones

Si todavía te cuesta entender cómo la Inteligencia Emocional te ayudará con la comunicación y la socialización, el siguiente punto debería explicarlo. Cuando aumentas tu Inteligencia Emocional, eres capaz de entender lo que no se dice. Puedes leer el lenguaje corporal, escuchas las palabras que dicen otras personas, pero también escuchas lo que no se dice, como las señales no verbales, la velocidad del habla, el contacto visual, etc. Todo esto te ayuda a leer lo que las otras personas realmente quieren decir.

También notarás que tu nivel de empatía natural aumentará a medida que reconozcas las emociones de otras personas. Esto te permite construir naturalmente relaciones que se basan en la confianza, la comprensión y el cuidado: ¡el mejor tipo de relaciones!

Vivirás el momento

Un efecto secundario muy agradable de una mayor Inteligencia Emocional es la atención plena. Puedes trabajar para conseguir la atención plena como una vía para aumentar tu Inteligencia Emocional, pero esta viene casi de forma natural. Esto significa que eres capaz de permitir que las cosas ocurran en tu vida sin permitir que te dominen por completo. He mencionado la capacidad de lidiar con el cambio, pero es más que eso. Se trata de no vivir constantemente en el pasado ni preocuparse profundamente por el futuro. Vivirás el momento y tendrás una sensación de calma porque sabes que puedes manejar lo que la vida te depare. Es una sensación muy reconfortante.

Te resultará más fácil gestionar tus propias emociones

No solo reconocerás y leerás las emociones de los demás, sino que serás más consciente de las tuyas. Esta mayor conciencia de ti mismo te ayuda a gestionar tus emociones a medida que van fluyendo, evitando las acciones "en caliente" y ayudándote también a afrontar los problemas.

Las personas con una mayor Inteligencia Emocional son mejores y más eficaces a la hora de resolver problemas, simplemente porque no permiten que sus emociones las superen. Esto no quiere decir que nunca tengan emociones fuertes, sino que pueden reconocerlas y manejarlas con mucha más eficacia.

¿Ahora puedes ver por qué la Inteligencia Emocional es una parte tan importante de la solución a tu problema original?

LOS CINCO COMPONENTES DE LA INTELIGENCIA EMOCIONAL

El tema de la Inteligencia Emocional lleva mucho tiempo interesando a los investigadores, y se han identificado cinco categorías principales de Inteligencia Emocional. Estas son:

- Autoconciencia
- Autorregulación
- Motivación
- Empatía
- Habilidades sociales

Todo esto es de gran interés para ti también, dado que estás centrado en deshacerte de la timidez, aumentar tus habilidades sociales y permitirte ser un mejor comunicador.

Ser más consciente de ti mismo significa que puedes reconocer tus emociones y estados de ánimo, pero también significa que puedes leer cómo estos pueden estar afectando a otras personas a tu alrededor. Ser más consciente de uno mismo significa ser capaz de tomarse menos en serio, de no tomarse los errores tan a pecho y de ser más consciente de cómo te ven los demás.

La autorregulación está vinculada a la autoconciencia porque no se puede tener una sin la otra. La autorregulación significa que puedes controlar tus estados de ánimo y las acciones que pueden surgir como resultado, al tiempo que evitas actuar por impulso. Esto puede interpretarse como madurez emocional, y también tiene que ver con la forma en la que respondes a otras personas y a sus estados de ánimo. Por ejemplo, una persona que parece brusca y descortés no está necesariamente disgustada contigo, sino que está enfadada por otra cosa que le ocurre en su vida. La autoconciencia y la autorregulación te permiten ver esto y ajustar tu respuesta correctamente.

Otro elemento importante de la Inteligencia Emocional es la motivación, y esto es lo que te empujará a seguir aprendiendo y mejorando a lo largo de tu vida. Verás y aprovecharás las oportunidades que se te presenten, y la mejora de tus habilidades sociales también te traerá más oportunidades como resultado. Una persona con una mayor Inteligencia Emocional tomará la iniciativa y hará que algo suceda, en lugar de sentarse y esperar a que caiga en su regazo. También se trata de identificar lo que te impulsa en la vida: ¿es la adquisición materialista del teléfono más lujoso, o es el éxito y los logros en tu carrera o vida personal?

El siguiente componente es la empatía, y aquí es donde la comunicación pasa a primer plano. Cuando se tiene empatía, se es capaz de leer a otras personas y entender sus emociones, por lo que uno puede "ponerse en la piel del otro". Una persona con una alta Inteligencia Emocional, comprende a las personas y las situaciones de forma mucho más eficaz y esto le permite apoyar a quienes la rodean. Es una parte vital para desarrollar relaciones y comunicarse con los demás.

Por último, tenemos las habilidades sociales.

Antes he mencionado la capacidad de leer el lenguaje corporal, el habla, la escucha, las señales no verbales, etc. Todo esto es vital para la comunicación y la socialización. Esto te ayuda a desarrollar y mantener relaciones, a la vez que te permite tener cierta facilidad en las conversaciones. La empatía también está relacionada con esto, ya que puedes encontrar cosas en común con otras personas y dialogar a partir de ahí. La Inteligencia Emocional potencia tus habilidades comunicativas, permitiéndote ser un buen conversador, a la vez que un líder cuando sea necesario. Significa que puedes adaptar tu enfoque a la situación en la que te encuentres, lo que te aportará muchos beneficios en todos los ámbitos de tu vida.

CÓMO IDENTIFICAR TU NIVEL DE INTELIGENCIA EMOCIONAL

El siguiente paso lógico de la lectura de este capítulo va a ser el deseo de conocer tu propio nivel de Inteligencia Emocional. Como he mencionado antes, no es tan fácil medir la Inteligencia Emocional como el Coeficiente Intelectual. Sin embargo, puedes tener una idea general y hay algunas pruebas que puedes hacer que te permitirán tener cierta noción de cuánto trabajo tienes que hacer para aumentar tu propio nivel de Inteligencia Emocional con el tiempo.

No tienes que hacer un test lleno de preguntas de opción múltiple para tener esta respuesta, puedes ser más consciente de tus propias acciones y de cómo interactúas (o cómo no interactúas) y eso te dará también un buen indicador de tu nivel de Inteligencia Emocional. Para ayudarte con esto, vamos a identificar algunos signos muy comunes de una baja Inteligencia Emocional. Si los notas con regularidad, ¡esa es tu respuesta!

- Te cuesta comunicarte con los que te rodean
- A menudo sientes que has fracasado si alguien te critica o te da una orientación constructiva
- Te sientes avergonzado si alguien señala algo que has dicho o hecho
- Te tomas tus propios errores, ya sean grandes o pequeños, muy a pecho
- Te gusta tener la razón, y luchas cuando alguien te dice que posiblemente no la tengas
- Te cuesta leer a los demás y no sabes por dónde empezar con el lenguaje corporal
- Sueles pasar por alto las señales de que quienes te rodean están pasando por un momento difícil
- A menudo no estás seguro de qué decirle a alguien que está molesto o enfadado
- A menudo culpas a otras personas de los problemas, en lugar de entender tu propio rol

- Tus fuertes emociones hacen que tus días sean inestables e impredecibles
- Sueles darle demasiadas vueltas a las cosas y siempre saltas al peor escenario posible
- Te resulta muy difícil afrontar los cambios
- Tienes rabietas o arrebatos emocionales de los que luego te sientes avergonzado o apenado
- Te cuesta dejar entrar a otras personas a tu vida y, en consecuencia, te resultan muy difíciles las relaciones.

Esta no es una lista completa, porque el ámbito de la Inteligencia Emocional es muy amplio. Sin embargo, si puedes asentir a varias de estas cosas de forma habitual, entonces tienes trabajo por hacer. Pero no te preocupes, de eso trata el resto del libro. Tener una baja Inteligencia Emocional no es un signo de fracaso o de algo malo en ti, es simplemente una señal de que necesitas centrarte en mejorar tu vida. Al hacerlo, obtendrás grandes beneficios y serás mucho más feliz.

Si prefieres hacer un examen, hay varios que puedes consultar. El más común es el MSCEIT, o Test de Inteligencia Emocional Mayer-Salovey-Caruso. Se tarda algo más de media hora en completarlo y abarca 141 preguntas. Las áreas que abarca son la percepción de las emociones, la comprensión de las emociones, la facilitación de los pensamientos y la gestión de las emociones.

Tanto si quieres una puntuación real con la que trabajar como una idea de que hay trabajo por hacer, el resultado será el mismo. Trabajar en tu Inteligencia Emocional nunca es una pérdida de tiempo. Significa que conseguirás tu objetivo general: mejorar tus habilidades de comunicación, deshacerte de la timidez y ser capaz de socializar más fácilmente. El contenido de este libro trabajará para aumentar tu Inteligencia Emocional de forma natural, pero ser consciente de ello y entender que la Inteligencia Emocional es un componente vital de una vida sana y feliz, significa que ya estás en el camino correcto.

CÓMO MEJORAR TU INTELIGENCIA EMOCIONAL

Entonces, ¿qué puedes hacer para aumentar tu Inteligencia Emocional?

A menudo, ser consciente de un problema significa estar más centrado en solucionarlo. El simple hecho de ser consciente de que tienes un problema de baja Inteligencia Emocional significa que estarás más atento a la hora de reconocer tus emociones y comprender a los demás. Esto hace que tu atención se dirija hacia el exterior, y ese es un gran primer paso.

El contenido de este libro te ayudará a aumentar tu Inteligencia Emocional, pero si quieres algunas ideas específicas sobre qué más puedes hacer para aumentar tu nivel, hay mucho que sugerir.

Utiliza la atención plena para gestionar las emociones

Una característica clave de la Inteligencia Emocional es poder reconocer y gestionar las emociones. La atención plena es una forma ideal de hacer todo eso. Se trata de un proceso para estar más "en el momento". Cuando practicas la atención plena, permites que el cambio se produzca sin preocuparte por él, no piensas en lo que no se puede cambiar o controlar, y no te preocupas por lo que está por venir. Es una sensación de calma y serenidad que cambiará tu vida.

La atención plena puede practicarse de muchas maneras diferentes, pero la meditación es el punto de partida ideal. Mantener la mente en el aquí y el ahora puede ser muy difícil al principio, pero sigue con ello. Al hacerlo, podrás ser más consciente de tus emociones, podrás reconocerlas, entender si te son útiles o no, y aprenderás a darte un momento para controlar las emociones crecientes, antes de actuar por ira, disgusto, celos, etc. Esta es también una buena manera de evitar que todo tu día se descarrile por un breve estallido de emociones intensas.

Intenta centrarte en la empatía

La comunicación y la creación de relaciones requieren empatía. Sé consciente (aquí está esta palabra de nuevo) de las otras personas y de lo que pueden estar atravesando. Fíjate en el lenguaje corporal, intenta leer si alguien oculta algo, comprueba si mantiene el contacto visual, escucha sus palabras e intenta analizar cómo habla en lugar de dejar que las palabras entren por un oído y salgan por el otro.

Intenta ponerte en el lugar de los demás y entiende que cada uno está librando sus propias batallas. Al hacerlo, aumentarás tu nivel de empatía y, como resultado, te resultará mucho más fácil conectar con quienes te rodean. De este modo, se consiguen relaciones reales y duraderas.

Comprende tus desencadenantes emocionales

Todo el mundo tiene un conjunto de desencadenantes emocionales personales, pero la clave está en saber cuáles son y, a continuación, minimizar su impacto en ti, evitarlos por completo o afrontarlos y superarlos. Entonces, ¿cuáles son tus desencadenantes emocionales? ¿Qué cosas, personas o situaciones te sacan de quicio y te hacen sentir de una manera determinada? No tiene por qué ser la ira, aunque es la emoción más común que provoca malas acciones. Puede ser el enfado, la tristeza, los celos, el arrepentimiento, básicamente cualquier emoción negativa.

Es una buena idea llevar un diario para ayudarte a identificar tus desencadenantes. Repasa el día y anota cualquier emoción fuerte que hayas sentido, incluyendo lo que estaba ocurriendo en ese momento, en qué estabas pensando o con qué/quién te encontraste. Probablemente empezarás a ver patrones que surgen con el tiempo y, una vez que tengas esa información, podrás trabajar para evitar que ese desencadenante siga teniendo tanta fuerza sobre ti.

Desarrolla una actitud positiva

La positividad cambiará literalmente tu vida. Las personas con una baja EQ suelen tener una actitud negativa por defecto, pero eso se puede cambiar. Prueba reformular las cosas. Se trata de una técnica de terapia cognitiva-conductual que se utiliza en diversas situaciones.

Cada vez que reconozcas que un pensamiento negativo entra en tu mente, detente, reconócelo y sustituye ese pensamiento por algo positivo. Repítelo y mantenlo, hasta que tu cerebro reconozca lo positivo antes que lo negativo.

Por ejemplo, si piensas "odio la lluvia", reconócelo como un pensamiento negativo y sustitúyelo por "el jardín necesita la lluvia". Si piensas "Susana parece estar siempre enfadada conmigo", sustitúyelo por "tengo que entender a Susana un poco mejor".

No ocurrirá de la noche a la mañana, pero pronto notarás los primeros brotes de una mentalidad más positiva.

Gestiona tu tiempo de forma más eficaz

La gestión del tiempo y la gestión del estrés van de la mano. Una persona con una alta Inteligencia Emocional maneja el estrés con eficacia, pero tampoco se esfuerza por ponerse en situaciones estresantes. No puedes evitar todo el estrés, porque forma parte de la vida, pero puedes hacer lo posible para gestionar tu tiempo y sentirte más en control.

Intenta escribir una lista de objetivos que quieras alcanzar ese día en particular y trabaja para tacharlos de tu lista. Prueba técnicas específicas, como el método Pomodoro, que te permite trabajar en períodos cortos y puntuales, junto con breves descansos para refrescar tu mente. Haz una lista de las tareas prioritarias que debes realizar cada día y trabaja para conseguirlas. Cuanto más controlado y organizado te sientas, menos estrés encontrarás.

REFLEXIONES SOBRE EL CAPÍTULO

Este primer capítulo ha sido una introducción al complicado pero fascinante mundo de la Inteligencia Emocional. Estás intentando mejorar tus habilidades de comunicación y convertirte en un maestro de la socialización, pero no puedes hacer nada de eso si no entiendes el papel que juega la Inteligencia Emocional en tu vida.

Trabajar en la mejora de tu Inteligencia Emocional significa que te estás centrando en leer a otras personas de una manera más efectiva. Tus habilidades de comunicación mejorarán a medida que desarrolles una visión más empática hacia los demás, y te sentirás más seguro con cada pequeño éxito.

Cambiar algo de ti a un nivel profundo suele significar ahondar en áreas de la vida que no crees que tengan tanta relación entre sí. Sin embargo, la Inteligencia Emocional y tus objetivos generales a futuro están tan estrechamente relacionados que es vital comprender el tema.

Piensa detenidamente en tu propio nivel de Inteligencia Emocional y, si quieres hacer un test formal, hazlo. La conclusión es que, con o sin test, tienes que trabajar en tu Inteligencia Emocional si quieres convertirte en un mejor comunicador. No se trata solo de lo que dices, sino de cómo lees a los demás y cómo reaccionas ante ellos: las conversaciones son cosa de dos y, si conectas con los demás más profundamente, te resultará mucho más fácil aprender más sobre ellos y comunicarte de forma más natural.

2

LAS HABILIDADES SOCIALES SON IMPORTANTES PARA EL ÉXITO EN LA VIDA

En todas las situaciones que te encuentres en la vida, tendrás que utilizar tus habilidades sociales.

Tendrás que comunicarte con la gente, tendrás que evaluar las situaciones, leer el lenguaje corporal y también tendrás que aprovechar los demás aspectos de la Inteligencia Emocional, de los que hablamos en el capítulo anterior. Todo el mundo tiene habilidades sociales, no naces con una capacidad nula para comunicarte de alguna manera con otras personas, pero la calidad varía de un caso a otro.

Por ejemplo, puedes conocer a alguien que es fantástico comunicándose. No le importa no conocer a la persona, no tiene problemas de timidez, tiene bastante confianza en sí mismo y es ruidoso y orgulloso. Se trata de alguien con habilidades sociales muy afinadas, quizás un poco más allá del extremo de la escala si es súper ruidoso o un pelín demasiado confiado.

También conocerás a personas que utilizan bien sus habilidades sociales, pero que creen que también necesitan mejorar. Nadie es perfecto y todos podemos mejorar.

Es posible que te sitúes en esa categoría o que sientas que tus habilidades sociales necesitan un buen trabajo. No importa cuál sea tu punto de partida, se trata de que te esfuerces por mejorar las cosas. Parte de ello consiste en entender por qué las habilidades sociales son una parte tan importante de la vida.

Sí, se trata de comunicarse con otras personas, pero no se trata solo de escuchar las palabras y tomarlas al pie de la letra. Tampoco se trata solo de hablar. La gente dice cosas que no quiere decir cuando intenta ocultar sus verdaderas emociones, tú incluido. Unas habilidades sociales bien afinadas te permiten profundizar un poco más y descubrir lo que realmente está pasando. También se trata de expresar tus necesidades y preocupaciones y ser capaz de leer a los demás con eficacia.

Por supuesto, las habilidades sociales también tienen que ver con las señales no verbales, como las expresiones faciales y el lenguaje corporal. Tener unas buenas habilidades sociales significa que puedes transmitir lo que quieres decir de forma correcta, sin malentendidos ni preocupaciones.

Si recuerdas el capítulo anterior sobre la inteligencia emocional, verás cómo todo esto se relaciona en un círculo gigante. Ser un buen comunicador significa que tu Inteligencia Emocional es más alta automáticamente, y tener una Inteligencia Emocional alta te da la confianza necesaria para poder decir lo que piensas, buscar el verdadero significado de las palabras de alguien, al ser capaz de leerlas correctamente, y te permite controlar tus emociones y evitar esos arrebatos emocionales que, de otro modo, amenazarían tu día y podrían ponerte en conflicto con alguien cercano a ti.

En este capítulo, voy a insistir un poco más en la importancia de las habilidades sociales. No puedes tener éxito o ser totalmente feliz en la vida sin tener unas habilidades sociales de calidad. Sin ellas, te perderás muchas cosas en gran medida. Espero que, al mostrarte la importancia de estas habilidades, te sientas aún más motivado para seguir adelante y mejorar tu situación.

¿POR QUÉ SON IMPORTANTES LAS HABILIDADES SOCIALES? LAS 3 VERDADES SORPRENDENTES

La sorprendente verdad es en realidad esta afirmación: sin unas habilidades sociales de calidad, no puedes tener éxito en la vida, ni profesional ni personalmente. Siempre habrá algo más que podrías haber hecho, cosas que desearías haber dicho, un problema que se te escapó por completo o algo que supuso un gran bloqueo para seguir adelante y lograr lo que soñabas. Vivirás tu vida lamentándote, con el "qué hubiera pasado si" acechando. La vida con una pregunta así no es divertida.

Entonces, ¿cuáles son las tres verdades sorprendentes sobre las habilidades sociales?

#1 Los empleadores siempre buscan empleados con buenas habilidades sociales

Por muy cualificado que estés para el puesto, si te enfrentas a alguien que tiene excelentes habilidades sociales y puede comunicarse de forma más articulada y clara, es probable que consiga el trabajo antes que tú. Podrías haber arrasado en la entrevista, haber hecho una presentación fantástica, pero las habilidades sociales superiores de la otra persona le darán una ventaja que tú no podrás superar.

Todos los días en el lugar de trabajo te vas a encontrar con problemas, quejas, oportunidades de colaboración y posiblemente incluso conflictos. Las buenas habilidades sociales te permiten atravesar cada una de esas situaciones.

Para mí, hablar en una reunión siempre fue algo que me llenaba de temor. Tenía una visión en mi mente de hablar en voz alta, y mi voz sonaba apagada y chillona, o incluso chirriante. La gente se reía y me pedía que repitiera, y al hacerlo, simplemente me exigían "¡más alto, chico!". Puedo sentir la humillación, aunque la situación nunca me haya ocurrido realmente. Ese es un ejemplo de malas habilidades sociales y, aunque ciertamente he mejorado desde entonces, todavía me detengo un segundo cuando estoy en una reunión y permito que ese miedo se manifieste, antes de darme cuenta de que si quiero seguir ganando, tengo que apartarlo.

No importa si tienes más talento que el resto de las personas de tu oficina, si te cuesta comunicar, si tienes una baja Inteligencia Emocional y te cuesta colaborar y no puedes expresarte de la manera que te gustaría, nunca vas a llegar a tus máximas aspiraciones profesionales. Todos los estudios y la formación no habrán servido para nada porque, al fin y al cabo, lo más importante es lo básico. Los empleadores siempre buscarán a alguien que tenga grandes habilidades de comunicación: a menudo está en la descripción del puesto.

#2 Las buenas habilidades sociales amplían tu red de contactos

Es lógico que si eres capaz de socializar y comunicarte bien, vas a tener más amigos, más conexiones y grandes oportunidades para hacer contactos. Las oportunidades de negocio pueden aparecer en cualquier momento; puedes estar en una fiesta y un amigo cercano te presenta a alguien que conoce. Antes de que te des cuenta, estarás hablando de una empresa conjunta que podría aportarte una gran riqueza y futuras oportunidades de crecimiento. La mayoría de las veces es así de sencillo.

Sin embargo, si te falta confianza y tus habilidades sociales necesitan ser mejoradas, este tipo de oportunidades a menudo se te escaparán.

A menudo se piensa que el *networking* es algo que se hace con tarjetas de presentación en la mano, pero la verdad es que, cada día que hablas con alguien nuevo, básicamente estás haciendo *networking*. Si le hablas a alguien de lo que haces para ganarte la vida, estás haciendo *networking* sin darte cuenta. Tener las habilidades sociales necesarias para salir a la calle y aprovechar las oportunidades significa que tu éxito personal general, sea lo que sea para ti, se alcanzará. Si te faltan habilidades sociales, siempre vas a estar deseando más.

Desde un punto de vista personal, tener buenas habilidades sociales significa que tendrás un círculo más amplio, o que desarrollarás relaciones más estrechas con quienes te rodean. Puede que las personas con las que te ríes y socializas no sean tus mejores amigos, pero puedes hablar, charlar, reír, bromear y, básicamente, pasar un tiempo valioso. Esto requiere habilidades sociales.

¿Te das cuenta de que casi todo lo que haces en la vida requiere habilidades sociales en algún grado? Incluso el envío de un correo electrónico requiere habilidades sociales; puede que no estés hablando con la persona, pero te estás expresando con palabras, que tienen que ser cuidadosamente elaboradas para asegurar que el mensaje se transmita correctamente, sin ofender, sin sonar fuera de lugar o quizás sin conocimiento. Todo requiere habilidades sociales en cierta medida, y cuando careces de ellas, o tienes un nivel bajo, todo va a fallar, dejándote con una sensación de insatisfacción y absoluta frustración.

#3 Las habilidades sociales te dan una mejor calidad de vida

Sentirte libre para hablar, con la suficiente confianza para decir lo que piensas y no tener que preocuparte por decir algo incorrecto se siente fantástico. No se trata solo de tener esas conexiones que acabo de mencionar, sino de que tu vida en general sea mejor.

Un buen círculo social significa más diversión. Las relaciones estrechas significan que estás apoyado y seguro. Ser capaz de estar ahí para los que te rodean te hace sentir bien. La confianza en ti mismo para decir lo que piensas y exponer tus puntos de vista te ayuda a reforzar tu autoestima y, cuando esta es alta, casi todo es posible.

Cuando tengas habilidades sociales de alto nivel, cuando tu EQ sea alta, tendrás una calidad de vida mucho mejor en general. Se acabó la ansiedad paralizante, la timidez, el rechazar citas y fiestas porque te preocupa entrar en la habitación solo, y se acabó la lucha por encontrar tu voz. Todo eso es cosa del pasado y lo que queda es un lienzo relajado, tranquilo, libre y feliz en el que puedes dibujar la vida que realmente quieres, y luego seguir adelante y crearla.

CONQUISTA LA SOCIALIZACIÓN CON ESTAS 4 HABILIDADES

En el próximo capítulo, voy a profundizar en las habilidades que puedes utilizar para aumentar tu Inteligencia Emocional y, por lo tanto, la calidad de tus habilidades sociales; sin embargo, en esta sección, voy a presentártelas brevemente. Al comprender por qué son importantes las habilidades sociales, puedes avanzar para empezar a aumentar tus propios niveles, pero debes conocer el trabajo que tienes por delante.

Hay ciertas cosas que puedes hacer cada día, habilidades que puedes utilizar en tu vida cotidiana que te darán una gran ventaja. Muy pronto, estas cosas se convertirán en una segunda naturaleza para ti, y las realizarás casi sin ningún tipo de pensamiento. Cuando llegues a ese punto, también podrás darte una palmadita en la espalda porque eso es un verdadero progreso.

Entonces, ¿qué cuatro habilidades puedes utilizar en tu vida diaria que te llevarán a conquistar el arte de la socialización?

La empatía

En nuestro capítulo anterior, hablamos de la Inteligencia Emocional y mencionamos la capacidad de ponerte en el lugar de otra persona. A esto se le llama empatía y, si aprendes el arte de la empatía y lo incorporas a tu rutina diaria, serás capaz de entender a otras personas de forma mucho más eficaz.

Se trata de saber qué necesita alguien para sentirse lo suficientemente cómodo como para abrirse, de saber que debes tratar a los demás como te gustaría que te trataran a ti, y te permite escuchar adecuadamente y comprender a las personas realmente en su esencia. Como ves, socializar no es solo hablar, sino también comprender.

La escucha

Podrías pensar que escuchar es algo súper fácil de hacer. Sin embargo, se trata de una habilidad que la mayoría de la gente no logra realizar con eficacia. Escuchar no es simplemente oír las palabras y dejar que entren por un oído, pasen un poco de tiempo en tu cerebro y luego salgan por el otro. Se trata de escuchar *de verdad*. Se trata de sintonizar con lo que se dice y lo que no se dice. Se trata de leer el lenguaje corporal, de evaluar la forma en la que alguien habla y de que los demás sepan que estás escuchando de verdad, ya que eso les animará a abrirse.

La cooperación

En el mundo moderno es muy raro que trabajemos solos, y es mucho más probable que te pidan que trabajes en equipo en algún momento. Esto requiere un tipo de habilidades específicas y también implica comprender plenamente lo que se espera de ti y cuál es tu papel dentro de ese equipo.

Los equipos tienen un objetivo común que alcanzar y, para lograrlo, las personas tienen que trabajar bien juntas, ser capaces de superar los malentendidos y los problemas y centrarse en ese objetivo común por encima de todo. De nuevo, no te preocupes demasiado en este momento por los detalles de cómo desarrollar estas habilidades, ya que vamos a explorar eso con mucho más detalle en breve. Por ahora, simplemente entiende que estas habilidades son muy útiles en tu vida diaria y te ayudarán a convertirte en un mejor comunicador y socializador, mientras alcanzas tus objetivos en la vida.

La positividad

¿Cómo te ayuda la positividad en la socialización? La Inteligencia Emocional y la positividad van de la mano, pero seamos sinceros, la mayoría de la gente prefiere estar rodeada de gente positiva que de gente negativa. Esto puede ser tan simple como los modales básicos, como recordar decir "por favor", "gracias", "buenos días", etc.

Lo básico realmente te lleva lejos. Y nunca subestimes el poder de los modales. La mayoría de las personas determinan si les gusta alguien basándose firmemente en lo educado que es y en cómo utiliza sus modales; es una señal de decencia, y cuando recuerdas este hecho, a la vez que sigues adelante con una actitud positiva, te sorprenderá lo fácil que es trabajar con la gente. De nuevo, la gente responde mucho mejor a la positividad.

Profundizaremos en estas habilidades en el próximo capítulo, pero ya ves que desarrollar tus habilidades sociales no es algo totalmente descabellado, sino que se trata más bien de conocer los fundamentos y avanzar, al tiempo que construyes tu confianza hasta el punto de sentirte mucho más cómodo al ir más allá de tu zona de confort actual. La timidez no tiene por qué ser una barrera que te frene a lo largo de tu vida, sino que puede ser algo que superes y que te permita avanzar hacia cosas más grandes en la vida.

REFLEXIONES DE LOS EXPERTOS SOBRE LAS HABILIDADES SOCIALES

No te fíes solo de mi palabra, todos los expertos coinciden en que las habilidades sociales son una parte fundamental e integral de la vida.

Los humanos somos seres sociales. Ansiamos la unión y la comodidad, y para conseguirlo, tenemos que pedir lo que necesitamos, y también tenemos que darles esas cosas a otras personas. ¿Cómo lo haces? A través de tus habilidades sociales.

Sin embargo, vivimos en una era digital y muchas veces las personas, especialmente los adultos jóvenes, se comunican a través de las redes sociales y las aplicaciones de mensajería en lugar de hablar con la gente en persona. Esto puede ser muy perjudicial, y estamos viendo un aumento de los niveles de ansiedad y depresión entre los jóvenes, que se cree que está relacionado con esta menor socialización.

Cuando socializamos con otras personas de forma regular, aumentamos nuestro nivel de Inteligencia Emocional, mostramos nuestra empatía y desarrollamos esta habilidad a un nivel superior, y comprendemos mucho más. Entendemos los puntos de vista de otras personas y ellas entienden los nuestros; podemos mantener conversaciones constructivas sobre puntos que pueden ser conflictivos y desarrollar una comprensión más profunda, todo esto al tiempo que abrimos nuestras mentes a nuevos enfoques e ideas diferentes. Tener un alto nivel de Inteligencia Emocional y unas habilidades sociales de alta calidad significa tener una mentalidad más abierta y ser más agradable con los puntos de vista de los demás, y eso nunca puede ser malo.

Los expertos también están de acuerdo en que las habilidades sociales pueden, literalmente, hacer o deshacer un negocio. En el mundo de los negocios, a menudo los pequeños detalles son los que determinan si un acuerdo sale adelante o no. Un pequeño malentendido puede arruinar por completo un acuerdo fantástico, y cuando las habilidades sociales no están a la altura, es muy fácil decir algo incorrecto sin querer, quizás sin entender cómo la otra persona puede percibir lo que estás diciendo.

Al fin y al cabo, los seres humanos necesitan esas interacciones sociales clave en la vida, ya sea a nivel personal o profesional. Cuando tus habilidades sociales son de alta calidad, es mucho más fácil salir y conocer gente nueva, explicar tus necesidades a los que te rodean y profundizar en las amistades y relaciones con las personas que ya están en tu vida. Esto simplemente hace que la vida sea mejor y más feliz. Es tan sencillo como eso.

Sin esas conexiones estrechas, tu vida siempre estará al margen y a tus relaciones personales siempre les faltará algo. Desarrollar relaciones estrechas con otras personas depende de las habilidades sociales, y eso es algo en lo que todos los expertos están de acuerdo tras años de investigación y estudios.

Solo por estas razones, y por muchas más, centrarte en superar tus pensamientos autolimitantes, en entender tus puntos débiles y superarlos, mientras dejas de lado la timidez, es algo en lo que deberías centrar tu tiempo y atención.

REFLEXIONES SOBRE EL CAPÍTULO

Las habilidades sociales son muy importantes para la vida, y no solo en lo que respecta a tu éxito, sino que también en la forma en la que desarrollas relaciones con otras personas. Cuando conectas con los demás, la vida es más satisfactoria y tienes ese importantísimo círculo de apoyo a tu alrededor. No puedes conocer a otras personas y crear esas conexiones sin utilizar tus habilidades sociales desde el principio.

En este capítulo hemos destacado la importancia de las habilidades sociales y por qué las necesitas para tu vida personal y profesional. Utiliza esta información como trampolín hacia tu propio éxito en el dominio de la comunicación y la mejora de tus habilidades. Ahora que sabes por qué son importantes y los fundamentos en los cuales basarte, deberías sentirte motivado para realizar los cambios más importantes.

3

LOS DESAFÍOS ENCONTRADOS - ¿QUÉ TE IMPIDE SOCIALIZAR?

Tus razones personales para tener problemas con la socialización pueden ser completamente diferentes a las de cualquier otra persona que lea este libro, pero es importante que identifiques cuáles son. Sin saber realmente lo que necesitas hacer, ¡estás trabajando a ciegas!

En mi caso, era el miedo a decir lo que no debía, a avergonzarme y a fracasar. Por supuesto, todo eso se debía a la timidez, pero quizá la timidez no sea tu problema.

En este capítulo voy a hablar de tus propios bloqueos, de los muros que subconscientemente te impiden acercarte a los demás y socializar. Puede que pienses que es una afirmación dura porque no estás haciendo nada de esto a propósito, pero sin siquiera darte cuenta, estás permitiendo que tus miedos y tus creencias limitantes se interpongan en tu camino. La clave es saber cuáles son y aprender a superarlos.

Afortunadamente, ¡los consejos de este libro te van a dar muchos trucos para conseguirlo!

¿CUÁLES SON TUS BARRERAS MENTALES PERSONALES?

La timidez y la ansiedad social son dos posibles obstáculos que te impiden socializar, pero no son las dos únicas opciones. Podría ser que tengas un bloqueo mental muy diferente que simplemente necesita ser derribado para lograr una mejora importante en tu vida.

Veamos algunas barreras comunes que pueden interponerse en tu camino para socializar:

- **Sacar conclusiones precipitadas** - Si alguien tiene tendencia a sacar conclusiones precipitadas sin escuchar completamente lo que la otra persona está diciendo, esto representa una enorme barrera para la comunicación. Formular juicios prematuros significa que no estás presente en el momento, y la otra persona se va a sentir no escuchada y no tomada en serio.
- **Falta de concentración y baja capacidad de atención** - La incapacidad de prestar atención durante demasiado tiempo también puede ser una barrera para la comunicación y puede ser algo que afecte la capacidad de una persona para utilizar sus habilidades sociales de la mejor manera posible. Esto puede deberse a varias razones. Alguien que padece TDAH puede tener dificultades para prestar atención durante demasiado tiempo; por lo tanto, si una

persona tarda demasiado en ir al grano, quien padezca TDAH no podrá escuchar durante todo el tiempo que le gustaría.

- **Barreras lingüísticas** - La barrera del idioma es un gran problema en sí mismo porque da paso a malentendidos y a que se levante un gran muro entre ambas partes. También puede darse el caso de que, al comunicar un mensaje, este pierda su credibilidad y significado y, por lo tanto, se erosione su calidad.

- **Falta de confianza** - La comunicación no tiene espacio para la desconfianza, y si una de las personas que se comunica no confía en la otra, va a haber una enorme barrera en el camino. Esto significa básicamente que una de las partes presta muy poca atención a lo que la otra persona está diciendo y también podría significar que no cree en lo que está diciendo. Como resultado, la credibilidad de la conversación es nula.

- **Las emociones del día** - Cómo se siente una persona en un día determinado puede afectar en gran medida la manera en la que responde a los demás y cómo se comunica en general. Si alguien se siente enfadado por algo que ha sucedido antes en el día, puede ser fácilmente cortante con la persona con la que está hablando, aunque no tenga nada que ver con el tema. Eso puede generar una mayor probabilidad de malentendidos o que la otra persona sienta que tal vez está enfadada con ella. Eso es solo un ejemplo; sin embargo, cómo se siente alguien, así como su estado emocional general, puede causar un gran bloqueo de la comunicación. Los grandes comunicadores intentan no dejar que sus emociones se interpongan en su forma de hablar a la gente, pero a veces es más fácil decirlo que hacerlo. Por supuesto, aquí también entra en juego la Inteligencia Emocional.

Como puedes ver, no siempre es la timidez o la ansiedad social lo que hace que una persona tenga problemas con la comunicación y sus habilidades sociales en general. Una persona que tiene problemas con su salud mental, en general, sin duda encontrará que su capacidad para socializar se reduce, simplemente porque su enfoque se ve afectado. Si alguien está luchando con la ansiedad, eso podría hacer que se vuelva temeroso o incluso paranoico sobre las intenciones de aquellos con los que está hablando, lo que lleva a la desconfianza mencionada anteriormente.

Es importante determinar cuál es tu barrera particular. Si es la ansiedad social o la timidez, es algo que vamos a analizar con más detalle en breve, pero piénsalo bien porque no siempre son las dos únicas opciones que tienes. Cuando sepas cuál es el problema, tendrás más información para derribar esa barrera.

TIMIDEZ Y ANSIEDAD SOCIAL: ¿EN QUÉ SE DIFERENCIAN?

Muchas personas agrupan la ansiedad social y la timidez en la misma categoría, pero en realidad son dos situaciones claramente diferentes y merecen ser separadas.

Muchas personas con ansiedad social van por la vida pensando que son tímidas, pero en realidad este es un escalón más en la escala y se considera un trastorno psiquiátrico. La buena noticia es que si tú sufres de ansiedad social, puedes ser tratado con terapia cognitiva conductual, sin embargo, reconocer la condición es el primer paso.

La timidez es sentirse preocupado y temeroso en situaciones sociales. La ansiedad social es sentir pánico y miedo a otro nivel. Las condiciones son tan similares que es difícil explicarlas con una separación real, pero realmente se reduce a la gravedad de los efectos que las diferencian.

La mejor manera de explicar la timidez es decir que es un rasgo de la personalidad. A la mayoría de las personas tímidas no les gusta ser el centro de atención, y si tienen que asistir a un evento social en el que va a haber cualquier tipo de atención sobre ellas, se vuelven temerosas y preocupadas. Sin embargo, la timidez no suele ser debilitante, aunque puede frenar tu vida si se lo permites.

Por otro lado, la ansiedad social es un asunto mucho más serio. Una persona con ansiedad social tendrá un nivel de angustia completamente diferente al de una persona con timidez cuando se enfrente a una situación que le haga ser el centro de atención, e incluso cuando no sea el centro de atención. Esto puede significar que esta persona evite por completo las situaciones sociales para intentar sentirse mejor. Se puede entender por qué esto sería perjudicial, ya que ya hemos establecido que los seres humanos necesitan tener interacciones sociales para prosperar, pero también para tener cualquier cantidad de éxito personal o profesional en la vida. Además, la ansiedad social puede hacer que una persona piense que está siendo juzgada en todo momento, o incluso observada. Esto puede mermar no solo su confianza, sino también su salud mental.

Los principales síntomas de la ansiedad social son:

- Ritmo cardíaco acelerado
- Sensación de náuseas
- Temblores
- Sudoración excesiva
- Enrojecimiento facial
- Dificultad para decir las palabras
- Autoconciencia extrema
- Miedo a ser juzgado
- Evitar cualquier tipo de situación social.

Sin embargo, no hay que restar importancia a la timidez. Sí, es menos grave que la ansiedad social, pero aun así puede desempeñar un papel importante a la hora de hacer que una persona evite cualquier tipo de socialización y dañe gravemente su calidad de vida.

3 TRUCOS PARA SUPERAR LA ANSIEDAD Y LA TIMIDEZ

Superar la ansiedad y la timidez requiere ciertamente tiempo y esfuerzo. No importa lo que intentes, no va a funcionar de la noche a la mañana. Eso es algo para lo que debes estar preparado. Es fácil empezar algo y asumir que vas a ver el cambio de la noche a la mañana, pero te decepcionarás. La clave para superar la ansiedad y la timidez es salir de tu zona de confort, enfrentarte a los miedos en lugar de huir de ellos, y todo esto lleva tiempo. Sin embargo, es un tiempo bien empleado, eso es seguro.

En esta sección, vamos a hablar de tres trucos específicos que puedes poner en práctica con regularidad, y que te permitirán desarrollar tu nueva inmunidad a la ansiedad y la timidez.

No huyas del miedo, enfréntalo

Cuando tienes miedo a algo, el primer instinto que tienes es huir de ello. Es una reacción normal porque no quieres tener que enfrentarte al problema en sí. ¿Por qué ibas a querer hacerlo? Es doloroso y te hace sentir mal. Sin embargo, si huyes de tus miedos constantemente, descubrirás que empiezan a poseerte. ¿Cómo puedes superar algo si simplemente huyes de ello cada vez que asoma su fea cabeza?

El problema con la timidez y la ansiedad social es que el miedo que tienes no es realmente racional. Para ti es muy real, para mí lo era, pero en realidad, cuando miras atrás, te preguntas por qué tenías miedo. A menudo me siento así ahora. En esa época, me aterraba hablar en las reuniones. Hacía todo lo que podía para evitarlo, incluso intentaba ocuparme de tomar notas y parecer ocupado, pero ¿esconderme me ayudó a superar ese miedo? Para nada. En todo caso, lo hizo crecer. Ahora miro atrás y no puedo creer que tuviera tanto miedo. Claro, todavía no me gusta hablar en las reuniones, no es lo que más me gusta en el mundo, pero ya no tengo miedo. Si digo algo incorrecto, no me retraigo por vergüenza, sino que me río de mí mismo.

Si yo puedo hacerlo, tú también puedes.

Enfrentarte a tus miedos no es fácil, pero cuanto más te expongas a ellos, menos poder tendrán sobre ti y menos miedo tendrás.

Paso 1 - Reconocimiento

Lo primero que tienes que hacer es reconocerlo. ¿A qué le tienes miedo? ¿Qué es exactamente? Dale un nombre. Sé tan específico como puedas cuando te lo reconozcas a ti mismo y, si te ayuda, escríbelo.

"Me da miedo ponerme delante de un grupo de personas y hablar".

Luego di por qué tienes miedo.

"Tengo miedo de que se me quiebre la voz y se rían de mí".

Sea lo que sea, dilo.

Paso 2 - Desafía tus ideas

¿Por qué crees que alguien se reirá de ti si se te quiebra la voz? ¿Por qué crees que debes tener miedo cuando te levantas y hablas delante de la gente? ¿Crees que todos los demás en la sala están súper seguros de sí mismos y que nadie más tiene la misma preocupación?

Desafiar tus ideas significa desmontar tu miedo y cuestionarlo. Al miedo no le gusta que lo cuestionen porque, cuando lo hacen, no tiene las respuestas. Entonces, pierde su poder porque te das cuenta de que no es más que una artimaña muy inteligente.

Si tienes miedo de ser rechazado por un grupo de personas, pregúntate por qué vas a ser rechazado automáticamente. ¿Qué es tan terrible en ti que todas las personas que conozcas van a sentir una repulsión instantánea? No hay respuesta a eso porque no es la verdad.

Analiza realmente y desmonta tu miedo, y rápidamente empezarás a ver que a lo que realmente temías era al propio miedo. El problema no es más que una idea y las ideas no siempre son correctas.

Paso 3 - Enfréntate a tu miedo

Esta es la parte más difícil, pero los dos primeros pasos te habrán preparado bien.

Estás leyendo este libro porque no quieres que tus miedos te retengan más. Quieres ser capaz de socializar libremente y ser feliz en tus relaciones. Así que tienes trabajo por hacer, y eso significa arrancarte la venda e ir a por ello. Puedes hacerlo, ¡no te digas que no puedes!

Si te da miedo hablar en una reunión, hazlo. No hace falta que des un discurso, puedes limitarte a exponer una breve idea, pero cuanto más lo hagas, más fácil te resultará y verás que tu miedo era solo imaginario. Si tienes miedo de ser rechazado por un grupo de personas, acepta la maravillosa persona que eres y entra ahí y sé tú mismo. Pronto verás que la gente es más acogedora de lo que crees.

No puedes hacer esto una sola vez. Tienes que seguir enfrentándote a tu miedo para alejar su poder y, finalmente, llegarás al punto en el que no podrás creer que alguna vez tuviste tanto miedo.

Juguemos a un juego

Cuando te enfrentes a tus miedos y te pongas en situaciones que, de otro modo, te harían sentir ansioso y permitirían que tu timidez se disparara, una buena idea es que te apartes de la situación mientras estás en ella.

¿Estás confundido? Deja que te explique un poco más.

Este juego te va a ayudar a hacer las cosas que te preocupan o te dan miedo, pero no vas a sentir que eres tú quien las hace. Vas a actuar. Vas a fingir que eres otra persona y te vas a atrever a hacer más. Es más fácil porque no eres tú quien lo hace, es tu alias.

Para que esto funcione, tienes que diseñar tu alias con mucho cuidado para poder estar realmente en el momento. ¿Qué aspecto tiene? ¿Cuáles son sus rasgos de carácter? ¿Qué le gusta y qué no le gusta? Estás interpretando a un personaje, así que tienes que ser lo más detallista que puedas al crearlo, para así poder interpretarlo a la perfección. Imagina que eres un actor que se prepara para su último papel.

Una vez que conozcas bien tu alias, transfórmate en él. Vamos, ¡inténtalo! Cuando no eres tú mismo, es más fácil. Puede que incluso te resulte más fácil cambiar de estilo, vestirte de forma diferente o maquillarte de forma distinta. No lo hagas demasiado "fuera de lo común", pero haz lo que tengas que hacer para meterte en el personaje.

Después, ponte en marcha. Haz lo que te dé miedo, pero hazlo como el personaje que interpretas, no como tú mismo. Atrévete a ir un poco más allá y haz que fluya tu espíritu competitivo. Si te da miedo acercarte a gente que no conoces y hablar, atrévete a hacerlo dos veces y date una palmadita en la espalda cuando lo consigas. ¡Incluso puedes sobornarte con la promesa de una recompensa más adelante!

La práctica hace la perfección

La preparación es clave cuando se trata de superar algo. Si tuvieras que dar una gran presentación en el trabajo, practicarías varias veces para hacerlo bien. Tienes que adoptar la misma mentalidad para superar tus barreras de socialización.

Por supuesto, la práctica implica que te pongas en evidencia y hagas lo que te da miedo, pero hay formas de minimizar la exposición y hacer que te parezca menos intimidante. Aquí tienes algunas sugerencias.

- **Trabaja en la práctica de las señales no verbales** - La comunicación no consiste solo en las palabras que dices, sino también en los gestos, el lenguaje corporal y la forma de hablar. Puedes practicar esas cosas mientras minimizas lo aterrador que se te hace. Si hablar en público es tu miedo, empieza poco a poco asegurándote de utilizar tu lenguaje corporal, vigilando tus expresiones faciales y manteniendo el contacto visual. Empieza también a observar el lenguaje corporal de otras personas. De este modo, seguirás desarrollando tus habilidades sociales, pero lo harás de forma protegida.

- **Intenta realizar actividades junto con la conversación** - Cuando intentes desarrollar tus habilidades sociales, te va a preocupar mantener una conversación larga y vas a tener miedo de los silencios incómodos. Sin embargo, si te esfuerzas por conseguir situaciones que te permitan hacer algo, por ejemplo, formar parte de una actividad, tendrás algo en lo que ocuparte mientras hablas. Por ejemplo, puedes estar en un evento deportivo. Estás viendo el partido pero también estás charlando.

- **Atrévete a hacerlo a diario** - Proponerte un reto es una buena manera de seguir practicando. Puedes llamarlo objetivo si prefieres evitar los retos. Todo lo que tienes que hacer es fijarte el objetivo de hablar con una persona al azar al día. Esto significa entablar una conversación. Comprueba cuántos días puedes mantenerlo e intenta superar tus límites un poco más cada día.

Recuerda que superar la timidez y la ansiedad social requiere tiempo y esfuerzo. No te voy a mentir y decir que será fácil, pero será lo que más valga la pena hacer. Da pequeños pasos cada día y, antes de que te des cuenta, habrás caminado más de una milla.

REFLEXIONES SOBRE EL CAPÍTULO

Sea cual sea la barrera que se interponga en tu camino para mejorar tus habilidades sociales, es importante identificarla, o las barreras múltiples si es el caso. No te deprimas por lo que sea que reconozcas, sino que utilízalo como motivación para hacer cambios.

En este capítulo, hemos hablado largo y tendido sobre la timidez y la ansiedad social, así como sobre lo que las diferencia. A pesar de que ciertamente no son lo mismo, para superarlas se utiliza un enfoque muy similar. Tu ansiedad o tu timidez no son tus dueñas. Yo mismo lo sé. Parece que sí, pero créeme, tú eres quien tiene el control y todo lo que hace falta es aprender ese hecho para darte el valor y la fuerza para derribar esas barreras.

4

ANALIZA TUS HÁBITOS Y COMPORTAMIENTOS SOCIALES TÓXICOS ACTUALES, ¡Y TRANSFÓRMALOS!

A medida que avanzamos en la vida, adquirimos hábitos y comportamientos que pueden no ser útiles para nosotros. Por supuesto, también se adquieren otros muy positivos, pero a lo largo de los años que caminas por la Tierra, también vas a absorber algunos rasgos negativos.

El problema es que hasta que no te ocupes de estos rasgos y comportamientos, puede que no tengas ni idea de que los tienes. Estos rasgos y comportamientos podrían estar relacionados con la forma en que socializas, o no socializas, y como resultado, podrían estar contribuyendo en gran medida a tus problemas. La clave es practicar la autoconciencia y ser más consciente de lo que haces cuando no estás prestando atención.

Por supuesto, desde el punto de vista de la Inteligencia Emocional, tener rasgos tóxicos es muy perjudicial. Por ejemplo, si uno de tus rasgos tóxicos es que siempre estás con el teléfono cuando estás con gente con la que se supone que estás socializando, no estás presente en el momento. Esto disminuye tu EQ porque no respondes a los que te rodean ni les prestas la atención que merecen.

En este capítulo, quiero dirigir tu atención hacia los posibles rasgos que pueden estar habitando en ti sin que lo sepas. No es algo de lo que debas avergonzarte, pero sí es algo que debes tomar en serio. Una vez identificados estos rasgos, debes hacer todo lo posible para intentar revertirlos. Esto tendrá un efecto muy positivo en tu EQ y en tu capacidad para socializar con los demás.

Levantaré la mano y diré que solía utilizar demasiado el teléfono. Iba a reunirme con amigos y mi teléfono estaba en la mesa a mi lado. Era una grosería, pero no me daba cuenta en ese momento. Solo al mirarme con atención he identificado este rasgo y he trabajado para erradicarlo. Ahora guardo el teléfono en el bolso y solo lo saco si se trata de una llamada muy importante. Estar presente en el momento es muy importante: la gente no va a querer hablar contigo si básicamente ignoras el tiempo y la atención que te dedican.

Así que vamos a ver algunos de esos rasgos y a averiguar si tú también tienes trabajo que hacer.

ETIQUETANDO LOS COMPORTAMIENTOS TÓXICOS

Cuando hablamos de que alguien tiene comportamientos tóxicos, eso no significa que la persona en sí sea tóxica, sino que está mostrando un comportamiento que no es útil y no es respetuoso con los demás.

Si no se ha dado cuenta de que lo está haciendo, puedes ayudarle a superar sus rasgos. Sin embargo, si la persona sabe que lo está haciendo y continúa haciéndolo, eso es algo totalmente distinto que no se puede arreglar sin su voluntad de hacerlo.

El mejor indicador para saber si has estado cerca de una persona con rasgos tóxicos es pensar en cómo te sientes después de haber estado con ella. ¿Te sentiste decepcionado? ¿Sentiste que fue una pérdida de tiempo? ¿Te sentiste escuchado? ¿Qué hizo esa persona en particular que te hizo sentir que toda la interacción fue en vano?

Algunos rasgos tóxicos comunes son:

- Actuar de forma juiciosa
- Ocupar una gran cantidad de tiempo de alguien innecesariamente
- Negarse a asumir la responsabilidad de los actos propios.

Puede que pienses que estas cosas no están relacionadas con la comunicación, pero forman parte de la Inteligencia Emocional, ¡que es básicamente lo mismo! Si alguien juzga, no muestra empatía. Si alguien te quita tiempo, no se preocupa por lo que tienes que hacer y te falta el respeto. Si alguien se niega a asumir la responsabilidad de sus actos, está echando la culpa a los demás y, de nuevo, no muestra empatía.

El uso de las habilidades sociales está estrechamente relacionado con la Inteligencia Emocional, y cualquier rasgo que la anule afecta también la manera en que te comunicas con los que te rodean.

No estoy sugiriendo que tengas alguno de estos rasgos, pero es posible que los tengas. Sé sincero contigo mismo. ¿Haces algo regularmente que podría indicarles a otras personas que no las tomas en serio, que no les muestras empatía o que básicamente no quieres comunicarte con ellas? Una vez más, no juzgo a nadie, tal vez no seas consciente de ello. Sin embargo, es más fácil ser consciente de esto en otras personas en primer lugar y luego acostumbrarse a cómo se ve y se siente. Es mucho más fácil analizarte a ti mismo una vez que tienes un poco de información de referencia como la víctima en lugar de como el perpetrador.

LOS HÁBITOS Y COMPORTAMIENTOS TÓXICOS QUE NADIE QUIERE

Cada persona tiene una idea diferente de lo que es tóxico, sin embargo, hay algunos rasgos comunes que la mayoría de la gente consideraría tóxicos. Esta sección va a analizarlos por separado.

- **Centrarte demasiado en ti mismo** - Si haces que todo gire en torno a ti, no solo es molesto, sino que resulta extremadamente desagradable para la gente que te rodea. Quieres desarrollar tus habilidades sociales, pero también tienes que ser una persona con la que los demás quieran relacionarse. Al hacer que todo gire en torno a ti, no estás mostrando empatía con los demás.

- **No escuchar a los demás** - Tanto imponer tus puntos de vista a los demás, no escuchar lo que tienen que decir, como asumir que sabes lo que te van a decir sin tomarte el tiempo de escucharles hablar, son rasgos negativos que no tienen cabida en la vida de una persona con una alta Inteligencia Emocional y buenas relaciones con los que la rodean.

- **Ser crítico o juzgar** - De nuevo, esto significa que no estás mostrando empatía. No tienes derecho a juzgar o criticar a nadie, porque no estás viviendo su vida y no estás caminando en sus zapatos. Al hacerlo, tu empatía se ha ido por la ventana.

- **Culpar a todo el mundo de tus problemas** - Las personas que echan la culpa a los demás y nunca asumen la responsabilidad de sus problemas no son agradables. Esto también puede ser bastante manipulador y rozar el narcisismo. Admitámoslo, todos cometemos errores y nadie es perfecto, ¡admítelo!

- **No estar presente en el momento** - Ya he mencionado esto, pero si siempre estás en otro planeta cuando la gente está hablando, o distraído, o con tu teléfono todo el tiempo, no estás presente en el momento y no les estás mostrando respeto.

- **Sentir que te mereces un tratamiento especial y demostrarlo** - En esta vida, nadie tiene prioridad. Tenemos que trabajar por lo que queremos, y sentir que tienes derecho a que todo caiga en tu regazo no te hace una gran persona con la cual compartir. No se te debe nada.

- **Usar la arrogancia para ocultar el miedo o las preocupaciones** - Es normal estar preocupado, tener miedo o sentirse inadecuado, pero si usas la arrogancia para tratar de ocultar eso, estás mostrando un estilo de comunicación muy negativo y no vas a hacer que la gente te quiera. Sé realista. Demuestra que no eres perfecto, que a veces tienes miedo. La gente responde mucho mejor a la autenticidad.

- **Ser demasiado competitivo** - Ser un poco competitivo está bien, pero apartar a los demás del camino para conseguir lo que quieres no. Si vas a ser competitivo con alguien, sé competitivo contigo mismo esforzándote por alcanzar tus propias metas. No conviertas a todo el mundo en tu rival, de lo contrario corres el riesgo de alejar a la gente.
- **Celos** - ¿Dejas entrar regularmente al monstruo de ojos verdes a tu vida? Si es así, nadie te va a querer. Sentir un poco de envidia es normal, pero permitir que eso se convierta en celos es muy perjudicial.
- **Ser terco** - Negarte a hacer algo por orgullo o por una supuesta causa no es bonito. En todo caso, hará que otras personas se frustren contigo y eso se convierte en una enorme barrera para la comunicación.
- **Aferrarte al rencor** - ¿Guardas rencor por mucho tiempo después de que el problema inicial haya sido superado? Todo el mundo comete errores y eso a veces significa que decimos o hacemos cosas que no queremos. Si te aferras a esos asuntos y castigas a los que te rodean, solo conseguirás alejarlos. Al final, la única persona que sufre eres tú.
- **Hacerte regularmente la víctima** - Voy a hablar de la mentalidad de víctima con más detalle más adelante en el libro, pero si eres alguien que siempre se hace la víctima, los que te rodean se van a cansar rápidamente de ello. Tú tienes

el control de tu vida y, aunque las cosas negativas suceden en la vida, permitir que te hagan sentir y actuar como una víctima constantemente no va a ayudarte a desarrollar relaciones fuertes.

- **Siempre en el drama** - ¿Cotilleas con frecuencia? ¿Te gusta el drama? No es bueno admitirlo. Estar cerca de alguien que siempre está en medio de un drama o alguien que siempre está cotilleando y tratando de meterse en los asuntos de los demás no te permite construir confianza. Las relaciones siempre serán menos de lo que podrían ser debido a esa enorme barrera entre ustedes. Si quieres que la gente confíe en ti, tienes que ser tú mismo y dejar de juzgar y hablar de los demás. De todos modos, ¡el drama no es más que estresante!

Probablemente se te ocurran otros rasgos y comportamientos negativos que están en tu lista de cosas que te desagradan. Sin embargo, estos son algunos de los más comunes y algunos de los más dañinos cuando se trata de las relaciones y conexiones que tenemos con los que nos rodean.

Debo señalar que todo el mundo tiene días malos y eso significa que a veces puedes mostrar uno o dos de los rasgos anteriores. No hay ningún problema cuando algo ocurre solo una o dos veces, pero cuando se convierte en un hábito, hay que abordarlo para evitar que se convierta en una barrera importante.

AUTOEVALUACIÓN: ¿POSEO ESTOS HÁBITOS Y COMPORTAMIENTOS?

Hemos hablado de algunos rasgos y comportamientos negativos, y probablemente estés construyendo una imagen en tu mente de cómo luce todo esto, pero ahora es el momento de ser sinceros. Te he animado a que pienses si tienes alguno de ellos, pero ahora tienes que profundizar.

No tengas miedo y no seas duro contigo mismo. El hecho de que estés leyendo este libro por voluntad propia demuestra que quieres mejorar. Todos cometemos errores, todos tenemos rasgos que desearíamos no tener y todos adquirimos hábitos que no nos ayudan. Lo que te diferencia es que estás dispuesto a cambiarlos.

Entonces, ¿cómo puedes saber si estás exhibiendo estos rasgos o cualidades de carácter tóxico sin darte cuenta? Veamos algunas señales para ayudarte. Si puedes asentir a varias de ellas, es un buen indicador de que tal vez necesites hacer algo de trabajo. También es importante que seas sincero contigo mismo al leer estas señales; no dejes de lado algo solo porque te resulte incómodo. Todo este viaje va a revolucionar tu vida, pero tienes que estar dispuesto a hacer el trabajo, parte del cual no te resultará agradable.

Señales de que has desarrollado hábitos o comportamientos tóxicos

- Tus amistades y relaciones no duran mucho
- La gente parece estar distraída o mostrar un lenguaje corporal negativo después de pasar algún tiempo contigo

- Tus amigos no siempre comparten sus buenas noticias contigo
- Siempre tienes algún drama en tu vida
- Te han descrito como un perfeccionista o competitivo
- Te han acusado de ser celoso más de una vez
- Sueles cotillear sobre otras personas
- No dices "lo siento" muy a menudo
- Te relacionas con los demás hablando de personas que ambos conocen
- Sueles considerarte la víctima en las situaciones
- Sueles ser bastante dependiente y te cuesta pasar tiempo a solas
- Pierdes los nervios con bastante facilidad
- Tienes una actitud negativa y pesimista
- Honestamente, recibes más de lo que das a la gente
- Utilizas las redes sociales como una forma de buscar atención
- Rara vez ves cómo tus problemas son causados por ti, y culpas a todos los demás
- Te gusta tener siempre la razón
- Te cuesta aceptar que la opinión de otra persona sea tan válida como la tuya
- Te tomas todo muy a pecho
- A menudo necesitas validación para sentirte bien o como si hubieras tenido éxito

Puede que tengas uno o dos rasgos en los que trabajar, o puede que tengas un montón. El número no importa ahora mismo, pero sí tu actitud hacia él.

PASEMOS DE LO TÓXICO A LO SALUDABLE

Puede que te sientas bastante deprimido después de leer la lista anterior, dependiendo de cuántos rasgos puedas marcar. Es hora de sonreír porque hay muchas cosas que puedes hacer al respecto. Pasar de lo tóxico a lo saludable es totalmente posible y, cuanto más lo intentes, más fácil te resultará.

Muchas personas que luchan con las habilidades sociales y la comunicación se ven atascadas no solo por una posible timidez o ansiedad social, sino también por varias barreras que se ponen a sí mismas. Para facilitarse un poco la vida, desarrollan rasgos negativos como mecanismo de afrontamiento, pero estos actúan en su contra en lugar de a su favor. Al identificar estos rasgos, puedes averiguar lo que tienes que dejar de hacer y centrarte en el tipo de técnicas adecuadas en su lugar.

Entonces, ¿cómo puedes convertir tus rasgos tóxicos en algo totalmente saludable? Aquí tienes algunas ideas.

Finge una sonrisa

Vamos, inténtalo. No es posible sonreír y no sentirse un poco más animado que antes. Cuando sonrías más a menudo, verás que los que te rodean también te responderán de forma diferente. Es mucho más probable que hablemos con gente que sonría y parezca accesible que con alguien que frunza el ceño y parezca preocupado. Así pues, pon esa sonrisa, aunque no te apetezca, y espera a que las buenas vibraciones se propaguen.

Lleva un diario de gratitud

Esta es una técnica muy útil para diversos problemas, pero te ayuda a evitar la negatividad y esa molesta mentalidad de víctima. Al estar agradecido por lo que tienes, te sientes animado, más feliz y reconfortado contigo mismo. Todo lo que tienes que hacer es escribir cada noche una o dos cosas por las que estás agradecido. Pronto verás que hay más cosas positivas en tu vida de las que eres consciente.

Evita dejarte llevar por los chismes

Tienes la opción de cotillear o no sobre otra persona. Nadie te obliga a hacerlo. Tienes el poder de excusarte de cualquier conversación que te parezca negativa y que se caracterice por hablar de otras personas.

Aprende a ser consciente de cuándo estás cotilleando, detente y cambia de tema de forma intencionada. Recuerda que hablar de otras personas dice más de ti que de ellas.

Haz una acción buena o amable cada día

Cuanto más bien hacemos, más queremos hacer. Además, cuando haces una buena acción por alguien o muestras amabilidad que le hace sonreír, también te hace sentir bien a ti, aumentando tu confianza y tu empatía. Cada día, intenta hacer algo bueno por otra persona, aunque solo sea felicitarla por su jersey. Sin embargo, asegúrate de que todo lo que digas o hagas lo hagas con las mejores intenciones y no simplemente para borrar un elemento de la lista.

Aprende a reírte de ti mismo

Tomarte a ti mismo demasiado en serio no va a hacer de tu vida una muy feliz o satisfactoria. Todos cometemos errores y hacemos tonterías de vez en cuando, pero eso no significa que debamos castigarnos por ello. Aprende a reírte de ti mismo y de tus errores, y te sentirás menos abrumado por el odio a ti mismo y el malestar cuando algo no te salga bien.

Tómate un descanso de las redes sociales

La sola idea de desconectarte de las redes sociales durante una semana puede llenarte de temor, pero créeme, es una herramienta muy útil. Todos estamos demasiado obsesionados con lo que hacen los demás, con lo que piensan y con la validación que buscamos de nuestros seguidores. Es hora de centrarte en ti mismo, en los que te rodean, y aprender a buscar solo la validación desde dentro. Tomarte un descanso de las redes sociales te dará la oportunidad de reconectar contigo mismo. Seamos sinceros, las redes sociales no son más que puro drama de todos modos.

Deja de intentar controlarlo todo

El perfeccionismo no es algo bueno, no importa lo que te hayan enseñado a creer. Al tratar de controlar todo, no te permites vivir el momento ni experimentar la alegría de pasar tiempo con tus seres queridos. Detente, reduce la velocidad, quita las manos del volante y permítete ir a la deriva durante un rato. Si te das cuenta de que te estás desviando demasiado, puedes corregir fácilmente tu dirección. ¡Relájate y déjate llevar un poco por la corriente!

Aprende a utilizar afirmaciones positivas

Nunca subestimes el poder de las afirmaciones positivas. Al principio pueden parecer un poco extrañas, pero son una de las mejores herramientas para ayudarte a desarrollar una mentalidad positiva. Escoge una afirmación que realmente resuene contigo y repítela varias veces al día, cuando te levantes, cuando te acuestes y en cualquier momento del día en el que sientas que tu determinación se tambalea.

Tu afirmación puede ser cualquier cosa. "Soy capaz de hacer todo lo que me propongo", "Soy una persona fuerte y amable", "Estoy dispuesto a afrontar lo que venga con positividad y éxito" son solo algunas sugerencias, pero puedes elegir lo que quieras. Busca en Internet mucha inspiración o inventa la tuya propia.

Deja de culpar a los demás de tus problemas

Puede que haya algunos problemas en tu vida que realmente no sean culpa tuya, pero tampoco de los demás. Deja de culpar a los otros porque, al hacerlo, estás creando una energía tóxica que hace que la gente se aleje de ti. En su lugar, acepta tu problema y crea un plan para superarlo utilizando tu nueva afirmación positiva para mantenerte en el camino correcto.

Sé consciente de cómo te diriges a los demás

Durante un tiempo, ten muy presente el lenguaje verbal y no verbal que utilizas cuando hablas con otras personas. Es posible que hayas adquirido el hábito de utilizar un lenguaje corporal cerrado, de evitar el contacto visual o de ser sarcástico sin siquiera darte cuenta. La única manera de identificarlo es estar atento y observarte a ti mismo. Una vez que reconozcas un rasgo de comunicación negativo, sé aún más consciente para erradicarlo. Si te sorprendes haciéndolo de nuevo, detente, cambia de rumbo y, con el tiempo, evitarlo se convertirá en algo natural.

Guárdate tus quejas para ti mismo

Anteriormente sugerí llevar un diario de gratitud, lo que también debería ayudar mucho con esta sugerencia en particular, pero tienes que dejar de quejarte. Es muy probable que la gente evite pasar tiempo contigo si te quejas constantemente de todo lo que va mal en tu vida. Literalmente, ¡le quita la energía a la gente! Reformula esas quejas y recuerda que siempre hay alguien que está peor que tú.

Ninguno de estos puntos de acción es difícil de hacer. Puedes empezar a trabajar en todos ellos ahora mismo. Incluso si no tienes un gran número de rasgos tóxicos que eliminar de tu vida, el uso de estas técnicas puede ayudarte a aumentar tu nivel de Inteligencia Emocional, lo que, por supuesto, también te ayudará a potenciar tus habilidades sociales.

REFLEXIONES SOBRE EL CAPÍTULO

A medida que avanzamos en la vida, es fácil adquirir hábitos que quizá sean más negativos que positivos. Aunque nunca es bueno seguir utilizándolos a discreción, a veces es difícil detenerse y hacer un balance de lo que se está haciendo sin ser extremadamente consciente en el proceso.

El uso de hábitos y comportamientos tóxicos no te ayudará a convertirte en un mejor comunicador y no te permitirá construir relaciones y el círculo social que anhelas. Sin embargo, puedes identificar rápidamente el problema, o los problemas, y trabajar para erradicar la cuestión. En lugar de deprimirte por tener estos rasgos, date una palmadita en la espalda por haberlo admitido y ponte a trabajar.

II

PASOS PRÁCTICOS QUE PUEDES DAR PARA DOMINAR LA SOCIALIZACIÓN

5

DA LA MEJOR PRIMERA IMPRESIÓN POSIBLE

¡Bienvenido a la segunda parte de nuestro libro!

La primera parte trató de la Inteligencia Emocional, de por qué las habilidades sociales son importantes y de cómo tomar conciencia del camino que hay que recorrer. La siguiente parte va a ser práctica, orientada a la acción, y te va a dar muchas cosas en las que trabajar para empezar a ver mejoras importantes en tus relaciones con los que te rodean, en tus niveles de confianza y en cómo interactúas con otras personas.

En este capítulo, quiero hablar de un aspecto muy importante de la comunicación: la primera impresión.

LA PRIMERA IMPRESIÓN PERDURA

Piensa en la última vez que tuviste una primera impresión de algo o alguien. ¿Te resultó fácil deshacerte de esa primera impresión, incluso si más tarde se demostró que tu suposición era incorrecta? Probablemente no.

Las primeras impresiones se mantienen. Las hacemos rápidamente, asumimos que son correctas, y son muy difíciles de superar una vez que se han consolidado en tu mente. Incluso si esa cosa o persona hace algo que te haga pensar que tal vez te equivocaste con ella, seguirás teniendo una pequeña duda en tu mente luego, simplemente por la impresión que te hiciste al principio. Por eso las empresas dan tanta importancia a las estrategias de marketing que realmente dan en el clavo. Si permites que tus clientes piensen lo contrario de ti, se irán a uno de tus competidores.

En cuanto a tu estilo de comunicación personal y tus habilidades sociales, la primera impresión también es importante. Esto es vital tanto en la vida personal como en la profesional.

Es muy interesante conocer la psicología de las primeras impresiones.

Se cree que solo tienes unos segundos para causar una impresión en alguien. En este tiempo, se juzga tu fiabilidad, tu integridad, tu actitud y, por desgracia, también tu atractivo. Después, se forma una conclusión más profunda, más sobre los rasgos de la personalidad que sobre cualquier otra cosa en esta fase. Esto ocurre en tan solo 3 segundos.

Todo esto ocurre por algo que se llama sesgo cognitivo, que obliga a alguien a emitir un juicio rápido sobre ti. Ese juicio puede ser totalmente correcto, o puede estar muy alejado de la realidad. Hay que tener en cuenta que estos juicios también pueden verse afectados por los pensamientos estereotipados de una persona, por lo que a veces no es del todo culpa tuya si alguien se lleva una primera impresión equivocada de ti. Sin embargo, si el juicio es negativo e incorrecto, cambiarlo lleva mucho más tiempo que el que se tardó en hacer el juicio en primer lugar.

El sesgo cognitivo es lo que ocurre cuando procesas rápidamente y llegas a una conclusión sobre lo que ocurre a tu alrededor, pero esa conclusión puede verse afectada en gran medida por tus niveles de confianza, por si eres una persona positiva o negativa y por las situaciones a las que te has enfrentado antes. Básicamente, no podemos confiarnos del todo, pero lo hacemos porque creemos lo que nos decimos a nosotros mismos.

Para añadir otro término a la cuestión, también tenemos el efecto de primacía. Esta es la razón por la que una primera impresión negativa perdura. El cerebro recuerda las cosas en orden secuencial, de modo que cuando nos encontramos con una persona o una cosa por primera vez, ese es el primer paso en tu secuencia, sin embargo, siempre recordarás el primer paso más que cualquiera de los otros. Es fácil si lo piensas: recordamos nuestro primer amor, la primera vez que probamos nuestra comida favorita, la primera vez que fuimos a un lugar determinado, etc. Eso significa que si alguien te conoce por primera vez y se lleva una primera impresión negativa, con razón o sin ella, eso es lo primero que recordará de ti cuando vuelva a entrar en contacto contigo.

Por supuesto, hacer un juicio rápido como este también afecta la posibilidad de que esa persona quiera volver a estar cerca de ti en el futuro y su forma de tratarte. Por otro lado, si haces juicios rápidos sobre los demás de forma incorrecta porque te has llevado una mala primera impresión de ellos, también afectará a tu forma de comunicarte e interactuar con ellos.

¿Te das cuenta de la importancia de las primeras impresiones? Son una forma muy fácil de ser malinterpretado o de malentender a otra persona, y repercuten en mucho más que en ese único momento.

Tu viaje hacia el dominio de la comunicación y las habilidades sociales tiene que incorporar las primeras impresiones. Si evitas esto o lo ignoras y asumes que no es importante, no vas a llegar muy lejos en tu viaje.

La impresión que alguien tiene de ti no siempre tiene que ver con lo que dices, sino también con cómo te presentas. Como seres humanos, nos fijamos mucho en las caras, y es probable que eso se deba a que, cuando somos muy pequeños, ¡observamos las expresiones faciales de nuestros padres para saber si nos van a dar de comer! Este hábito se mantiene a lo largo de toda la vida, así que vale la pena recordar que no todo es lo que se dice, sino cómo se muestra al mundo. También tiene que ver con la forma en la que haces las cosas, por ejemplo, tus elecciones y tus competencias.

Veamos algunos ejemplos.

- Una persona que tiene el ceño fruncido probablemente será

considerada antipática y poco accesible, pero alguien que sonríe y tiene una expresión facial suave será considerado cálido y accesible.
- Una persona que sube corriendo las escaleras será considerada activa y saludable, pero una persona que toma el ascensor podría ser considerada perezosa.
- Una persona con el pelo un poco despeinado puede ser considerada perezosa o incluso sucia, pero una persona con el pelo limpio y que se presenta con ropa limpia será considerada profesional y limpia.

¿Te das cuenta de que tus hábitos y tu forma de mostrarte al mundo también forman parte del trato? Puede parecer que es mucho para recordar, pero gran parte de ello se reduce al sentido común. Simplemente céntrate en ir bien vestido cada día, limpio, aseado, y ten en cuenta cómo tu expresión facial puede ser juzgada por los demás.

CAUSANDO LA MEJOR PRIMERA IMPRESIÓN

Para establecer conexiones profesionales y relaciones personales, hay que saber cómo causar esas primeras impresiones positivas. Esto hará que tu vida social sea mucho más fácil y no estarás constantemente dando marcha atrás, tratando de corregir una opinión incorrecta que alguien se ha hecho de ti. También descubrirás que tendrás éxito en las oportunidades sin fracasar y tener que aprender lo que hiciste mal la primera vez.

Hay innumerables ocasiones en las que tendrás que causar una primera impresión; de hecho, puede que incluso tengas unas cuantas en el correr de un día. Por ejemplo, una entrevista de trabajo es uno de los momentos más comunes y más aterradores en los que necesitas causar una buena primera impresión, pero ¿qué tal si asistes a una fiesta? Aunque no te guste la idea de hablar con gente nueva en una fiesta, al final de este libro lo harás más que nunca. Sin embargo, para que tus esfuerzos den resultado, tendrás que causar una buena primera impresión a esas personas.

Entonces, ¿cómo puedes asegurarte de que estás dejando la mejor primera impresión cuando estás socializando? Veamos cinco pasos importantes.

Ten en cuenta tu forma de hablar

Las palabras que dices y cómo las dices son dos de los aspectos más importantes para causar una buena primera impresión. Parece complicado, pero en realidad se reduce a lo básico más que a cualquier otra cosa.

Por ejemplo:

- Recordar el nombre de una persona demuestra que la tomas en serio y que valoras su aportación, y que no la haces pasar por alguien sin importancia.
- Los modales son vitales: la mayoría de la gente se formará una mala impresión de alguien que no usa "por favor" y "gracias" y que no trata a la gente con respeto, así que tenlo siempre en cuenta. ¡Recuerda que los modales no cuestan nada!

- Utilizar demasiada jerga y no hablar correctamente también puede jugar en tu contra. Aunque nadie espera que hables el español de un rey, debes evitar hablar como si fueras un adolescente malhumorado. Nunca has visto a esa persona antes, así que tienes que demostrar que eres alguien lo suficientemente interesante como para entablar una conversación.
- Intenta no decir demasiado "hem", "hum" y "ah". Aunque es normal utilizarlos en alguna ocasión, decirlos con demasiada frecuencia solo mostrará que estás nervioso, que no estás seguro de lo que tienes que decir, e incluso podría decirle a la otra persona que no sabes realmente de qué estás hablando. Intenta parecer seguro de ti mismo, aunque no lo estés.
- Intenta no hablar demasiado rápido ni demasiado bajo. Una vez más, esto demuestra que no tienes confianza ni estás a gusto. Ve más despacio y date tiempo para pensar mientras hablas. Eso te dará automáticamente más confianza y también evitará que la otra persona no pueda entender realmente lo que estás diciendo.
- Evita utilizar palabras demasiado complicadas que la otra persona pueda no entender. Por ejemplo, si estás hablando con alguien sobre tu trabajo u otra área de especialización con la que estás familiarizado y esa persona no, no cargues la conversación de jerga técnica. Al hacerlo, le estás alejando, ya que no se puede esperar que entienda ese tema tan bien como tú, y además se sentirá molesta por ello. Eso demostrará a la otra persona que no estás al mismo nivel que ella, lo que la

llevará a formarse una mala impresión a causa de sus experiencias.

¡Deja el teléfono!

Ya he mencionado esto varias veces, y todos somos culpables de ello de vez en cuando, pero mantén tu teléfono en tu bolsillo o en tu bolso. En esta era digital, estamos constantemente conectados y enchufados y nos es muy fácil perdernos en el mundo virtual, mientras ignoramos por completo el mundo real que nos rodea. Al hacerlo, estás haciendo saber a la gente que no te interesa lo que tienen para decir y que eres bastante grosero e ignorante de su presencia.

Si estás esperando una llamada importante, guarda el teléfono en el bolsillo y ponlo en vibración. Así sabrás cuándo suena el teléfono y podrás excusarte para salir a contestarlo. Revisar constantemente tus cuentas de redes sociales, tus correos electrónicos o, en general, las noticias, no te hará caer bien a nadie y te hará parecer simplemente maleducado. A nadie le gusta la mala educación.

Sé puntual

Una primera impresión positiva puede ser tan fácil como llegar a tiempo. Si haces que alguien te espere, va a suponer que no respetas su tiempo y que le consideras lo suficientemente poco importante como para aparecer cuando se supone que debes hacerlo. Una vez más, es de mala educación y es uno de los mayores problemas para la mayoría de la gente.

Un poco antes mencioné que los modales y ser puntual son cosas que están realmente relacionadas con esto. Para mucha gente, los malos modales son un obstáculo, y para mí también lo son. Sé que si alguien llega tarde y no parece ser muy educado, no me va a gustar mucho y me va a costar bastante cambiar de opinión. No hace falta un gran esfuerzo para llegar a tiempo, y si te das cuenta de que llegas tarde y no puedes hacer nada al respecto, ten el respeto de llamar a la persona y explicarle, para que no te esté esperando.

Vístete de forma cómoda y a la vez impactante

Creo firmemente que hay que vestirse para uno mismo, pero hay una gran diferencia entre llevar ropa desaliñada y descuidada en casa, cuando no hay nadie alrededor, y llevarla al aire libre, cuando, por desgracia, la gente va a juzgarte. Este tipo de ropa llevará inevitablemente a la gente a tener una primera impresión equivocada de ti, asumiendo que no te importa mucho tu aspecto.

Por eso, vístete para estar cómodo, pero también para tener estilo. Asegúrate de que lo que llevas es adecuado para el lugar al que vas y asegúrate de que te sientes bien con ello. Si te sientes bien, estarás más seguro de ti mismo y eso te ayudará a hablar y socializar con menos barreras.

No tengo que hablarte de la ropa en términos de si es o no es la más adecuada, estoy seguro de que sabes cómo vestirte adecuadamente; sin embargo, ten en cuenta las situaciones profesionales. No hay reglas que digan que las mujeres tienen que llevar falda o que los hombres tienen que llevar traje, pero asegúrate de ir siempre bien vestido y de no sobrepasar ninguna línea imaginaria, por ejemplo, llevando faldas demasiado cortas o trajes demasiado ajustados. Solo tienes que asegurarte de que tu aspecto sea profesional y de que te sientas cómodo con él.

Si vas a una fiesta o a una reunión social y quieres poner a prueba tus habilidades sociales, lo que lleves sí importa. La gente se da cuenta de estas cosas casi al instante, probablemente cuando entras en la sala. Así que, de nuevo, ponte algo cómodo, pero también algo que te muestre de la mejor manera posible y que no despierte una atención negativa innecesaria sobre ti.

Es obvio que debes estar siempre limpio y aseado, pero, de nuevo, no hace falta que te lo diga.

Sé consciente de tu lenguaje corporal

El último paso para causar la mejor primera impresión posible es tu lenguaje corporal. En un capítulo posterior hablaré de lo que hay que hacer y lo que no hay que hacer con el lenguaje corporal, así que no voy a insistir demasiado con esto ahora. Sin embargo, ten en cuenta que tu lenguaje corporal hace que una persona decida su juicio sobre ti muy rápidamente.

Las personas con una alta Inteligencia Emocional pueden leer el lenguaje corporal casi instantáneamente. Por ejemplo, una persona que evita el contacto visual, que cruza los brazos sobre su cuerpo y que está inquieta parece nerviosa y como si estuviera tratando de evitar algo o mintiendo. Esa no es la mejor primera impresión.

Lo único que tienes que hacer es asegurarte de que tu lenguaje corporal sea abierto y relajado. Eso significa establecer contacto visual con regularidad (aunque no intentes mirar fijamente), mantener los brazos relajados a los lados y no sobre el cuerpo, sonreír, asentir a lo que te dicen y evitar estar demasiado rígido o tenso. Relájate en el momento y evita estar inquieto.

LA PRIMERA NO ES LA ÚLTIMA

A pesar de que la primera impresión es muy importante, no te preocupes demasiado si alguien se forma una primera impresión negativa de ti. Todavía hay posibilidades de cambiar esa percepción de ti mismo, aunque siempre es mejor acertar a la primera.

Por supuesto, esto depende de que sepas lo que has hecho mal; es poco probable que te lo digan sin más, así que es fundamental ser consciente de cómo te perciben los demás. Los consejos de la última sección te permitirán hacerlo y, como resultado, serás más consciente de ti mismo. Una vez que sepas lo que has hecho mal, trabaja para cambiarlo mostrando lo que puedes hacer bien y mostrando un lado diferente. Por ejemplo, si la primera vez que te conocieron parecías desaliñado y cansado, asegúrate de que la segunda vez estés mejor arreglado y te muestres más enérgico y amable. Sin embargo, una vez no será suficiente, así que tendrás que seguir mostrando ese lado positivo de tu carácter hasta que la primera impresión quede suficientemente cuestionada en la mente de los demás.

La mayoría de los investigadores coinciden en que hacen falta unas ocho situaciones positivas para cambiar una negativa. Por lo tanto, si le has dado a alguien una primera impresión equivocada, tendrás que demostrarle unas ocho veces (no es un número exacto) que su primera impresión ha sido un poco errónea.

Eso significa simplemente ser educado, usar tus modales, ser amable, sonreír, hacer contacto visual, cuidar tu lenguaje corporal y asegurarte de que sea positivo, y estar bien vestido. Estas cosas no son difíciles, pero para alguien que tiene problemas con sus habilidades sociales, intentar recordarlo todo puede ser complicado. Mi consejo es que te centres en tratar a la gente como te gustaría que te trataran a ti. Si haces eso, no puedes equivocarte.

Sin embargo, puede haber situaciones en las que realmente hayas empezado mal con alguien y sea necesario explicar algo para aclarar el asunto. Si crees que necesitas explicar por qué te has comportado de forma tan negativa, brusca y grosera, por ejemplo, pregúntale a la persona si pueden hablar un momento y pídele disculpas por tu negatividad y explícale que te pilló desprevenido debido a un problema personal. No tienes que entrar en más detalles, no tienes que dar explicaciones y solo debes disculparte una vez. Después, olvídalo y sigue siendo una persona positiva y feliz con la que otras personas quieran pasar tiempo.

Aunque la primera impresión es innegablemente importante, no es un caso de muerte súbita si te equivocas. Puedes redimirte, aunque siempre es mejor no tener que hacerlo.

REFLEXIONES SOBRE EL CAPÍTULO

Causar una buena primera impresión a alguien ayuda a construir una interacción positiva y podría conducir a una amistad. Sin embargo, si das una mala imagen durante la primera impresión, tendrás que esforzarte más para corregirla. Es mucho mejor ser consciente de cómo te presentas ante los demás y evitar que esto ocurra.

Gran parte del trabajo que conlleva causar una buena primera impresión se basa en lo básico. Sé educado, llega a tiempo, asegúrate de que tu lenguaje corporal no va en contra de las palabras que dices y, simplemente, sé consciente de que en algún nivel, lo sepan o no, las personas te están juzgando.

6

CÓMO DESARROLLAR UN RAPPORT CON ABSOLUTAMENTE CUALQUIER PERSONA

Nuestro último capítulo sirvió como primer paso práctico para salir a la calle y mantener conversaciones satisfactorias con otras personas. La primera impresión es muy importante, pero para mantener una buena conversación y poder utilizar tus habilidades sociales al máximo nivel, necesitas crear algo más: un rapport.

El rapport es el entendimiento o la conexión que dos personas, o un grupo de personas, tienen entre sí. Esto les permite leer a la otra persona, entender lo que piensa y siente, y ser capaces de conversar de forma fácil y amistosa. Cuando se tiene un buen rapport con alguien, la comunicación es fácil y fluida, y aunque puede haber algún silencio incómodo (inevitable, incluso para los comunicadores de mayor calidad), no te molestará ni hará que la conversación se desvíe o se pierda.

Establecer un rapport con alguien no siempre significa que haya que tener mucho en común, pero es importante. Veamos por qué en este capítulo.

CONECTAR CON LOS DEMÁS: LA IMPORTANCIA DEL RAPPORT

Sabemos que el rapport es una conexión de algún tipo, pero ¿hasta qué punto tiene que ser profunda esa conexión? No mucho. Los colegas pueden tener un rapport simplemente porque trabajan en el mismo lugar, tienen algo de lo que hablar y tienen un objetivo común por el que trabajar. Los amigos tienen un rapport porque tienen una conexión preexistente, pero los desconocidos también pueden desarrollar un rapport. Puede ser algo tan sencillo como comentar el tiempo, "vuelve a llover, odio la lluvia", y la otra persona dice "sí, a mí tampoco me gusta".

El rapport puede surgir sin mucho esfuerzo. Si alguna vez has conocido a alguien y has congeniado con él o ella al instante, eso es un rapport instantáneo. Sin embargo, no es así para todo el mundo y a veces hay que esforzarse un poco más. Es probable que haya personas con las que simplemente congenies y otras con las que no, pero eso no significa que no puedas crear una relación o un rapport con esas personas y esperar conversaciones e interacciones satisfactorias.

El rapport es importante no solo en la vida personal, con los amigos, los familiares y los desconocidos con los que se entabla una conversación en la calle, sino también en la vida laboral. Es mucho más probable que un empleador contrate a una persona que cree que encajará bien con su personal actual. Una vez más, esto nos remite a la importancia de las habilidades sociales, ya que ser capaz de encajar y establecer una relación significa básicamente que tienes buenas habilidades sociales.

El rapport también te ayudará cuando trabajes en equipo, cuando tengas una lluvia de ideas y colabores o simplemente cuando estés en la oficina o en el lugar de trabajo en general. El rapport significa que tienes un entendimiento con alguien o con un grupo de personas y eso puede empezar como una pequeña charla.

Puede que seas alguien que odia las conversaciones triviales, de hecho, las probabilidades de que así sea son altas. Yo solía odiar las conversaciones triviales hasta el punto de evitar ir a la peluquería todo lo que pudiera. Sin embargo, la charla trivial no tiene por qué ser insoportable y, con el tiempo, puede ser realmente divertida. Las conversaciones triviales te permiten buscar los puntos en común que tienes con alguien, como odiar la lluvia o ser un gran fan del chocolate. Puede ser cualquier cosa, pero cuanto más tengas en común con alguien, mayor será su rapport.

Sin embargo, el hecho de no tener muchos puntos en común con alguien no significa que no puedas crear ese rapport, sino que tendrás que esforzarte más.

Ahora que sabemos qué es el rapport y por qué es importante, vamos a ver algunas formas en las que puedes tratar de establecer una relación o un rapport con las personas que conoces.

TODO EL MUNDO ES ADMIRABLE, Y DEBERÍAS DECIRLES CÓMO

A todo el mundo le gusta un cumplido, lo quiera admitir o no. La mejor manera de establecer un rapport con alguien es elegir algo que admires de esa persona y decírselo. No hace falta que le hables de su increíble personalidad o de lo mucho que admiras su ética de trabajo; basta con que le digas que te gusta su color de pelo o que te gusta su camiseta y le preguntes de dónde la ha sacado.

La cuestión es que estás avanzando hacia el inicio de una conversación, pero lo haces con una base positiva. No estás entrando y quejándote de algo para luego construir una relación basada en algo completamente negativo (nunca es algo bueno), y en cambio, estás avanzando hacia la construcción de ese rapport desde un punto de vista positivo. Evidentemente, la conversación no girará en torno a lo que admiras de esa persona, pero es un punto de partida y, a partir de ahí, ambos se alimentarán mutuamente para que las cosas sigan adelante.

Antes de que te asustes, sí, lo sé, hablar de cosas sin importancia y mantener una conversación es aterrador cuando no eres el mejor comunicador del mundo, pero la práctica realmente hace la perfección. No todas las conversaciones van a ser rebuscadas y difíciles. Algunas fluirán y pasarán del tema con facilidad. Cuanto más desarrolles tus habilidades sociales, más conversaciones de este tipo tendrás en tu vida.

La clave para hacer cumplidos para iniciar un rapport es no hacer que parezca que estás exagerando, que lo estás endulzando o que estás intentando adular a la persona. No quieres sonar falso y quieres que tu cumplido suene genuino. Por eso, elige solo algo que admires de verdad. Si realmente detestas su abrigo, no vas a hacerle un cumplido porque tu expresión facial o tu tono de voz probablemente te delaten.

Si no se te ocurre nada por lo que quieras felicitarle sin que suene falso, puedes recurrir a otro tema: el tiempo. "Es un día precioso, ¿verdad?" Al igual que con el comentario sobre la lluvia de antes, es una gran forma de conectar, pero siempre es mejor centrarse en un comentario positivo en lugar de uno negativo, es decir, evita "no me gusta", "es horrible", es malo". Este tipo de frases servirán, pero podrían entorpecer la primera impresión que la otra persona tiene de ti: si entras con un comentario negativo, puedes establecer que tú mismo eres bastante negativo.

TÚ, YO Y NUESTRA HUMANIDAD

Los puntos en común son vitales si se quiere no solo iniciar una conversación, sino también mantenerla. Cuando tenemos algo en común, es casi como si se encendiera una pequeña luz en nuestro interior y nos emocionáramos. Queremos hablar, queremos conectar: somos humanos, somos seres sociales, ¡nos demos cuenta o no!

Un poco antes mencioné que te resultará sumamente fácil hablar con algunas personas que conozcas, y con otras no tanto. Esto se debe a que algunas personas tienen más en común que otras. Puede que no tengan mucho en común en cuanto a la personalidad, pero tal vez tengan una experiencia compartida en la que puedan basar la conversación o una serie de circunstancias que ambos compartan.

De nuevo, volvemos a la charla trivial. La misma te ayuda a encontrar ese terreno común mediante una ligera indagación, pero lo mejor es que te ciñas a temas no conflictivos. No vayas directamente a preguntarle su opinión sobre política, religión, temas relacionados con el dinero o un tema muy controvertido de las noticias. Mantén un tono ligero y no invasivo. Todavía no conoces a esa persona, ¡y puede tener opiniones muy fuertes que pueden avivarse muy fácilmente!

Lo más importante es recordar que eres un ser humano hablando con otro ser humano. No es un monstruo, no es un superhéroe, es un ser humano como tú. Puede que te asuste empezar a tener conversaciones con gente que no conoces, pero ¿cómo sabes que no están pensando lo mismo que tú? Alguien tiene que dar el primer paso si se va a iniciar una conversación, y ese puedes ser tú. Es muy posible que la otra persona esté esperando a que te adelantes y digas algo, para saber que realmente quieres hablar con ella.

Apóyate en tu humanidad y mira hacia la suya. Si todo lo demás falla, introduce un poco de humor para aligerar el momento.

HABLA DE ELLOS (¡NO, NO A SUS ESPALDAS!)

Encontrar un punto en común es más fácil si haces preguntas a la persona, pero eso no significa disparar una pregunta tras otra y hacerla sentir como si estuviera en un interrogatorio.

Al alejar el foco de la conversación de ti, probablemente te sentirás más tranquilo y te resultará más fácil hablar, y al centrar el foco en la otra persona, esta sentirá que estás realmente interesado en ella y que estás aprendiendo más sobre ella.

Por supuesto, en el momento puede ser difícil que se te ocurran preguntas y es probable que tu mente se quede en blanco. Por eso, tener unas cuantas preguntas sencillas en tu arsenal te ayudará y te dará confianza.

Aquí tienes unas cuantas preguntas genéricas que puedes guardar en el fondo de tu mente cuando necesites iniciar una conversación rápida.

- El clima está estupendo hoy, ¿no crees?
- Me encantan los animales, ¿tienes alguna mascota?
- ¿Tienes algún plan para el fin de semana?
- ¿Has estado ocupado hoy en el trabajo?
- ¿Qué tipo de música te gusta escuchar?
- ¿Disfrutas de tu trabajo?

Como puedes ver, encontrar un punto en común significa hacer preguntas muy sencillas y genéricas que te permitan conocer mejor a la persona. A partir de ahí, puedes averiguar si efectivamente tienes algún punto en común que puedas utilizar para hacer avanzar la conversación y crear ese importante rapport.

Hay que tener en cuenta una cosa. Cuando hagas preguntas, asegúrate de separarlas utilizando material de relleno. Esto significa dar tu propia respuesta a la pregunta y utilizar esa temida charla superficial. Por ejemplo, veamos la pregunta "¿tienes algún plan para el fin de semana?".

Tu interlocutor responderá y dirá que sí o que no, y probablemente se explayará sobre cuáles son esos planes hasta cierto punto. En lugar de ir directamente a otra pregunta relacionada, asegúrate de dar un poco de información sobre tus propios planes. No entres en grandes detalles, sino simplemente di "eso suena muy bien, yo creo que voy a relajarme con mi pareja", como un ejemplo. De este modo, no disparas pregunta tras pregunta, ¡lo cual probablemente lo asustaría un poco!

AJUSTA LA CONVERSACIÓN

Un poco antes mencioné que algunos temas de conversación pueden ser un poco difíciles para algunas personas, y temas como la religión, la cultura y la política, en particular, pueden ser bastante sensibles para muchas personas. Lo mejor es evitarlos en la medida de lo posible, pero puedes dar con un tema difícil sin darte cuenta. Por ejemplo, puedes hablar accidentalmente de una experiencia que has tenido y que la otra persona la encuentre angustiosa debido a sus propias experiencias personales. No tienes forma de saberlo porque no conoces a la persona.

En esa situación, tienes que mantener la calma y simplemente ajustar ligeramente la conversación, desviando la atención del tema sensible y llevándola hacia algo más corriente. El clima es una gran opción en este caso, pero tienes que hacerlo de una manera que sea fluida y que no parezca que estás intentando limitar los daños.

Comprenderás que has dado con un tema difícil leyendo a la otra persona. Aquí es donde la empatía pasa a primer plano. Observa el lenguaje corporal de la persona: si se pone tensa, si no mantiene el contacto visual o si simplemente parece incómoda, lo más probable es que no se sienta del todo cómoda con el tema que has abordado.

Sé receptivo ante las diferencias en su lenguaje corporal y su postura general, y prepárate para ajustar la conversación en consecuencia. No tienes que dar un giro rápido, simplemente puedes reconducir la charla hacia algo menos conflictivo. Un buen desvío en este caso es un cumplido, tal y como empezaste la conversación. Esto puede sacar a la persona de su "momento" y devolverle el rumbo a la charla. En cualquier caso, basta con cambiar el tema de la conversación porque, al hacerlo, estás mostrando a la otra persona que has reconocido su malestar y que quieres ayudarla a superarlo. Te lo agradecerá y, sin duda, pondrá de su parte para que la conversación siga fluyendo, más allá de ese tema concreto.

LA CLAVE ES LA MENTALIDAD ABIERTA

Lo más importante que hay que recordar cuando se conversa con alguien es que no hay que juzgar, no hay que permitir que las ideas que se perciben nublen la mente y, desde luego, hay que dejar de lado los estereotipos. En pocas palabras, hay que tener la mente abierta.

Tener la mente abierta es la clave para mantener conversaciones de calidad que ayuden a establecer conexiones. Si te muestras más abierto a hablar con personas con las que probablemente no hablarías de otro modo, puede que aprendas algo nuevo, que encuentres un nuevo amigo con el que puedas establecer una fantástica relación y que puedas aumentar tus habilidades sociales y construir tu Inteligencia Emocional.

Como seres humanos, tendemos a juzgar a las personas con mucha dureza y rapidez, especialmente en la sociedad actual. Esto no favorece nuestras conexiones con otras personas porque estamos demasiado ocupados asumiendo que alguien no va a ser nuestro tipo de persona, por lo que no deberíamos intentar hablar con ella. También podemos tener miedo a otras personas porque tienen un aspecto determinado o porque pertenecen a una cultura o religión determinada. Todos estos son pensamientos e ideas que hay que eliminar de la cabeza.

Vale la pena conocer a todas las personas. No sabes con quién puedes conectar hasta que intentas buscar puntos en común y establecer una relación o un rapport. Evita la mentalidad cerrada simplemente viendo a una persona como un ser humano y un lienzo en blanco de historias, experiencias y diversión que podrías disfrutar conociendo.

Una vez que empiezas a ver a la gente de esa manera, la vida se vuelve más divertida porque quién sabe a quién podrías conocer. Podrías conocer al amor de tu vida, a tu nuevo mejor amigo o, simplemente, a alguien con quien mantener una gran conversación. Puede que aprendas algo, puede que no, pero, en cualquier caso, tener la mente abierta te permitirá ser mejor persona y conectar más fácilmente con los demás.

REFLEXIONES SOBRE EL CAPÍTULO

Crear un rapport no solo te da la confianza necesaria para llevar las conversaciones más allá, sino que es el primer paso para construir relaciones con la gente, ya sea profesional o personalmente. Todos tenemos algún punto en común, solo que en algunos casos hay que profundizar un poco más para encontrarlo.

Practica el uso de la charla trivial, los cumplidos y las preguntas para tratar de averiguar lo que puedes tener en común y, una vez que lo encuentres, utiliza ese tema para profundizar en la conexión.

LA HABILIDAD DE DESARROLLAR AMISTADES CON FACILIDAD QUE CAMBIA LA VIDA

Las amistades hacen que la vida sea más fácil, más divertida y, en general, más gratificante. Una vida sin amigos es aburrida y probablemente sientas que tienes que enfrentarte al mundo tú solo, sin ningún apoyo.

Sin embargo, conocer nuevos amigos puede ser un gran reto para alguien que carece de habilidades sociales y a quien le resulta difícil comunicarse. La buena noticia es que, como todos los temas de este libro, esto puede superarse y puedes esperar conocer muchos amigos nuevos, siempre que te abras a la posibilidad.

No todo el mundo va a acabar siendo tu amigo, pero eso no significa que no puedas tener grandes conexiones con otros a corto plazo, aunque solo sea una conversación. Sin embargo, saber cómo avanzar hacia la creación de conexiones con potencial de amistad es importante y es más fácil de lo que crees. En eso nos vamos a centrar en este capítulo.

CONSIGUIENDO LA VIDA SOCIAL QUE SIEMPRE HAS SOÑADO

Yo solía ver regularmente la serie de televisión "Friends". Ansiaba tener ese tipo de grupo de amigos tan unido que se apoyaba en las buenas y en las malas, que nunca se reía de los demás, que siempre se respaldaba y con el que siempre se podía contar para una buena noche de fiesta o para una charla rápida por teléfono.

Aunque no todo el mundo puede gozar de este tipo de círculo social, ni siquiera aquellos que son grandes socializadores, es posible tener una vida social satisfactoria, rodeada de personas a las que realmente llamas amigos. Es importante recordar que no todas las personas que conozcas resultarán ser quienes crees que son, y que a veces puedes acabar siendo engañado por alguien con malas intenciones, pero todas estas son lecciones que aprenderás cuando empieces a navegar por la vida con un elemento social activo. Por cada persona mala que conozcas, habrá varias personas buenas en su lugar, y es mejor centrarse en la experiencia y el disfrute que en intentar coleccionar un número determinado de amigos en la vida.

Como alguien que tiene problemas para socializar, puede resultarte muy difícil hacer amigos. Te metes en tu propia burbuja y te cierras en cierta medida. Yo lo hice. Esto no hace que sea fácil conocer gente y hace casi imposible que otras personas te vean como la persona cálida y amable que realmente eres.

Cuanto más aumentes tus habilidades sociales, más fácil te resultará socializar por diversión y, a medida que lo hagas, descubrirás que puedes conocer a nuevas personas que acabarán siendo tus amigas. No se sabe si seguirán siendo amigos de por vida o solo por una temporada, pero la construcción de tu vida social será más fácil si te esfuerzas un poco más.

AMIGOS, Y DÓNDE ENCONTRARLOS

Si quieres conocer nuevos amigos, tienes que salir a la calle y acudir a los lugares en los que los posibles amigos puedan estar mezclados. Por supuesto, es mejor intentar conocer gente que tenga el mismo tipo de intereses que tú y, en ese caso, piensa detenidamente en cómo tus principales intereses pueden llevarte fuera de casa y a situaciones en las que es probable que haya otras personas.

Es fácil pensar que debes sentarte en casa y vivir tu vida online porque parece más fácil y seguro, pero haciendo eso no estás saliendo ni poniendo a prueba tus habilidades sociales en absoluto. Esconderte detrás de un teclado no es divertido y no te va a ayudar a construir conexiones emocionales. Las conexiones que tienes con la gente que conoces online no te van a dar la misma satisfacción a menos que esas conexiones se trasladen al mundo exterior. En ese caso, la seguridad tiene que ser una prioridad.

En este sentido, ¿a dónde puedes ir para conocer a personas que tengan el mismo tipo de intereses que tú? Si te gustan las manualidades, puedes ir a una clase nocturna para aprender más sobre una posible manualidad que te guste y conocer a otras personas afines. Si te gusta bailar y mantenerte en forma, ¿qué tal si te apuntas a una clase de Zumba y conoces a otros bailarines? Si te gustan las trivias, ¿por qué no vas al concurso en el pub local? Hay muchos lugares a los que puedes ir para combinar tus intereses y conocer a otras personas, solo tienes que pensar de forma diferente.

Si quieres conocer gente en general, hay innumerables lugares a los que puedes empezar a ir por ti mismo para socializar con gente nueva. Cuanto más lo hagas, más seguro te sentirás a la hora de entablar conversaciones e intentar establecer un rapport. Encontrar gente es mucho más fácil de lo que crees. Veamos algunos lugares potenciales.

- Cafeterías
- Bares
- Paradas de transporte público/autobús
- Centros de voluntariado o mientras haces obras de caridad/recaudación de fondos
- Reuniones locales anunciadas en Internet
- Mientras paseas al perro en el parque
- Gimnasio
- Museos y galerías de arte
- Fiestas y reuniones familiares
- Clases de deporte y fitness, por ejemplo, yoga, clases de baile, etc.
- Clases nocturnas o de fin de semana
- Concursos en pubs
- Eventos deportivos
- Bodas
- Un equipo deportivo al que te uniste

- Lugar de trabajo
- Grupos religiosos
- Clubes de vinos/libros, etc.
- Festivales de música.

La lista continúa. Si eliges algo que realmente te interesa, es más probable que conozcas gente con la que tengas puntos en común. Eso significa que será más fácil establecer un rapport desde el principio y no tendrás que esforzarte tanto.

LOS HÁBITOS DE LAS PERSONAS QUE HACEN AMIGOS CON FACILIDAD

A algunas personas les resulta muy fácil conocer gente nueva y entablar una amistad. La mejor manera de emular sus esfuerzos es averiguar cuáles son sus hábitos y empezar a incorporarlos a tu propia vida. Puedes empezar a trabajar en estos hábitos ahora mismo.

Sé primero tu propio mejor amigo

No puedes esperar que otras personas quieran pasar tiempo contigo y que les gustes de verdad si tú mismo no te gustas mucho. Necesitas trabajar en tu relación contigo mismo antes de intentar hacer amistades con otros. Muchas personas tienen miedo de pasar tiempo a solas, pero en realidad es una de las cosas más nutritivas que puedes hacer. No se trata de estar solo, sino de elegir pasar tiempo en tu propia compañía.

Esto significa que estás más seguro de ti mismo, que no necesitas la compañía de los demás y que, en cambio, la deseas, lo cual es totalmente diferente.

Entonces, ¿cómo puedes mejorar tu relación contigo mismo? Alimenta tu alma, haz cosas que realmente te gusten, hazte cumplidos, lleva una lista de tus rasgos positivos y añade uno nuevo cada día, aprende más sobre quién eres y qué te hace vibrar, y no tengas miedo de hacer cosas por tu cuenta, como ir al cine o salir a cenar. Cuanto más seguro te sientas en tu propia compañía, mejor compañía serás para los demás.

Céntrate en las experiencias

Las personas amistosas no persiguen a la gente porque sí, sino que se centran en la experiencia. Esto significa que se centran en los lugares en los que pasan su tiempo y, como resultado, conocen a personas con las que es probable que se lleven bien.

En nuestra última sección, te dije a dónde debías ir para conocer gente nueva y que, si querías conocer gente con la que compartieras puntos en común, debías ir a lugares que te aportaran alegría e interés en primer lugar. Esto es lo que hacen las personas amables, y no para conocer gente, sino para disfrutar de una experiencia. Conocer gente es un efecto secundario agradable.

Estarás mucho más relajado y en tu elemento cuando estés en un lugar que te guste o haciendo una actividad que te haga feliz. Eso te convierte en una mejor versión de ti mismo y en alguien con quien los demás querrán conectar.

Sé positivo

Las personas positivas irradian alegría y son mucho más accesibles. ¿Preferirías pasar tiempo con alguien que es optimista o con alguien que es más parecido a Ígor de Winnie The Pooh? La gente preferirá el personaje de Tigger una y otra vez.

Desarrollar una actitud positiva aportará muchos beneficios a tu vida, sobre todo porque te ayudará a convertirte en una persona más cómodamente sociable. La positividad irradia desde ti y te hará más accesible, naturalmente te hará sonreír más, y todas estas son cualidades y elementos que hacen que una persona sea más amigable y tenga más probabilidades de entablar amistad con nuevas personas.

Empieza a decir "sí"

¿Sueles decir "no" cuando te invitan a salir a algún sitio o cuando se te presenta una nueva oportunidad? Es hora de empezar a decir "sí". Tienes que empezar a esforzarte un poco y salir de esa pequeña zona que te resulta tan cómoda. Si quieres conocer gente nueva, tienes que ir a donde es probable que esta gente esté y, desde luego, eso no va a suceder en el salón de tu casa.

Tanto si tienes miedo de probar algo nuevo como de salir cuando realmente no quieres hacerlo, anímate a intentarlo y tendrás muchas más posibilidades de conocer a personas que puedan convertirse en tus nuevos mejores amigos.

¡NO TENGAS MIEDO DE DAR EL PRIMER PASO!

Un hábito particular de las personas amistosas es la capacidad y la voluntad de dar el primer paso y romper el hielo. ¿Aterrador? Las primeras veces sí, pero después resulta sorprendentemente fácil.

Alguien tiene que ser el que dé ese primer paso, de lo contrario no pasará nada. No habrá conversaciones ni amistades como resultado de esas conversaciones. En algunas situaciones, otra persona puede ser la que dé ese primer paso, pero en muchas situaciones, vas a tener que ser tú.

Cuando eres un niño, hacer amigos es mucho más fácil. Los ponen a todos juntos en la escuela y forman un vínculo. También puedes establecer un vínculo por lo mucho que te gusta el juguete de alguien o su pelo, y es tan sencillo como eso. Es fácil suponer que la creación de amistades en la edad adulta es mucho más difícil, ¡pero en realidad la mecánica es la misma que cuando fuiste al jardín de infantes por primera vez! La única diferencia es que tienes muchos años de vida que te han obligado a construir muros a tu alrededor, miedos y preocupaciones. Esas son las cosas que te frenan y te impiden utilizar tus habilidades sociales para salir y conocer gente nueva.

Es hora de recurrir al espíritu del niño que solías ser y dar ese primer paso.

Un poco antes mencioné que hacer un cumplido a alguien es una forma estupenda de romper el hielo e iniciar una conversación, pero ¿cómo llegar a ese punto y prepararse para ello? No querrás abrir la boca y que tu voz salga temblando de miedo. La preparación es la clave.

- **No te prepares para el rechazo** - El miedo a ser rechazado te impedirá acercarte a la gente y dar el primer paso. Así que, en lugar de prepararte para el rechazo, prepárate para ser aceptado. Asume que le vas a gustar a esa persona, porque ¿por qué no irías a gustarle? No hay nada malo en ti, ¡eres maravilloso!

- **Olvida lo que pasa en las películas** - En las películas, las amistades se unen por el destino, pero, en la vida real, la mayoría de las amistades necesitan un poco de trabajo. Ten en cuenta que no va a caer en tu regazo y prepárate para la necesidad de dar ese primer paso. Respira hondo.

- **Recuerda que no tienes nada que perder** - Sin embargo, tienes todo que ganar. Intentar establecer una conexión con alguien no es algo negativo y no hay nada que puedas decir o hacer que haga que alguien piense lo contrario. Por supuesto, tienes que asegurarte de causar una impresión positiva y decir las cosas correctas, pero ya hemos visto cómo hacerlo. Desecha cualquier pensamiento que te haga pensar que todo depende de esta conversación: no es así, es solo una charla.

- **Prepárate para seguir haciendo lo que estás haciendo** - Una vez que has dado el primer paso y has establecido una conexión con alguien, la amistad no va a surgir de la noche a la mañana. Vas a tener que seguir apareciendo en el lugar donde conociste a la persona, mantener esa conexión encendida y en crecimiento. Requiere trabajo, pero vale la pena.

- **Aprende a ser tú mismo** - Para algunas personas, dar el primer paso es aterrador, así que fingen ser alguien que no son y se ponen una especie de máscara. Hacer eso puede servir para superar ese primer encuentro, pero la persona con la que hablas no está conociendo a tu verdadero yo. También es agotador tratar de ser alguien que no eres, y no estás siendo genuino. Sé tú mismo. Eres maravilloso y tienes que seguir diciéndote eso.

Desafortunadamente, romper el hielo, iniciar la conversación, dar el primer paso, como quieras llamarlo, realmente se reduce a respirar profundamente y simplemente hacerlo.

NO TODO EL MUNDO ESTÁ EN EL MISMO CAMINO, ASÍ QUE SIGUE ADELANTE

Antes de terminar este capítulo sobre cómo hacer amigos, es importante mencionar una cosa.

No todas las personas que conozcas van a ser alguien con quien conectes o con quien quieras conectar después de hablar durante unos minutos. No es posible llevarse bien con todo el mundo en la vida y siempre habrá personas con las que no "congeniemos". Esto está bien, de hecho, es perfectamente normal y le pasa a todo el mundo. No pienses que has fracasado de alguna manera o que tus intentos de entablar una conversación no han funcionado. Simplemente sucede que los dos no están destinados a ser amigos y que tienen sus propios caminos por recorrer.

Céntrate en lo positivo de la situación, como el hecho de haber tomado la iniciativa, haber aprendido algo nuevo, haberte dado cuenta de que no querías ser amigo de esa persona y, por lo tanto, ahorrarte tiempo. Sea cual sea el aspecto positivo, tómalo.

También puede ser que alguien no quiera ser tu amigo.

El rechazo duele, pero a veces es inevitable en la vida. No tienes ni idea de cuál es la razón por la que esa persona no quiere ser tu amiga y realmente no necesitas saberlo. Mientras no hayas hecho nada malo, es decir, no le hayas hecho daño ni le hayas molestado de ninguna manera, sigue adelante y encuentra a otra persona que merezca tu tiempo.

Puede ser que la persona en cuestión conozca a alguien cercano a ti y no quiera mezclar las cosas, o puede ser que simplemente no le gustes, y eso también está bien.

El dicho de que "los amigos son la familia que elegimos" es cierto. Si alguien no quiere ser tu amigo o te rechaza de alguna manera, eso no es un reflejo de ti y simplemente es algo que debes ignorar para poder seguir adelante. No digo que no sientas que te han dado una patada, porque sí, a nadie le gusta que lo rechacen, pero no vas a ser del agrado de todo el mundo.

Si todo el mundo se llevara bien con todo el mundo, no funcionaría. Parecería algo idílico, pero en realidad sería un desastre. Se supone que debemos estar cerca de las personas con las que vibramos, con las que tenemos puntos en común y con las que establecemos un rapport. No es posible llevarse bien con todo el mundo porque, a veces, nuestras diferencias de opinión no encajan.

Si alguien te rechaza de esta manera, sé amable contigo mismo. Ten en cuenta que no has hecho nada malo, que no es un reflejo de tu carácter, y en su lugar, mantén a tus verdaderos amigos más cerca de ti e invierte más tiempo en ellos. Además, anímate por haber intentado entablar una amistad con alguien nuevo utilizando tus habilidades sociales, ya que eso demuestra un verdadero progreso en tu camino hacia el dominio de la comunicación.

REFLEXIONES SOBRE EL CAPÍTULO

Los amigos mejoran la vida, eso es un hecho. Sin embargo, no a todo el mundo le resulta fácil salir a conocer gente nueva que pueda convertirse en amigos. La buena noticia es que puedes practicar y aprender. Aunque es posible que nunca llegues a establecer la relación que tenían Mónica, Chandler, Joey y otros, podrás crear conexiones con personas que disfruten de las mismas cosas que tú.

Sé valiente y da el primer paso, ten en cuenta que los demás probablemente también estén preocupados por dar el primer paso y romper el hielo, y simplemente sal ahí fuera y disfruta. Al hacerlo, descubrirás que la gente gravita hacia ti de forma natural, porque pareces una persona alegre y optimista.

8

VE MÁS ALLÁ DE LA CHARLA BÁSICA SIN QUEDARTE SIN COSAS QUE DECIR

Cuando se trata de iniciar una conversación con gente nueva, algo que le da miedo a la mayoría de la gente es quedarse sin nada que decir.

Es incómodo. Te quedas de pie o sentado sin saber qué decir, tu mente se queda en blanco, la otra persona también se tambalea sin saber qué decir o hacer, y tú quieres que el suelo se abra y te trague.

He estado en esta situación varias veces, pero ¿sabes qué? Sigo aquí. He sobrevivido y no ha pasado nada terrible, y tú también sobrevivirás.

En este capítulo voy a hablar de por qué recurrir a las conversaciones triviales no es solo relleno o palabrería, y por qué a veces puede ser una forma estupenda de rebajar la temperatura de una conversación difícil o de pasar un rato mientras te llega la inspiración para los temas de conversación de nuevo. También te voy a dar algunas ideas para que las utilices en tus conversaciones, para que nunca te quedes sin cosas que decir. ¡Puede que solo necesites un minuto para recordarlas!

EMPEZAR CON UNA CONVERSACIÓN TRIVIAL NO ESTÁ MAL

Existe la opinión de que las conversaciones triviales no valen la pena. Yo no estoy de acuerdo. Las conversaciones triviales no son un mero relleno, sino una forma de saber más sobre una persona, de hacer preguntas y de profundizar un poco más. De este modo, aumentas tu confianza y evitas saltar demasiado rápido a las conversaciones profundas. Las conversaciones triviales te ayudan a encontrar ese importante terreno común del que hablábamos antes; no puedes acercarte a alguien y preguntarle qué tiene en común contigo, tienes que ser más sutil.

Las conversaciones triviales son una herramienta muy valiosa para ayudar a establecer una relación y, aunque la mayoría de la gente no las disfruta, asumiendo que no tienen sentido, desviar la atención de ese punto de vista y comprender que sí son útiles, puede favorecer la participación en las conversaciones generales con más facilidad.

Por supuesto, cuando experimentas una de esas pausas momentáneas en la conversación, la charla trivial puede ser tu salvadora. Esto te ayuda a evitar que la conversación termine prematuramente o de forma incómoda. ¿Quién dijo que la charla trivial no valía la pena?

La charla trivial debe abarcar temas generales y no profundizar demasiado en áreas específicas o temas controvertidos. Me refiero a cosas como el clima, una noticia de entretenimiento importante, las próximas vacaciones, los deportes o eventos de actualidad ligeros. Por lo general, se puede confiar en estas cosas. Por ejemplo, "¿viste los Oscars anoche? Algunos de esos vestidos eran increíbles". O, "anoche vi el partido con mi pareja, ¿te gustan los deportes?".

Como puedes ver, las conversaciones triviales desvían la atención de cualquier cosa demasiado profunda, pero permiten que la conversación continúe, por lo que poco a poco se va creando ese rapport.

La conversación trivial también puede referirse a lo que ocurre a tu alrededor, por ejemplo, si estás en una parada de autobús y un coche pasa demasiado rápido, o si de repente llueve muy fuerte y sorprende a todo el mundo.

En una situación de trabajo, la conversación trivial no tiene por qué versar sobre el trabajo en sí, sino que puede referirse a cosas que los conecten como colegas, por ejemplo: "Jenny, muchas gracias por hacer esas galletas en la cantina, son fantásticas" o "¿qué planes tienen todos para el fin de semana?".

Las conversaciones triviales deben considerarse una herramienta positiva que ayuda a entablar conversaciones y a establecer un rapport en lugar de ser algo que nos avergüence internamente.

BAJA EL NIVEL DE TU FILTRO

Todo el mundo tiene un filtro, pero el hecho de que te cueste socializar significa que quizás tu filtro está demasiado alto.

Tu filtro está en la voz interna que te dice que no digas algo porque es inapropiado, que a la gente no le va a gustar o que quizá se reirán de ti.

A lo largo de cada día, tenemos innumerables pensamientos, un diálogo interno que utilizamos para hablar con nosotros mismos y luchar con ideas y sentimientos. Cuando no tienes filtro, significa básicamente que cada pensamiento o idea que entra en tu mente también sale de tu boca. Básicamente, no filtras nada de lo que dices.

Esto es bueno y malo a la vez.

No pensar antes de hablar no es recomendable. Puedes decir algo que ofenda a alguien, puedes decir algo que realmente no sea apropiado, ¡o puede que desees haber mantenido la boca cerrad! Sin embargo, tener el filtro demasiado alto es igual de perjudicial.

Si mantienes el filtro alto, no te permites pensar en temas de conversación libremente. Estás demasiado estructurado, demasiado controlado. Algunos de tus pensamientos e ideas serán excelentes temas de conversación y de relleno, pero tienes que eliminar los inapropiados o extraños y utilizar los buenos.

Reprimirte al momento de tener una conversación no va a ayudarte a desarrollar tus habilidades sociales y, básicamente, estás obstaculizando tu propio camino. Es mejor que permitas que tu filtro se sitúe en un nivel medio. No tengas miedo de dejar salir tu diálogo interior, pero haz una pequeña revisión antes de que salga de tu boca.

TUS INTERESES SERÁN ÚTILES

Si te cuesta encontrar temas de conversación, apóyate en algo que te resulte familiar, como tus intereses. Estos nunca te defraudarán y la pasión que sientes por ellos se transmitirá a tu interlocutor. Es incluso más útil si esa persona comparte los mismos intereses que tú, o tal vez si tiene ganas de aprender más sobre ellos.

A la mayoría de la gente le gusta ver películas, leer o pasear por la naturaleza, así que esos son temas bastante seguros, pero si tienes una afición o un pasatiempo diferente o inusual, no tengas miedo de hablar de ello. La otra persona se interesará por lo que haces y por cómo lo haces, ¡y quizá decida dedicarse a ello también!

Sin embargo, cuando hables de tus aficiones, no les restes importancia. Muchas veces, las personas que tienen problemas con las habilidades sociales tienden a restar importancia a todo lo que es positivo en su vida. Sé que yo solía hacerlo. Tenía una actitud y un sentido de la autoestima bastante despectivos, lo que hacía que me resultara especialmente difícil aceptar los cumplidos. Afortunadamente, a medida que ha crecido mi confianza, esto ha cambiado, pero en aquel entonces, me gustaba restar importancia a cualquier cosa que me interesara o en la que fuera bueno. Supongo que era porque tenía miedo de que se rieran de mí o de que los demás no lo encontraran tan interesante como yo.

Sin embargo, he aprendido que ese no es el objetivo de tener aficiones. Si te gusta algo, ¿por qué ocultarlo? Habla de ello y compártelo con la otra persona. Comparte un poco y ve cómo te responde, y cuando te haga preguntas, respóndele en profundidad, haciéndole preguntas sobre sus aficiones para que también participe en la conversación.

Las aficiones pueden ser una buena forma de reavivar una conversación que puede estar empezando a estancarse un poco o de iniciar una conversación en primer lugar. ¡No siempre tiene que ser sobre el clima!

HABLA DE LAS NOTICIAS ACTUALES

Antes he mencionado que es mejor evitar los temas especialmente delicados, como la política o la religión, y también he mencionado las grandes noticias. Sin embargo, si la noticia no es demasiado problemática como para hablar de ella o si no se trata de algo que vaya a molestar a la otra persona, es una buena forma de iniciar una conversación y de mantenerla.

Sin embargo, hay que tener en cuenta algunas cosas cuando se utilizan las noticias para iniciar una conversación. No todo el mundo tiene la misma opinión que tú, y las noticias son, en su mayoría, multidimensionales. Por ejemplo, si hablas de las elecciones presidenciales de los Estados Unidos, puedes encontrarte con alguien que apoye al otro tipo mientras que tú estás firmemente en el lado opuesto. A la mayoría de la gente le resulta fácil sortear esta situación, pero es posible que te dirijas a alguien extremadamente apasionado por este tema y que, como resultado, sus interrupciones aumenten en lugar de facilitar la creación de un rapport.

Lo más importante que hay que recordar es que si tienes puntos de vista muy fuertes sobre ciertos temas, no juzgues ni menosprecies a la otra persona. Ella puede tener sus opiniones y puntos de vista tanto como tú, y si la subestimas o le demuestras que no te tomas en serio su punto de vista, te estás encaminando hacia una primera impresión muy negativa, que puede que nunca se supere.

Escucha a la otra persona, deja que hable de su punto de vista, asiente con la cabeza y demuestra que estás escuchando, y sé lo más abierto posible. Recuerda que no todos podemos ser iguales, no todos podemos pensar y creer lo mismo. Eso es lo que hace que la vida y los seres humanos sean tan maravillosos: somos un enorme crisol de diferencias que son igual de maravillosas entre sí. Juzgar a alguien por tener una opinión diferente a la tuya es una actitud cerrada y eso es un rasgo bastante negativo. Nunca se sabe si, al escuchar la opinión de alguien sobre un tema concreto, se puede aprender algo o cambiar la opinión propia.

Sin embargo, en la mayoría de los casos, cuando se habla de la actualidad, es mejor limitarse a temas "seguros". Si ha habido un terremoto, la erupción de un volcán o un fenómeno meteorológico adverso, son temas de los que se puede hablar con bastante seguridad y ambos pueden empatizar con los implicados.

Las noticias de famosos y del mundo del espectáculo también pueden ser un tema seguro, al igual que cualquier otra cosa que no lleve a una discusión acalorada. Sin embargo, no hay que evitar automáticamente las discusiones acaloradas, ya que pueden ser las que los unan y creen esa futura amistad. No obstante, recuerda siempre que, si es necesario, hay que estar de acuerdo en no estar de acuerdo.

¿HAS OÍDO HABLAR DE LA TÉCNICA DE LA BOLA DE NIEVE?

Una buena manera de asegurarte de que nunca te quedes sin cosas que decir es utilizar la técnica de la bola de nieve.

La idea de esta técnica parte de un pequeño tema al que se le dan vueltas, luego se añaden opiniones y puntos de vista por parte de varias personas hasta que se convierte en una conversación más grande, involucrando a varias personas o abriendo a ambas partes a expresar sus opiniones.

Puedes utilizar esta técnica para mantener la conversación y la atención de la otra persona sin tener que preocuparte de que se aburra o no sepa qué decir. También aprenderás mucho sobre la otra persona utilizando esta técnica, lo que te ayudará a buscar puntos en común y, con suerte, a establecer un rapport.

- **Paso 1 - Haz una pregunta pero envuélvela en algo menos obvio** - Tienes que empezar la técnica haciendo una pregunta, pero no quieres que la otra persona sienta que la estás entrevistando. Para ello, envuelve la pregunta en una observación para hacerla más conversacional, como "Yo también trabajo en el hospital, ¿en qué departamento trabajas?"
- **Paso 2 - Asegúrate de escuchar con atención** - Demuéstrale a la otra persona que la estás escuchando manteniendo el contacto visual, asintiendo con la cabeza y haciendo ruidos agradables, como "ajá", "mmm", "oh". Esto también es ideal para iniciar la conversación, ya que desvía la atención hacia ti y te ayuda a ganar confianza.
- **Paso 3 - Repite lo que has aprendido pero añade algo más** - La clave es no hacer esto como un loro, sino mostrarle a la otra persona que estabas escuchando para

animarla a continuar y llevar la conversación a otro tema o ampliar el actual. La mejor manera de hacerlo es dar tu opinión sobre lo que te acaba de decir. "Ah, trabajas en el departamento de rayos X, seguro que es muy interesante. ¿Cuánto tiempo llevas trabajando allí?"

- **Paso 4 - Repite el paso anterior** - La idea es seguir añadiendo algo más a la conversación y profundizar un poco más. Así, cuando te diga cuánto tiempo ha trabajado en el departamento de rayos X, podrás añadir otro detalle y luego otra pregunta. "Mi amigo solía trabajar en el departamento de rayos X en otro hospital, lo disfrutaba mucho, ¿te gusta?". Esto también tiene la ventaja añadida de ayudar al otro a que se abra un poco más, lo que te ayudará a averiguar si existe ese terreno común tan importante para establecer un rapport.

- **Paso 5 - Recuerda un detalle anterior** - La idea no es solo mantener la conversación fluida, sino también asegurar que es auténtica y que la otra persona sabe que estás prestando atención. Una buena forma de hacerlo es recordar algo que te haya dicho antes y utilizarlo para llevar la conversación aún más lejos. "Has trabajado en el departamento de rayos X durante seis años, ¡eso es mucho tiempo! ¿Qué hacías antes?"

Como puedes ver, la conversación va tomando impulso, justo como una bola de nieve que rueda colina abajo. El objetivo es que, a medida que vayas haciendo preguntas, la persona se abra más a ti y también te haga preguntas que permitan que la conversación se convierta en algo polifacético. Es una técnica estupenda porque te da una estructura general que seguir y te permite sentirte seguro de que no te vas a quedar sin nada que decir.

REFLEXIONES SOBRE EL CAPÍTULO

Una de las mayores preocupaciones de las personas que carecen de habilidades sociales es que, si entablan una conversación, se van a quedar sin cosas que decir. Hay un millón de cosas de las que hablar, solo sucede que estas te eluden en ese momento porque estás nervioso. Relájate y permítete utilizar tus intereses o las noticias para entablar una charla ligera. La idea de que la charla trivial es inútil es completamente errónea. La misma te permite buscar ese importantísimo punto en común.

Practica también la técnica de la bola de nieve, incluso si tienes que practicar en el espejo para empezar. Es una forma estupenda y estructurada de dar impulso a una conversación y te da más confianza para seguir adelante también.

9

HABLAR NO LO ES TODO - APRENDE A SER UN OYENTE EFICAZ

R ecuerda nuestro primer capítulo, en el que expliqué en detalle qué es la Inteligencia Emocional (EQ). ¿Recuerdas los elementos que componen la Inteligencia Emocional? Uno de ellos era la escucha.

Una gran parte de la comunicación no tiene nada que ver con lo que dices y sí con cómo te presentas a la otra persona. Además, también tiene que ver con la forma en la que la entiendes, a través de la lectura de su lenguaje corporal y también escuchando lo que dice y lo que no dice.

Por ejemplo, si la otra persona está hablando rápido y parece un poco alterada, ¿eso te indica que está nerviosa? ¿O tal vez está mintiendo? Si alguien está inquieto, evita el contacto visual y tropieza con sus palabras, ¿qué te diría eso? Estas son todas las formas en las que puedes construir una imagen de lo que realmente está sucediendo y, por lo tanto, aprender a comunicarte de una manera mucho más eficaz.

En este capítulo vamos a centrarnos en el arte de escuchar. Puede que pienses que escuchar es muy fácil; literalmente, solo tienes que, bueno, escuchar. Sin embargo, no se trata solo de escuchar las palabras, sino de armar una imagen. No todo el mundo dice lo que quiere decir o te cuenta la historia completa. Escuchar te permitirá leer esa situación con precisión. Además, escuchar y mostrarle a la otra persona que la estás escuchando profundizará la conexión que estás construyendo, mantendrá esa relación y te ayudará a construir tu círculo social o incluso a avanzar un poco más en tu carrera profesional.

No llegarás a ninguna parte en este viaje sin aprender a escuchar. En particular, hay que aprender el arte de la escucha activa. Exploremos un poco más este tema.

RECUERDA QUE UNA CONVERSACIÓN NO ES UNIDIRECCIONAL

Para que una conversación sea enriquecedora y te ayude a establecer un rapport, debe ser bidireccional. Esto significa que una persona habla mientras la otra escucha, y luego intercambian tareas, manteniendo el intercambio durante toda la conversación. Sin este movimiento de ida y vuelta, la conversación no funciona.

Al escuchar, se aprende más sobre la persona y el tema del que habla, se crea ese rapport tan importante para establecer conexiones y se puede averiguar fácilmente si tú y esa persona tienen mucho en común.

Si buscas una definición de escuchar, verás que es algo más que oír. Es ser capaz de entender el mensaje que alguien te transmite con sus palabras y, al mismo tiempo, demostrarle que estás interesado y prestas atención. Puedes demostrar que estás prestando atención asintiendo con la cabeza, haciendo ruidos agradables, manteniendo el contacto visual (aunque no constantemente, eso no sería más que incómodo), repitiendo lo que te ha dicho en una versión resumida y haciendo preguntas.

Todos estos son pasos importantes para añadir a tu repertorio de habilidades sociales y aumentar tu nivel de comunicación de forma natural.

POR QUÉ ES TAN IMPORTANTE ESCUCHAR

Te preguntarás por qué es importante escuchar. ¿Decir lo que hay que decir en el momento adecuado y captar la idea general es suficiente? Para nada. La gente no es tonta y va a percibir si no estás prestando atención. Incluso una mirada en la dirección opuesta durante un par de segundos de más, un suspiro inoportuno o no captar del todo el final de la frase pueden indicarle a la otra persona que no estás en sintonía con lo que está diciendo. Al hacerlo, no solo estás siendo bastante grosero, sino que también estás perjudicando el rapport que te has esforzado en construir, o, si es la primera vez que te encuentras con esa persona, le estás dando una primera impresión muy pobre de ti.

No subestimes nunca la importancia de escuchar y ten en cuenta que va mucho más allá de las palabras. Oír es literalmente eso, oír sonidos, y nada más. Sin embargo, escuchar es oír las palabras, juntarlas para darles un significado e interpretar cómo ese significado se relaciona con el resto de la información que estás recopilando. Cuando aprendes a ser un oyente activo y eficaz, todo esto se hace simultáneamente, en cuestión de segundos y sin demasiado esfuerzo, pero antes de llegar a ese punto, tendrás que prestar mucha más atención de la que normalmente prestas.

Escuchar es importante por muchas razones:

- La comunicación de calidad es imposible sin escuchar
- Cuando escuchas efectivamente, estás demostrándole a la otra persona que le prestas atención
- Mantiene la conversación y evita los silencios incómodos
- Te ayuda a entender el punto de vista de la otra persona y, por lo tanto, aumenta tu empatía
- Evita malentendidos y errores de juicio
- Nos ayuda a conectar con otras personas de la forma más sencilla
- Nos ayuda a reunir el verdadero significado de las palabras de alguien, interpretando al mismo tiempo sus señales no verbales
- Te ayuda a buscar puntos en común que te ayuden a establecer un rapport y conexiones de calidad con otras personas
- Te ayuda a resolver problemas y cuestiones que pueden ser causa de conflicto
- Ayuda a la otra persona a sentirse respetada y comprendida
- Lleva tu carrera y tu vida personal a otro nivel

¿Cuántas veces has estado en compañía de alguien que parece un poco "apagado"? Su lenguaje corporal es escaso, no mantiene el contacto visual, parece decaído y te habla de forma lenta y sin interés. Cuando le preguntas qué le pasa, te dice "nada, estoy bien". ¿Le crees? Si no sabes escuchar, sí, tomarás sus palabras al pie de la letra y supondrás que, efectivamente, está tan bien como dice. Sin embargo, cuando aprendas a utilizar la escucha activa, sabrás que sus palabras se contradicen con sus señales no verbales y que en realidad está ocultando sus verdaderas emociones. Cuando llegues a ese punto, sabrás que tu nivel de Inteligencia Emocional ha subido porque es cuando estás mostrando verdadera empatía.

TU GUÍA PASO A PASO PARA CONVERTIRTE EN UN OYENTE EFICAZ

Ya sabes por qué es importante escuchar y sabes que te va a ayudar a desarrollar tus habilidades sociales y a convertirte en un fantástico comunicador, pero ¿cómo pasar de donde estás ahora a ser un oyente eficaz?

Paso 1 - Piensa en cada conversación como un método para aprender algo

La mejor manera de abordar una conversación es pensar en el aprendizaje. Al pensar de esta manera, tendrás más ganas de escuchar y, como resultado, descubrirás que realmente sintonizas con lo que se dice y cómo se dice. Asume que cada una de las personas con las que mantienes una conversación es una maestra de alguna manera.

Paso 2 - Reduce la velocidad y deja de pensar en lo que vas a decir a continuación

Cuando estás nervioso por mantener una conversación con personas que no conoces, es fácil tratar de anticipar lo que vas a decir a continuación. Sin embargo, al hacer eso, en realidad estás obstaculizando tus esfuerzos por escuchar y también estás haciendo que todo parezca y se sienta poco natural. Dirige tu atención hacia la persona que está hablando y préstale toda tu atención. Aparta de tu mente cualquier otro pensamiento.

Paso 3 - Fomenta el diálogo con preguntas abiertas

Necesitas algo que valga la pena escuchar y eso significa dar a la otra persona la oportunidad de hablar. Anímale a hablar haciéndole preguntas abiertas, evitando cualquier cosa que pueda llevar a una respuesta de "sí" o "no". Esta es una pregunta cerrada y es un verdadero asesino de la conversación. Por supuesto, una vez que hagas una de estas preguntas y la persona empiece a hablar, sintoniza con ella por completo.

Paso 4 - Muéstrale a la persona que la estás escuchando

Tienes que hacer que la otra persona sepa que la estás escuchando y eso hará que la conversación continúe. Para ello, asiente con la cabeza a lo que dice, refleja su lenguaje corporal (veremos más detalles más adelante), mantén el contacto visual y haz ruidos de aliento con moderación, como "ajá" o "mmm".

Paso 5 - Resume lo que has oído

Esto no solo ayuda a tu comprensión, sino que le confirma a la otra persona que la has escuchado. Además, así te aseguras de que no haya malentendidos. No hace falta que se lo repitas todo, simplemente realiza un resumen rápido del tipo "¿fuiste al parque porque oíste que el perro estaba suelto?" o cualquier otra cosa que hayas entendido de la conversación.

Paso 6 - Presta atención a tu lenguaje corporal y a tus expresiones faciales

Asegúrate de no hacer nada que pueda indicarle a la otra persona que no estás escuchando o que prefieres estar en otro sitio. Esto incluye poner una cara extraña sin darte cuenta o suspirar en el momento equivocado. Voy a explicar mucho más sobre el lenguaje corporal en un capítulo posterior, pero sin duda es algo que debes tener muy en cuenta porque dice mucho.

Es especialmente importante que seas consciente de tus expresiones faciales si la persona con la que hablas está diciendo algo con lo que no estás de acuerdo o que te resulta extraño. Recuerda respetar el punto de vista o la opinión de la otra persona y no juzgarla y tener la mente abierta. Eso incluye mostrarle a la otra persona que también aceptas completamente su punto de vista.

5 COSAS QUE LA MAYORÍA DE LA GENTE HACE MAL EN LAS CONVERSACIONES, Y CÓMO APRENDER DE ELLAS

Hay muchos hábitos y comportamientos que desbaratan una conversación y hacen mucho menos probable que se establezca un rapport o que la persona que habla se sienta escuchada y tomada en serio. Es importante saber si estás desarrollando alguno de estos hábitos o si ya los estás utilizando porque ese conocimiento te ayudará a cambiar tus tácticas y a erradicar estos hábitos de tu vida.

Veamos 5 cosas concretas que la gente hace mal en las conversaciones, sobre todo cuando se supone que las mismas deberían estar escuchando. Si te das cuenta de que estas son cosas que haces, presta atención a los consejos sobre qué hacer en su lugar y sé más consciente cuando tengas conversaciones en el futuro. Es muy fácil que te concentres en otras cosas cuando tienes un bajo nivel de confianza relacionado con tus habilidades sociales, pero si vuelves a prestar atención al interlocutor, podrás demostrarle que lo estás escuchando completamente.

Error 1 - Sacar conclusiones precipitadas o hacer juicios rápidos

Deja que la persona termine antes de dar tu opinión sobre la situación. En primer lugar, eso significa que te has formado un juicio sobre el problema o la situación, y eso no es algo que debamos hacer cuando intentamos comunicarnos con los demás.

En lugar de eso, deja que la persona termine y mantén la mente abierta, recordando que todo el mundo tiene su punto de vista y que es tan válido como el tuyo. No tienes que estar de acuerdo con esa persona, y tampoco tienes que demostrarle que no lo estás.

Error 2 - Hacer varias cosas a la vez o soñar despierto

Si tu mente no está en lo que la persona está diciendo, se va a dar cuenta y se va a sentir bastante agraviada porque tu atención no está en ella. No te permitas pensar en las cosas que tienes que hacer, o escuchar a medias la conversación y a medias la radio. Tampoco intentes pensar en lo que vas a decir a continuación. Es comprensible que lo hagas si estás un poco nervioso al hablar con gente que no conoces, pero al distraerte de esta manera, no te estás permitiendo escuchar correctamente y la otra persona lo notará.

Error 3 - Ofrecer una solución

La gente no siempre habla de las cosas porque quiera un consejo o una solución, a veces solo está hablando y siendo educada. Si siempre interrumpes e intentas ofrecer una solución, significa que no estás mostrando empatía porque no te estás poniendo en su lugar. En lugar de eso, estás siendo proactivo, lo que es una cosa completamente diferente.

Puede que tengas las mejores intenciones, pero es posible que esa persona no quiera tu consejo y simplemente quiera hablar. Si quiere una solución o un consejo, debes saber que te lo pedirá y entonces estás en tu derecho de ofrecer una sugerencia, no antes.

Error 4 - Interrumpir

Es posible que estés emocionado porque has escuchado algo sobre lo que tienes experiencia y quieres exponer tu versión de la historia, pero interrumpir es un enorme error cuando otra persona está hablando.

Puede que no estés tratando de terminar la conversación antes de tiempo, pero le muestra a la otra persona que estás demasiado ocupado para escuchar y que quieres que vaya al grano ya. Esto no va a dejarte bien parado y es un gran destructor de la conversación. Si quieres decir algo, espera a que el otro termine.

Error 5 - Cambiar de tema o desviarlo

A veces nos acordamos de algo a mitad de una conversación y queremos decirlo antes de que se nos vuelva a olvidar. Sin embargo, si cambias o desvías el tema le transmites a la otra persona que no te interesa lo que estaba hablando y que te aburres. Puede que no sea el caso, pero así se percibe.

Si de verdad quieres decir algo que no tiene nada que ver con la conversación original, trata de entrelazarlo o vincularlo de alguna manera. Puede que tengas que ser creativo, pero es mejor que cambiar bruscamente el rumbo de la conversación.

REFLEXIONES SOBRE EL CAPÍTULO

Escuchar es una habilidad infravalorada que puede hacer o deshacer tus esfuerzos de comunicación. El más mínimo indicio de que no estás prestando realmente atención puede hacer que alguien evite volver a hablar contigo y puede crear una primera impresión muy negativa.

Sin embargo, al escuchar correctamente, se gana mucho. No solo se aprende algo nuevo, sino que se crea un rapport con alguien que puede resultar ser alguien con quien socializar o un buen contacto profesional.

Practica tu capacidad de escucha haciendo algo más que escuchar las palabras.

10

EL LENGUAJE CORPORAL ES LA CLAVE DEL ÉXITO EN LAS INTERACCIONES

A lo largo de este libro hablé varias veces del lenguaje corporal y te aseguré que más adelante íbamos a profundizar en el tema. ¡Ahora es ese momento!

El lenguaje corporal es uno de los métodos más poderosos de hablar que posees, y para usarlo, ni siquiera tienes que abrir la boca. Ser capaz de leer el lenguaje corporal de otras personas te permite entenderlas en mucho más detalle y también te permite jugar el papel de detective en algunos aspectos. No todo el mundo dice exactamente lo que quiere decir, pero su lenguaje corporal siempre lo delata.

En este capítulo voy a hablar de lo que es el lenguaje corporal, de por qué es importante saber leerlo y de por qué tienes que estar muy atento al tipo de lenguaje corporal que muestras a otras personas.

NO TODO TIENE QUE SER VERBAL

La comunicación no verbal es tan importante como la verbal y, en algunos casos, incluso más. Alguien puede decir palabras, pero su lenguaje corporal puede contradecirlas totalmente. Antes he puesto el ejemplo de alguien que dice "estoy bien", cuando en su lenguaje corporal está encorvado y no te mira a los ojos. Cuando eso ocurre, es más probable que creas lo que te dice su lenguaje corporal que sus palabras, porque es muy convincente.

El lenguaje corporal es solo un tipo de comunicación no verbal. Los otros incluyen los gestos faciales, la forma de hablar, si mantienes el contacto visual y los gestos con las manos. Todas estas son formas tácitas de comunicar lo que realmente queremos decir y, por lo general, lo que realmente sentimos.

Cuando eres capaz de leer el lenguaje corporal, obtienes el mensaje completo y el significado íntegro de lo que alguien está tratando de decirte o, en algunos casos, de lo que está tratando de no decirte. Esto te convierte en un comunicador eficaz y te permite establecer un verdadero rapport.

Una persona con un buen nivel de Inteligencia Emocional es capaz de leer las señales no verbales con gran rapidez e incluso suele intuir cuando algo no va bien. No se trata de una capacidad psíquica, sino de que es capaz de leer las señales de forma rápida y eficaz y de recomponer la imagen. Esto indica lo poderosas que son estas señales no verbales, incluso más que las palabras verbales. Si enfrentamos a ambas cosas, el lenguaje corporal ganará siempre.

UTILIZANDO EL LENGUAJE NO VERBAL EN BENEFICIO PROPIO

En tu camino para convertirte en un maestro de la comunicación, tienes que dar mucha importancia al lenguaje corporal y ser capaz de utilizar estas señales no verbales a tu favor durante una conversación. Puedes hacer que la otra persona se sienta cómoda asegurándote de que tu lenguaje corporal sea suave, abierto y relajado, o puedes mostrar que vas en serio si lo necesitas, sentándote erguido y pareciendo profesional.

Cuando entiendas un poco mejor el lenguaje corporal, podrás utilizarlo para mostrar tus intenciones y asegurarte de que la otra persona no se lleve una impresión equivocada de ti. También te ayuda a mostrarle a los demás que los estás escuchando, y evita que te malinterpreten y que te confundan.

El otro punto positivo es que, cuando entiendes el lenguaje corporal, puedes leerlo y utilizarlo para pensar en cosas interesantes que decir. El lenguaje corporal puede guiar la conversación de cierta manera porque te da pistas sobre las emociones subyacentes de tu interlocutor. Puedes utilizarlo para mostrar empatía, incluso para ayudarlo y animarlo a abrirse.

Lo único que hay que hacer es saber cómo es el buen lenguaje corporal en comparación con el malo. Esto es algo que exploraremos en las próximas secciones.

TODO ESTÁ BIEN: LAS SEÑALES POSITIVAS NO VERBALES

Para empezar a trabajar en el uso de señales no verbales positivas y eliminar algunas de las negativas, tienes que ser más consciente del lenguaje corporal que estás mostrando a los que te rodean. Esto va a llevar bastante tiempo al principio porque es posible que no tengas ni idea de que estás mostrando un ejemplo negativo o quizás positivo al mundo.

Simplemente sé más consciente de lo que haces cuando te comunicas, de cómo te muestras, de lo que hace tu cara, de lo que hacen tus manos y de cómo estás de pie. Con el tiempo, el lenguaje corporal positivo se convertirá en algo habitual.

Veamos algunos ejemplos de comunicación no verbal positiva y cómo puedes empezar a entrelazarlos de forma natural en tus esfuerzos de socialización.

- **Inclinar la cabeza hacia un lado** - Esta es una inflexión muy ligera hacia un lado mientras alguien está hablando y muestra no solo que estás escuchando, sino que también estás muy interesado en lo que la otra persona está diciendo. Sin embargo, asegúrate de no entrecerrar los ojos ni poner cara de circunstancias, ya que esto podría mostrar que no le crees o que no le tomas en serio. Mantén el rostro neutro o simplemente levanta las cejas en señal de interés.
- **Frotarte rápidamente las manos** - Podrías pensar que esto significa que tienes frío, ¡pero no es la única razón!

Dependiendo del contexto, puedes utilizar esta señal no verbal para mostrar que estás emocionado o que tienes ganas de hacer algo o de hablar de algo. Suele ir acompañada de una sonrisa para transmitir el significado correcto.

- **Sentarte con las palmas de las manos hacia arriba** - Obviamente, para hacer esto tus manos también tienen que estar abiertas, y es el mismo tipo de cosa que harías si estuvieras rezando en una iglesia. En esa situación, estás mostrando respeto a Dios, pero en una situación comunicativa, estás mostrando que estás siendo abierto y honesto. Este es un buen movimiento para tratar de construir la confianza.

- **Sentarte erguido con los hombros hacia atrás** - Procura no sentarte muy erguido; la postura debe ser recta pero relajada, y la idea es que los hombros echados hacia atrás signifiquen que no estás encorvado. Esto demuestra que estás relajado y que eres profesional al mismo tiempo. También puedes practicarlo mientras caminas, ya que demuestra que estás relajado y seguro de ti mismo.

- **Frotarte la barbilla** - Esto muestra que estás interesado. Piensa en Sherlock Holmes cuando estaba pensando en un caso y tratando de resolverlo. ¡Esa es la mirada que buscas! Este tipo de lenguaje corporal suele mostrarse cuando alguien está tratando de pensar y decidir sobre algo, pero también puede mostrar que estás muy metido en tus pensamientos.

- **Reflejar el lenguaje corporal de alguien** - Puede que descubras que haces esto sin pensar porque la mayoría de nosotros lo hacemos cuando estamos con alguien con quien estamos hablando y nos interesa, o con alguien con quien nos sentimos cómodos. Si reflejas el lenguaje corporal de alguien, significa que básicamente estás copiando su postura. Por ejemplo, si se apoya en una pared, tú harás lo mismo inconscientemente. Esto demuestra que estás relajado, pero tiene que hacerse de forma natural, de lo contrario se percibe como algo falso.

- **Inclinarte suavemente hacia la persona** - Si estás hablando con alguien, inclínate ligeramente hacia él o ella para mostrar que le estás escuchando. Ten cuidado de no inclinarte demasiado, ya que podría malinterpretarse, pero una ligera inclinación muestra que la otra persona tiene tu atención e interés.

- **Mantener el contacto visual** - Ten cuidado de no mirar fijamente. No obstante, mantener el contacto visual con alguien y estar relajado mientras lo haces demuestra que estás escuchando, que estás interesado y que te sientes cómodo. Recuerda parpadear y apartar la mirada un par de segundos de vez en cuando.

- **Asentir con la cabeza** - Asentir con la cabeza mientras alguien habla demuestra que estás escuchando, pero también que estás de acuerdo con lo que dice. Esto puede alentarle a seguir hablando, sobre todo si también le dices "ajá" o "mmm".

¡ADVERTENCIA! SEÑALES NEGATIVAS A TENER EN CUENTA

Hemos hablado de la comunicación no verbal positiva y ahora tenemos que cubrir el lado negativo de las cosas. Recuerda que el lenguaje corporal se produce sin pensarlo mucho, es totalmente subconsciente y puede interpretarse de diferentes maneras según la persona con la que estés conversando.

Sin embargo, si estás hablando con alguien y ves algunos de estos puntos negativos, los mismos podrían estarte mostrando que la persona se siente incómoda o que tal vez no está interesada en lo que le estás diciendo. En ese caso, puedes ajustar tu conversación o simplemente cambiar el tema por completo. También debes chequear que tú mismo no estés mostrando estas señales no verbales.

- **Cruzar los brazos sobre el pecho** - Los brazos cruzados muestran una actitud defensiva porque actúan como una barrera entre tú y la otra persona. También puede mostrar que la persona está disgustada con el tema o que no está de acuerdo.
- **Morderte las uñas** - Para muchas personas, morderse las uñas es un hábito que nace de los nervios o el estrés, pero también puede mostrar que no estás interesado en lo que alguien está diciendo, y que estás distraído. Incluso si es por nervios, estás transmitiéndole a la otra persona que te pone nervioso y esto puede ser una gran barrera para la comunicación y la compenetración.
- **Cejas fruncidas** - Es una señal de que alguien está

confundido o simplemente no está prestando atención y su mente está en otra parte. Si el ceño fruncido va acompañado de una mano en la mejilla, puede evidenciar que estás perdido en tus pensamientos y que has perdido totalmente el hilo de la conversación. En cualquier caso, es una barrera que no necesitas.

- **Golpear con los dedos o con un bolígrafo** - Golpear algo significa que estás impaciente y que preferirías estar en otro sitio. Demuestra que estás aburrido y que preferirías terminar la conversación rápidamente. Por supuesto, también puede tratarse de nervios, pero no suele interpretarse así.

- **Tocarte la nariz** - No es algo obvio, pero el hecho de tocarte la nariz puede indicarle a la otra persona que estás mintiendo porque es una forma de inquietud. También puede significar que no le crees a tu interlocutor o que te sientes rechazado.

- **Formar una tienda de campaña con los dedos, o colocar las puntas de los dedos juntas** - Esta es una forma de decirle a la otra persona que te sientes superior a ella o que tienes autoridad. Es una forma rápida de crear una gran barrera de comunicación e impedir que la otra persona siga comunicándose.

- **Cruzar las piernas por la rodilla o el tobillo** - Esta es otra forma de actitud defensiva porque es esa barrera que formas entre tú y la otra persona una vez más. Puedes pensar que es algo cómodo o incluso recatado, pero a la vez puede mostrar que estás mintiendo, que estás preocupado, que estás nervioso o que simplemente prefieres estar en otro sitio.

- **Sentarte demasiado cerca del borde de la silla** - Esto no muestra que estás muy emocionado por escuchar lo que alguien va a decir, sino que muestra que estás muy nervioso y estás tratando de hacer una escapada rápida.
- **Poner la cabeza entre las manos** - Aunque lo hagas solo un segundo, demuestra que estás aburrido y frustrado. También puede mostrar que estás avergonzado o arrepentido de algo.
- **Jugar con el pelo, los anillos o la ropa** - Cualquier tipo de jugueteo es bastante negativo y demuestra que estás nervioso, aburrido, impaciente o que te sientes inseguro.

TÚ TAMBIÉN LAS DAS...

Todo el mundo utiliza el lenguaje corporal, pero es posible que tú no seas consciente del tuyo. Para poder utilizar más las señales no verbales positivas y menos las negativas, tienes que ser más consciente. ¿Cómo puedes hacerlo?

En realidad, se trata de ser consciente de tus acciones durante la conversación, pero puedes pedir a un amigo o familiar de confianza que te indique los hábitos que sueles tener al hablar. Quizá te encorves mucho o te muevas sin darte cuenta. El problema con el lenguaje corporal es que es completamente subconsciente, así que ni siquiera piensas en ello. En la mayoría de los casos, ni siquiera sabes lo que estás haciendo.

Ser consciente significa que puedes cambiar tus hábitos y convertir los que son positivos en tu configuración por defecto. Incluso puedes probar tener conversaciones ficticias con otras personas en un espejo de cuerpo entero. Practica el uso de señales positivas de lenguaje corporal y observa cómo cambia todo tu aspecto y cómo te pueden percibir los demás. Cuanto más lo hagas, más consciente serás de tu lenguaje corporal cuando estés en conversaciones reales y podrás detectar rápidamente cualquier hábito negativo y revertirlo.

REFLEXIONES SOBRE EL CAPÍTULO

El lenguaje corporal es extremadamente poderoso, y tiene el potencial de cambiar completamente las palabras de alguien en un significado totalmente diferente. Cuando muestras al mundo rasgos no verbales negativos, estás contando una historia que tal vez no quieras contar. Podrías mostrarle a la gente que no estás escuchando, que no estás interesado y que realmente preferirías estar en cualquier otro lugar que no sea ese. Probablemente no sea tu intención, pero eso es lo que les estás transmitiendo a los otros, y no tienen motivos para creer otra cosa.

Si aprendes más sobre el lenguaje corporal positivo y negativo, y practicas para ser más consciente del tuyo, puedes asegurarte de estar mostrando la mejor versión posible de ti mismo a los demás. Además, puedes empezar a reconocer el lenguaje corporal de otras personas y utilizarlo en tu propio beneficio cuando estés socializando.

HAZ DE LOS SILENCIOS INCÓMODOS TU MEJOR AMIGO Y PASA DE ELLOS SIN ESFUERZO

E l temido silencio incómodo.

Incluso algunos de los comunicadores más a gusto del mundo parecen pensar que un silencio momentáneo en la conversación tiene que suponer un gran desastre. No es así.

A medida que vayas desarrollando tus habilidades sociales y empieces a diversificarte más en términos de comunicación con otras personas, tendrás que estar preparado para uno o dos silencios incómodos. También tienes que cambiar tu punto de vista sobre estos silencios y verlos como una parte del proceso, y no necesariamente como un acontecimiento negativo.

Muchas personas se culpan a sí mismas cuando se produce un silencio incómodo, pensando que tal vez han dicho algo incorrecto, o que no han sido lo suficientemente interesantes. Sin embargo, a veces estos silencios tienen que producirse como parte de una conversación que evoluciona de forma natural. Puede ser que el tema haya llegado a su fin de forma natural y ambas personas necesiten pensar en un cambio natural de dirección del tema, o que alguien haya dicho algo realmente interesante e incluso soberbio, y quizá esto necesite un momento para ser digerido. Incluso podría ser que una de las partes se sienta un poco cansada o distraída, y que por ello se haya producido un silencio de un par de segundos.

¡Los silencios incómodos no siempre son negativos ni tampoco incómodos!

En este capítulo voy a hablar de estos supuestos eventos temidos, intentaré disipar el miedo y te daré muchas herramientas para ayudarte a lidiar con ellos cuando aparezcan.

EL SILENCIO NO ES CULPA DE NADIE

Hay dos reacciones comunes ante un silencio: el pánico o la necesidad de llenar rápidamente el silencio con otra conversación. Ninguna de las dos opciones es necesaria.

Los silencios son una parte natural de una conversación y son una oportunidad para terminar la conversación y seguir adelante o una oportunidad para hacer una pausa y reajustar.

En primer lugar, tienes que aceptarlo como un hecho y dejar de asumir que la culpa es solo tuya cuando se produce un silencio. También debes dejar de llamarlos "silencios incómodos" porque al etiquetarlos de esa manera estás creando un estigma y un miedo a su alrededor. El silencio es normal y, en cierto modo, hay que agradecerlo: una conversación que fluye constantemente suena muy bien, pero en realidad es agotadora. A veces necesitas un segundo para ordenar tus pensamientos.

También debes saber que la mirada de la otra persona no es una expresión de decepción. No está pensando "¿qué le pasa a esta persona? No es capaz de mantener una conversación", sino que está intentando encontrar algo que decir. A nadie le gustan estos silencios, pero es un estigma que hay que romper si quieres convertirte en un mejor comunicador y si quieres superar tu miedo a socializar con gente nueva. Los silencios son parte del proceso. Van a ocurrir a veces, y no significa que no encajes bien, que no haya compenetración o que hayas fracasado, simplemente es una parte natural de la socialización.

SÉ EL MÁS CONFIADO

Puede que no seas consciente, pero permitir que un silencio se convierta en algo incómodo es en realidad una elección que haces. El silencio no es incómodo de forma natural o por definición, es simplemente una pausa en una conversación o un período de tiempo en el que no hay discurso por parte de ninguna de las dos personas. No hay nada necesariamente incómodo en ello a menos que tú lo hagas incómodo.

Todo el mundo experimenta el silencio en las conversaciones y, a partir de este momento, voy a dejar de etiquetarlo como "incómodo" porque no tiene por qué serlo. Siempre creerás que es incómodo hasta que te des cuenta de algo realmente muy importante.

Hasta que te des cuenta de que tú eres el culpable de que sea incómodo.

Normalmente habrá una persona dentro de la conversación que tenga más confianza que la otra, pero cuando se produce un silencio, cada parte se culpa a sí misma por el intervalo. Sus mentes trabajan a toda velocidad para tratar de pensar en algo que decir, cualquier cosa que les libere de la sensación de incomodidad del momento. Sin embargo, en realidad, las dos partes no tienen la culpa, sino solo una: la que lo considera incómodo. Si ambos dejan que el silencio se produzca y lo aceptan como parte normal de la comunicación, pasará, nadie querrá ser tragado por la tierra, y la conversación terminará de forma natural o continuará si se te ocurre algo más que decir.

Al actuar como el que tiene más confianza en la conversación, estás guiando a la otra persona. La confianza es algo que se finge hasta que se consigue, y si actúas con confianza, tarde o temprano empezarás a sentirla. También engañarás a la otra persona para que piense que tienes confianza en ti mismo, y eso es contagioso. Si entras en cada conversación con esta confianza y comprendes que el silencio no tiene por qué ser tan incómodo, podrás sortear esos momentos de dificultad y abrirte paso sin problemas.

CÓMO SUPERARLO: RECUPERA LA CONVERSACIÓN

Si tienes muchas ganas de retomar la conversación, necesitarás algunos trucos en tu arsenal para emplear cuando se produzca uno de estos silencios. Por suerte, no es especialmente difícil retomar una conversación, pero quizá no quieras continuar. Piénsalo por un segundo. Puede que la conversación haya llegado a su fin de forma natural y que sea el momento de seguir con tu día.

En ese caso, solo tienes que poner tus excusas. "No me puedo creer lo rápido que ha pasado el día, será mejor que me ponga en marcha" es suficiente para que la otra persona sepa que no te incomoda en absoluto el silencio, sino que estás dispuesto a pasar página. Toda conversación tiene que terminar en algún momento, ¡de lo contrario nos quedaríamos charlando para siempre!

Si quieres revitalizar una conversación que parece haber quedado estancada por el silencio, aquí tienes algunos trucos que puedes utilizar.

- Dirige la conversación hacia una noticia del telediario
- Observa algo que ocurra a tu alrededor, como una gran ráfaga de viento, o pregúntale a la otra persona de dónde ha sacado su bonito collar
- Comparte un momento destacado de tu día para que la conversación vuelva a fluir
- Recuerda algo que hayas mencionado antes en la conversación y vuelve a hablar de ello
- Menciona algo que te hace mucha ilusión, por ejemplo: "Estoy deseando que llegue la hora de la cena, voy a hacer un asado enorme"
- Haz preguntas abiertas en lugar de preguntas que requieran un "sí" o un "no" como respuesta
- Si todo lo demás falla, señala el silencio y haz una broma al

respecto. Esto le quitará el escozor al momento y ayudará a la otra persona a sentirse relajada.

Retomar una conversación no tiene por qué ser una tarea difícil. Puedes simplemente hacer una pregunta y actuar como si el silencio nunca hubiera ocurrido. Recuerda que solo es incómodo si tú lo haces incómodo.

EL SILENCIO INCÓMODO PUEDE SER TU MEJOR AMIGO

Siempre puedes elegir si crees que algo es incómodo o no. Si eliges que no lo sea, no lo será. Es así de sencillo.

Incluso cuando no estás conversando verbalmente, sigues utilizando la comunicación. ¿Recuerdas que en el último capítulo hablamos del poder del lenguaje corporal? Durante estos silencios, tu lenguaje corporal será ensordecedor si permites que se vuelva negativo. Sin embargo, si mantienes una postura positiva y utilizas los hábitos que he mencionado como positivos, le mostrarás a la otra persona que no te preocupa ese breve silencio y eso le permitirá relajarse también. Al hacerlo, el silencio terminará mucho más rápido. También demuestra que estás relajado en tu interior, lo cual es un rasgo muy envidiable.

Utiliza el silencio como un segundo para ordenar tus pensamientos. ¿Qué quieres decirle a esa persona? ¿Qué quieres averiguar? Mientras haces esto, tu lenguaje corporal hablará por ti, así que tenlo siempre presente, como antes.

Utiliza el silencio como una herramienta y no como algo que te haga entrar en modo de lucha o huida. Tampoco debes sentir que la presión recae totalmente sobre ti. La otra persona también puede romper el silencio.

Utilizar este silencio como algo positivo solo significa estar tranquilo, con aplomo, y utilizarlo para pensar. Cuando las conversaciones van de un lado a otro es fácil olvidarse de uno mismo y de lo que se quiere decir. Aprovecha la pausa de la conversación para reorganizarte.

TÓMALO COMO UNA SEÑAL

Por supuesto, un silencio a veces significa que es el momento de terminar la conversación y puedes tomarlo como una señal de que lo has hecho bien, la conversación ha terminado y es el momento de despedirse. Esto no tiene por qué hacerse de forma forzada, del tipo "de acuerdo, nos hemos quedado sin cosas que decir", sino que puede ser un final natural.

A veces el silencio se produce porque, literalmente, te has quedado sin cosas que decir, pero no negativamente porque la conversación se haya agotado. Literalmente no hay nada más que decir sobre ese tema, y tampoco hay que encontrar siempre la manera de llenar un silencio. Es una elección de lo que quieres hacer, y no debes sentirte presionado para que se te ocurra rápidamente un nuevo tema interesante.

Como he mencionado antes, simplemente hazle saber a la otra persona que ya has terminado de hablar. Suena duro, pero no tiene por qué serlo. "Supongo que será mejor que vuelva al trabajo", acompañado de un encogimiento de hombros de buen humor y una sonrisa, es suficiente para terminar la charla de forma positiva. "Ha sido un placer hablar contigo. Tengo que irme porque llega mi autobús, pero tenemos que volver a vernos". Estos son ejemplos que te permiten señalar el final de la conversación con un tono positivo y optimista.

No siempre sientas la necesidad de llenar el silencio. A veces el silencio es una señal.

REFLEXIONES SOBRE EL CAPÍTULO

Nos apresuramos a calificar los silencios como incómodos, pero ¿qué hay del dicho "el silencio es oro"? Es una verdad que debes aceptar.

Tú eliges si un silencio se convierte en algo incómodo o si simplemente significa una pausa. Nadie puede hablar constantemente durante todo el transcurso de una conversación, por muy larga o corta que sea. Hay que darse tiempo para pensar y respirar de vez en cuando.

Los silencios no son culpa de nadie, son completamente naturales, pero sí es tu culpa si decides convertirlos en un momento incómodo.

Tú eliges si la conversación se acaba o si quieres seguir con ella, pero aprender a utilizar estos intervalos en tu propio beneficio es clave si quieres superar tu miedo a estos momentos de silencio y continuar tu viaje hacia un mayor dominio de la comunicación.

12

YA HA TERMINADO - CÓMO CONCLUIR LA CONVERSACIÓN

Todas las conversaciones deben llegar a su fin.

En nuestro último capítulo, hablamos de los silencios incómodos y de cómo estos a veces señalan el final de una conversación. Sin embargo, las conversaciones no siempre terminan con una pausa o un silencio, sino que a veces es necesario terminarlas por otra razón.

Puede que la conversación no haga más que dar vueltas, que el tiempo se esté acabando y tengas que irte o que simplemente estés dispuesto a despedirte. En cualquier caso, es fundamental saber cómo terminar una conversación de forma educada y cómo garantizar que esa conversación no sea la última.

En este capítulo voy a hablar precisamente de esos temas. Para algunas personas, terminar una conversación es difícil porque sienten que están siendo descorteses si dicen: "Lo siento, pero realmente tengo que irme ahora", pero si no haces algo, ¡podrías estar ahí todo el día!

Por suerte, no es tan difícil aprender a terminar las conversaciones sin sentir que has ofendido a alguien.

HA LLEGADO EL MOMENTO

Saber cuándo es el momento de terminar una conversación es clave. Permitir que una conversación se prolongue demasiado puede hacer que una buena charla se convierta en una mala charla. Lo que empieza bien se torna rebuscado, respondes con ruidos monosilábicos y el lenguaje corporal empieza a indicarte que la otra persona está harta.

Detectar las señales es una buena práctica para poner fin a la charla de forma amistosa e intercambiar detalles para poder volver a encontrarse en el futuro. Si dejas que la conversación se prolongue demasiado, sobre todo si es la primera vez que conversas con alguien, puede que se te recuerde como "esa persona que siguió, y siguió, y siguió" y esto hará que la otra persona evite querer volver a hablar contigo. Por supuesto, eso puede parecer injusto si tú también tenías muchas ganas de terminar la conversación, pero si no lo demostraste, ¿cómo pretendes que la otra persona lo supiera? ¡No puede leer la mente!

Entonces, ¿cuáles son las señales de que ha llegado el momento de terminar una conversación?

- Tú eres el que conversa y la otra persona se limita a responderte con "lo justo" para ser educada
- Oyes cada vez más respuestas monosilábicas, por ejemplo, palabras de una sola sílaba, como "sí", "no", "oh", "ah", "bien", etc.

- La otra persona evita el contacto visual, o empieza a inquietarse o a mirar alrededor de la habitación
- La otra persona bosteza o mira el reloj
- La otra persona se despereza
- La otra persona se levanta de repente. En ese caso, es una señal de que está lista para irse
- La otra persona dice que será mejor que se ponga a trabajar o que tiene que estar en otro sitio
- La conversación se siente más pesada y cuesta más trabajo.

En estas situaciones, es hora de terminar la conversación y seguir con tu día. También puede ocurrir que seas tú quien tenga que terminar la conversación porque quizás tengas que ir a algún sitio. En ese caso, no te sientas culpable. ¡Todo el mundo tiene una vida fuera de la conversación que está manteniendo!

Si alguien te muestra señales de que quiere terminar la conversación, asegúrate de notarlas y actuar. Alargar una conversación no es una buena idea, pero tampoco debes ofenderte por sus acciones. Es posible que realmente esta persona tenga que estar en otro sitio, al igual que tú.

OTRA PERSONA PUEDE AYUDARTE

Si realmente necesitas terminar una conversación pero la otra persona no parece tener la misma intención, ¿cómo te retiras educadamente?

Puedes ser directo y explicar que tienes que ir a un sitio, o puedes emplear una táctica muy útil: introducir a otra persona en la conversación. Esta táctica depende de que otra persona que conozcas esté cerca, pero es una buena opción a tener en cuenta si se da la situación.

Es una forma muy útil de terminar una conversación con alguien a quien no quieres dejar solo. Tal vez la otra persona parezca solitaria o simplemente esté sola, y puede que te de pena dejarla allí. En ese caso, introduce a otra persona en el diálogo, quédate unos minutos charlando y excúsate, dejando que los otros dos continúen su conversación.

Esta táctica tiene dos ventajas. En primer lugar, puedes alejarte de la conversación sin ofender o molestar a la otra persona. En segundo lugar, puedes ayudar a las otras dos personas a crear un rapport y una conexión junto a la que tú acabas de crear. Básicamente, los ayudas a ellos mientras te ayudas a ti mismo, ¡lo cual nunca es una mala táctica!

Es algo así.

"Adam, ¿has estado de vacaciones en España antes, no?" Adam dirá que sí. "Karen quiere ir este verano, ¿a dónde fuiste tú?"

Al hacer esto, has introducido a Adam en la conversación y están hablando de algo que es agradable y relevante para ambas partes. En ese caso, tienen algo en común y podrían llegar a establecer un rapport. Deberías quedarte un rato, asegurándote de que sigan charlando y aportando un poco de tu parte a la conversación. "A mí también me gustaría mucho ir a España, puede que este año lo intente".

Entonces, después de un par de minutos, podrías mirar tu reloj y decir "No puedo creer la hora. Lo siento mucho, voy a tener que salir corriendo a recoger a los niños. Hazme saber a qué lugar de España decides ir". Luego, dejas a Karen charlando con Adam sobre España y eres libre de seguir con el resto del día.

¡Fácil!

TERMINAR DE BUENA MANERA

No hace falta decir que siempre hay que intentar terminar las conversaciones con una buena impresión. En cierto modo, las últimas impresiones son tan poderosas como las primeras. La forma en que dejas a una persona también se queda con ella, así que tienes que asegurarte de terminar la conversación de una forma educada, no brusca, y que, con suerte, la deje con ganas de tener más conversaciones contigo en el futuro.

Puedes decir algo como "Tengo que irme en un minuto, pero antes quiero hablarte de un sitio al que fui a cenar la semana pasada". Esto demuestra a la otra persona que a) estás a punto de irte, por lo que la conversación está llegando a su fin de forma natural, pero que b) quieres contarle algo más antes y estás dispuesto a seguir hablando con ella en otro momento.

Algunas cosas que debes evitar son:

- Terminar bruscamente la conversación con un "ya me tengo que ir" y luego, literalmente, marcharte
- No hacer cumplidos. Siempre di algo como "ha sido un placer charlar contigo"; evitar esto solo te hace parecer grosero
- Alejarte sin más cuando se produce un silencio

- Utilizar una excusa tan obviamente falsa que la otra persona sienta que no has disfrutado hablando con ella

Terminar con una actitud positiva garantizará que haya una próxima vez y que se pueda seguir construyendo sobre la base del rapport que se ha establecido.

¿Y LA PRÓXIMA VEZ?

Suponiendo que quieras volver a hablar con esa persona, ¿cómo deberías organizarlo?

No la obligues a fijar una fecha concreta, porque eso es una actitud de necesidad y hará que quiera evitarte. Sin embargo, no seas tan impreciso como para que piense que solo dices que quieres volver a reunirte por cortesía. Tienes que encontrar un punto intermedio útil.

Si hablas de establecer un plan para volver a encontrarse, le dices a la otra persona que te lo has pasado muy bien hablando con ella y que quieres conocerla mejor. Esto puede usarse en una situación romántica y en una situación de amistad, ya que funciona igual de bien.

Entonces, ¿cómo hacerlo sin parecer demasiado entusiasta?

En realidad, todo se reduce a utilizar el lenguaje corporal de forma adecuada y a elegir cuidadosamente las palabras. No te permitas parecer desesperado. Si insistes con tus datos de contacto y tratas de concretar reunirte con la persona en una fecha u hora determinada, estás demostrando que estás desesperado por hablar con alguien y eso no te va a dar lo que quieres.

En lugar de eso, sé casual. Puedes decir algo así como "me lo he pasado muy bien hablando contigo, si quieres que nos volvamos a ver solo tienes que decírmelo" y entonces la otra persona puede estar de acuerdo e intercambiar los datos de contacto. También puedes acordar hacer algo de lo que hablaron en algún momento de la charla; quizá hablaron de una cafetería estupenda a la que fueron y que servía los mejores pasteles o de un lugar estupendo en el parque para pasear al perro. Estas ideas están relacionadas con la conversación y con algo sobre lo que ya se ha creado un rapport, por lo que son oportunidades ideales para volver a reunirse e intentar establecer una conexión más profunda y alimentar esa posible nueva amistad.

Nunca dejes las cosas como están. Si lo haces, confundirás a la otra persona y no sabrá si has disfrutado de la charla o no. Puede que pienses que no se preocupará demasiado, pero no puedes leer su mente. ¿Cómo sabes que no es un poco torpe en el uso de sus habilidades sociales también? Algunas personas ocultan bastante bien la timidez o la ansiedad social. Así que no dejes pasar la oportunidad y acércate. Si te llama, genial. Si no lo hace, no hay problema.

REFLEXIONES SOBRE EL CAPÍTULO

Intentar salir de una conversación puede ser complicado y, a veces, ¡es una de las razones por las que la gente no quiere detenerse y entrar en una en primer lugar! Sin embargo, no siempre tiene que ser difícil y simplemente hay que conocer las señales que hay que buscar para indicar que la conversación está llegando a su fin de forma natural.

No hay que ofenderse si alguien necesita estar en otro sitio, porque habrá veces en las que estés hablando con alguien y tú también necesites ir a algún sitio. Todos tenemos vidas muy ocupadas, y debemos contar con que a veces las conversaciones van a empezar en malos momentos.

Intenta salir de las conversaciones con una actitud positiva e intercambia los números de contacto para seguir alimentando el rapport que se ha creado. Nunca se sabe, ¡podría ser un nuevo amigo para añadir a tu creciente colección!

III

MANTENIENDO TUS RELACIONES Y HACIÉNDOLAS DURADERAS

13

CÓMO CULTIVAR TUS NUEVAS AMISTADES

Una vez que empieces a crear un rapport con otras personas, también empezarás a formar conexiones y amistades. Eso significa que todo el trabajo duro está dando sus frutos.

Las amistades hacen que la vida valga la pena. Sin embargo, también hay que señalar que nada es 100% positivo todo el tiempo. Los amigos tienen discusiones, conflictos, chocan en temas, y a veces es doloroso porque no quieres discutir con alguien a quien aprecias. Sin embargo, es importante recordar que las amistades consisten básicamente en dos seres humanos que intentan navegar por la vida. Eso significa que a veces habrá problemas, pero lo que cuenta es cómo los superan juntos.

Cuando empiezas a crear amistades, es normal que lo des todo porque te preocupa que se vayan tan rápido como llegaron. Mi consejo es que te relajes y seas tú mismo. No hay que forzar las cosas y hay que dejar que las amistades se desarrollen de forma natural. Sí, tienes que asegurarte de que pasen tiempo juntos y de que no hagas nada que cause molestias o preocupaciones indebidas a tu amigo, pero tampoco tienes que fingir que eres alguien que no eres y no tienes que ser el que siempre intenta ponerse en contacto. Las amistades son un trato de ida y vuelta.

Esto no pretende ser una visión negativa de lo que es una amistad ni mucho menos. Las amistades son cosas maravillosas, pero cuando has luchado con tus habilidades sociales durante mucho tiempo y de repente te encuentras con gente nueva que quiere una amistad contigo, puede ser muy fácil llegar a temer que estas personas se vayan tan rápido como llegaron. No es así.

Esto es algo que experimenté, y por eso quiero destacarlo ante ti. Luché con la timidez durante tanto tiempo que tenía muy pocos amigos. Sin embargo, una vez que empecé a superarla y a abrirme a tener conversaciones con otras personas, sucedió lo natural: gané más amigos. Fue increíble, y mientras disfrutaba de cada segundo, tenía miedo al mismo tiempo.

Al hacer esto, en realidad estás derrotando al objeto y en realidad estás trabajando en contra de ti mismo. Así que mi consejo es que te relajes y disfrutes de los frutos de tu trabajo. Te lo mereces, y eso se debe a que has trabajado mucho para conseguirlo. Sin embargo, ¡el trabajo duro aún no ha terminado!

PASAR TIEMPO DE CALIDAD ES ESENCIAL

Hay muchas razones por las que es importante tener amigos en la vida. No solo hacen que la vida valga más la pena y sea más satisfactoria, sino que tener amigos es realmente muy importante para la salud mental.

Los beneficios de tener amigos incluyen:

- Te ayuda a sentir que perteneces a algo más que a ti mismo
- Te ayuda a identificar un propósito en la vida
- Te ayuda a sentirte más feliz y positivo
- Te permite gestionar y reducir cualquier tipo de estrés en tu vida
- Aumenta la confianza en ti mismo
- Aumenta la autoestima
- Te da una red de apoyo en momentos difíciles, como la pérdida de un ser querido, problemas de pareja o de trabajo
- Te ayuda a evitar mecanismos de afrontamiento poco saludables durante los momentos difíciles
- Te anima a hablar de tus sentimientos en lugar de mantenerlos reprimidos.

Por supuesto, las amistades son un camino de ida y vuelta. Por todos los beneficios que te aporta tener amigos, tú también debes proporcionar el mismo nivel de apoyo y felicidad a otra persona.

Para alimentar una amistad, ya sea de reciente creación o de larga duración, hay que esforzarse y eso significa pasar tiempo de calidad juntos. Esta es una parte vital de la amistad, porque sin ella, el vínculo se debilitará y, con el tiempo, se distanciarán. Puede que esto te haya ocurrido en el pasado.

Suele ocurrir cuando las personas se conocen al principio de sus vidas, por ejemplo, en la escuela secundaria. Una vez que dejan la escuela, las personas están tan absortas en los nuevos aspectos de su vida que se olvidan de esforzarse por mantener sus antiguas amistades. Antes de que te des cuenta, han pasado meses y años y no ha habido comunicación. Las amistades pueden extinguirse fácilmente si no se les dedica tiempo de calidad.

Pueden pasar tiempo juntos de muchas maneras diferentes. Puede ser saliendo en persona, por ejemplo, tomando un café, dando un paseo, organizando una comida, etc. También se puede charlar por Internet cuando no se tiene tiempo para reunirse o cuando las circunstancias no lo permiten. Sin embargo, siempre es mejor limitar la cantidad de interacciones online y dar prioridad a los encuentros en persona o, al menos, a hablar por teléfono.

Lo más importante es que cuando se reúnan, estén completamente presentes en el momento. Deja de lado el teléfono. Tus amistades son una parte muy importante de tu vida y, si estás constantemente pendiente del teléfono cuando se supone que estás pasando un buen rato con un amigo, le estás demostrando que no es tan importante para ti.

Piensa en cómo te sentirías si tu amigo revisara constantemente su teléfono cuando están cenando juntos. Te sentirías molesto, ¿verdad? Y tendrías razón en sentirte así.

Estar presente en el momento significa asegurarte de que tu atención está firmemente en tu amigo y en la conversación que están manteniendo. Esto significa que pueden tener charlas más profundas y que realmente pueden desarrollar su rapport. También significa que pueden compartir experiencias juntos y crear recuerdos, que es de lo que se trata la amistad. Si un amigo te cuenta una desgracia, quizás algo que le ha ocurrido en su vida, y no estás realmente en el momento o no estás escuchando bien, lo sabrá. Recuerda que tus amigos te conocen bien, incluso si no hace mucho tiempo que son amigos. Esto significa que van a saber si no estás realmente escuchando o prestando atención y se van a sentir molestos porque no te preocupa lo que te están diciendo. En algunos casos, esto puede ser suficiente para acabar con una amistad, y eso no es algo que quieras.

Si dedicas tiempo a tus amigos, los conviertes en una prioridad en tu vida y estás presente en el momento en el que pasan tiempo juntos, alimentarás esas conexiones y te beneficiarás de ellas en gran medida.

HACER UN ESFUERZO AYUDA A CONSTRUIR

Ya hemos dicho que para que una amistad crezca y siga funcionando bien, hay que pasar tiempo de calidad juntos de forma regular. Pero eso también significa que hay que hacer un esfuerzo. Es fundamental que este esfuerzo no recaiga únicamente sobre tus hombros y, del mismo modo, tampoco debes esperar que la otra persona haga todo el trabajo. Es una responsabilidad compartida.

Cultivar una amistad requiere trabajo, pero todo lo que pongas en la amistad te dará más. No hace falta tener grandes gestos ni planear elaboradas salidas; a veces las cosas más pequeñas pueden demostrar que te estás esforzando y que te importa. Por ejemplo, puedes enviar a tu amigo un meme divertido que hayas encontrado en Internet, o tal vez veas algo que sabes que le gustará, así que le envías el enlace correspondiente. Esto le demuestra que estás pensando en él y esa pequeña acción hace que las cosas sigan funcionando.

Los pequeños actos de amabilidad en las amistades son muy importantes y tienen un gran alcance. Tal vez hayas hecho un pastel en casa y te haya sobrado algo; cuando se encuentren al día siguiente, llévale un trozo para que lo pruebe. Tal vez hayas visto su bebida favorita en el supermercado y hayas pensado en darle una sorpresa. Esfuerzo no siempre significa regalos, pero sin duda siempre significa tiempo y atención.

Sin embargo, quiero volver a la idea de ser el que hace todo el trabajo por un segundo. Esto es algo que hay que tener muy en cuenta. La razón es que presionar constantemente puede resultar desagradable para tu amigo. Quizá esté pasando por un momento estresante en el trabajo o simplemente no se sienta muy bien en ese momento. Si intentas que se reúnan constantemente o lo bombardeas con mensajes, puedes hacer que se sienta estresado o molesto.

El mejor consejo es invitarlo a hacer algo y luego dejarlo en sus manos. Tú has hecho el esfuerzo y él o ella se pondrá en contacto contigo. Ocúpate de otra cosa. Si no te responde, puedes enviar un mensaje de seguimiento, pero no de inmediato: deja pasar unos días y pregunta si está bien. Eso es todo lo que tienes que hacer. Esforzarse no significa insistir demasiado, sino lo justo para que las cosas sigan avanzando y para alimentar la conexión que tienen.

NO TENGAS MIEDO DE SER VULNERABLE

Las amistades más estrechas y solidarias nacen de la capacidad de derribar muros y permitirse abrirse. Eso significa ser vulnerable.

Ser vulnerable puede ser una experiencia aterradora para algunas personas, pero es importante recordar que no tienes que compartir nada con lo que no te sientas cómodo. Establece tus propios límites y trabaja dentro de ellos. Siempre puedes ajustarlos cuando te sientas cómodo haciéndolo.

Sin embargo, por otro lado, también es importante no ser demasiado vulnerable y compartir en exceso todo lo que piensas y sientes. Tus amigos están ahí para apoyarte, esa es la verdad, pero no están ahí para respaldar tus emociones y escuchar cada cosa que va mal en tu vida. Se trata de encontrar un término medio.

Ser vulnerable también puede ser difícil porque alguien que ha pasado por un momento difícil en el pasado, o alguien que ha luchado con las habilidades sociales, es probable que haya construido altos muros a su alrededor. Esto es especialmente cierto si alguien te ha traicionado y herido en el pasado. Sin embargo, estos muros no hacen nada por ti. Puede que pienses que te protegen de más daños, pero en realidad solo te frenan y te impiden establecer relaciones enriquecedoras y solidarias con otras personas.

Ser vulnerable significa que tienes que confiar en que la otra persona te escuchará y estará ahí para ti, pero esta enorme apuesta no es un esfuerzo desperdiciado porque también permite que tu amigo confíe en ti. La confianza es un trato bidireccional y, en el caso de las amistades, se trata realmente de compartir en partes iguales.

Si necesitas un pequeño empujón en la dirección correcta, estas son algunas de las razones por las que permitirte ser vulnerable crea algunas de las mejores amistades.

- Ser vulnerable muestra a tus amigos que has depositado tu confianza en ellos
- Ser vulnerable también anima a tus amigos a abrirse a ti
- Cuando eres vulnerable, tus amigos pueden actuar como estímulo para que superes lo que te preocupa
- Cuando eres vulnerable no solo significa que confías en tu amigo, sino también que valoras la honestidad y la franqueza, que son rasgos positivos que hay que tener y mostrar
- Las amistades que se construyen compartiendo mutuamente preocupaciones e inquietudes son auténticas y suelen ser duraderas
- Ser vulnerable con tus amigos también te da confianza para salir a resolver cualquier problema que tengas, porque sabes que tienes el apoyo de tu círculo.

Guardar las cosas en el interior no es saludable y no ayuda a la salud mental. Lo único que hace es crear estrés y hacer que pienses demasiado. Las amistades son la salida ideal para expresar estas preocupaciones, permitiendo que tus amigos te escuchen, te apoyen y normalmente también te aconsejen. No se trata de juzgar tu problema ni de decirte lo que debes hacer, sino de que alguien que te conoce bien te dé su opinión sincera y te oriente, siempre en caso de que necesites ayuda adicional.

Las amistades sin vulnerabilidad son bastante forzadas y limitadas. Se podría decir que este tipo de amistades no son realmente auténticas. Sí, se conocen y disfrutan pasando tiempo juntos, pero una verdadera amistad consiste en compartir y apoyarse mutuamente. No puedes hacerlo si no estás dispuesto a abrirte y compartir las cosas en las que necesitas apoyo, y viceversa. Estar ahí el uno para el otro es lo que hace que una amistad pase de ser solo dos personas que se conocen a dos personas que se preocupan y quieren lo mejor para la otra.

Si te cuesta abrirte a tus nuevos amigos, quizá porque has construido esos muros a tu alrededor, empieza despacio y poco a poco. Comparte un detalle y comprueba cómo te sientes. Con el tiempo, te sentirás más seguro para romper esas barreras y abrirte.

LOS ALTIBAJOS DE LA AMISTAD

La belleza de la amistad es que uno está ahí para el otro en lo bueno y en lo malo. Un buen amigo compartirá tus penas y celebrará tus éxitos, y es a través de estas experiencias conjuntas que se forma un vínculo verdadero y duradero. Sin embargo, es importante recordar que para enriquecer tu amistad y estar realmente ahí para el otro, es necesario aparecer en los momentos difíciles de la vida.

Puede ser fácil aparecer en lo bueno y solo a medias en lo malo. Esto puede deberse a que no estás seguro de qué decir, o a que te sientes incómodo al ver a tu amigo afligido. Sin embargo, como amigo, tu trabajo es dejar de lado esa incomodidad y desempeñar el papel que se supone que debes desempeñar: el de apoyar.

Estar ahí en los momentos difíciles es lo que ayuda a crear un mayor nivel de confianza y, como resultado, su amistad será más profunda, duradera y realmente beneficiosa para ambos. Estar ahí no significa ofrecer grandes consejos o ser capaz de entender completamente, a menudo solo significa escuchar, hacer cualquier recado que tu amigo precise y ser una figura de apoyo y positiva en su vida.

Si piensas en la última vez que pasaste por un momento difícil en tu vida, probablemente no querías que nadie interviniera y resolviera el problema u ofreciera un consejo revolucionario, solo querías que alguien estuviera ahí y te escuchara, te abrazara y te dijera que todo iba a estar bien. Ese es el papel de un amigo.

No te juzga, no te dice lo que tienes que hacer, simplemente se centra en asegurarse de que estés bien y en echarte una mano cuando y si lo necesitas.

Por supuesto, las amistades no son solo para los malos momentos, y aquí también tiene que haber un equilibrio. Si, como amigos, todo lo que hacen es limpiar el desastre del otro y hacer que se sienta mejor, ¡se trata de una relación de apoyo y no de una verdadera amistad! Es necesario tener risas y sonrisas, recuerdos positivos a los que recurrir, y eso es lo que los ayudará a superar los momentos difíciles.

MANTÉN EXPECTATIVAS REALISTAS

Desde el día en que nacimos nos han alimentado con imágenes de lo que es la amistad, sobre todo a partir de programas de televisión y películas de gran éxito. ¿Recuerdas que antes mencioné que siempre quise tener un círculo social parecido al de Friends? Estas imágenes pueden hacer que desarrolles expectativas poco realistas sobre tus amistades, y cuando esas expectativas inevitablemente no se cumplen, te enfadas, te preocupas e incluso puede surgir un conflicto entre tú y tu amigo.

Es importante recordar que los amigos son seres humanos y que a veces los seres humanos están ocupados con otras cosas, cansados, estresados, enfermos o simplemente son un poco egoístas. Es importante tener expectativas realistas sobre tus amistades para no generar un problema por algo que no vale la pena.

Aunque es normal que tengas en mente la idea de la amistad como un jardín de rosas, es importante que mantengas una visión realista. Comprende que la vida se interpone a veces y que la gente dice y hace cosas hirientes en ocasiones, al igual que tú también lo haces de vez en cuando. A veces los planes se cancelan por otras cosas, los malentendidos ocurren, la gente prioriza otras cosas por encima de sus amistades en caso de necesidad. Una visión realista de una amistad tiene en cuenta todo esto y, por lo tanto, reduce las posibilidades de que se produzca un problema importante.

Sin embargo, eso no significa que debas permitir que tus amigos cancelen constantemente tus planes y se tomen a mal todo lo que digas. En ese caso, ¡no es una amistad! Se trata de equilibrio y de entender que a veces en la vida las cosas van mal y los planes tienen que cambiar. No te lo tomes a pecho si un amigo tiene que hacer esto, al igual que él tampoco debería tomárselo a pecho si tú tienes que hacerlo.

En el próximo capítulo hablaré de cómo manejar los conflictos en las amistades, pero, por ahora, centrémonos en esas expectativas. Esa es la mejor manera de evitar que se produzca un problema en primer lugar.

Expectativas de amistad realistas

- Tus amigos te tratan con respeto
- Tus amigos hacen todo lo posible para evitar molestarte o herir tus sentimientos
- Ambos sacan tiempo para el otro
- La amistad no te presiona ni te hace sentir incómodo
- Tus amigos te hacen reír y te hacen sentir mejor en general
- Tus amigos te apoyan cuando pasas por un momento difícil.

Expectativas de amistad poco realistas

- Los vínculos de amistad estrechos se producen de la noche a la mañana
- Compartes tus secretos más profundos casi al instante
- Esperas pasar una gran cantidad de tiempo juntos, incluso poco después de conocerse
- Esperas que tus amigos lo dejen todo y te escuchen o estén ahí para ti en un momento dado
- Esperas ser su prioridad número uno en la vida.

Es importante recordar que las verdaderas amistades tienen límites y avanzan a un ritmo que resulta cómodo para las dos personas implicadas. La confianza tarda en crearse y, si te lanzas a por una amistad desde el primer momento, estarás ejerciendo demasiada presión sobre la posible amistad. En todo caso, también podrías estar ahuyentando a la otra persona por ser demasiado pronto. Ve más despacio y deja que la amistad se desarrolle de forma natural, pero recuerda pasar tiempo de calidad juntos cuando ambos puedan.

REFLEXIONES SOBRE EL CAPÍTULO

Las amistades son algo maravilloso, pero, a diferencia de lo que muestran las películas, no surgen de la noche a la mañana, no te van a caer encima y tienes que esforzarte.

Tener amigos es importante para tu salud mental y tu felicidad en general, pero también debes aportar tanto como recibas. Recuerda estar ahí para tus amigos tanto como ellos lo están para ti y estar siempre presente en el momento en que pasen tiempo juntos.

También es fundamental que te permitas abrirte y ser vulnerable a un ritmo que te resulte cómodo. Esto no significa compartir tus secretos y preocupaciones más profundas si no te sientes cómodo haciéndolo, pero las relaciones auténticas necesitan de la vulnerabilidad para ayudar a construir la confianza. Esto puede ser difícil para las personas que han tenido un pasado difícil e incluso para las que tienen problemas de comunicación en general. Ve a un ritmo que te resulte cómodo y no te sientas apurado. Lo conseguirás siempre que sigas poniendo un pie delante del otro.

14

LOS CONFLICTOS QUE SURGEN Y CÓMO MANEJARLOS

Como alguien que luchó contra la timidez durante mucho tiempo, sé lo que se siente cuando empiezas a avanzar y notas que conectas con la gente y haces nuevos amigos. Es como si tuvieras un nuevo estímulo en la vida. También puede ser aterrador porque tienes miedo de decir o hacer algo que lo estropee.

Tienes que tranquilizarte al entablar una amistad y dejar que evolucione. Cuando se produzca un malentendido, algo que llegará en algún momento, ¡no te asustes! Es fácil pasar de 0 a 100 en menos de un segundo y ver las luces del desastre delante de tus ojos, pero los malentendidos se arreglan fácilmente. Mientras aprendes a mejorar tus habilidades sociales y a ser un mejor comunicador, tienes que saber que los percances van a seguir ocurriendo, son parte de la vida. Pero los contratiempos no significan el fin de una amistad o de una oportunidad, sino que forman parte de la historia.

No es posible "entenderse" el uno al otro el 100% del tiempo, y siempre habrá ocasiones en las que no te guste algo que tu amigo haya hecho, o quizás él o ella se ofenda por algo que hayas dicho o hecho tú. Parte de la amistad consiste en aceptar que la gente mete la pata a veces y, siempre que se trabaje para reparar esto, es decir, pedir una disculpa si es necesario, estas cosas pueden superarse, meterse debajo de la alfombra y olvidarse. Tal vez haya una lección que aprender dentro de ese problema y, en ese caso, por supuesto que hay que seguir adelante y adquirirla, pero no des por sentado que tu nueva amistad se ha acabado al primer indicio de problemas.

En este capítulo, quiero hablar de los conflictos dentro de las amistades y de cómo puedes manejarlos con calma y de forma correcta. La vida a veces nos pone algunos baches en el camino para mantenernos alerta, pero tus nuevas habilidades de comunicación te ayudarán, incluso mientras siguen creciendo y evolucionando.

NO TODO PUEDE IR SOBRE RUEDAS

Si he aprendido algo en la vida, es que las cosas rara vez van tan bien como las planeas. A veces hay que quitar las manos del volante e intentar ver por dónde van las cosas de forma natural. También he aprendido que si algo no va tan bien como esperabas, no pasa nada, porque siempre habrá una forma de reconducirlo, o tal vez de encontrar otra ruta que sea incluso mejor que la que habías planeado en primer lugar.

Cuando se involucra a más de una persona en una situación, existe la posibilidad de que surjan malentendidos y conflictos. Hablamos de dos personas individuales, dos opiniones, dos egos, dos conjuntos de pensamientos, dos cerebros y dos cúmulos de orgullo. ¡Comprende que la gente puede ser difícil! Las amistades están plagadas de percances de vez en cuando, pero a menos que se trate de algo terriblemente malo que hayas hecho, siempre hay una oportunidad de arreglarlo.

La información de este capítulo te ayudará a afrontar los conflictos cuando se produzcan, pero es importante tener la mentalidad adecuada desde el principio. Debes saber que los malentendidos y los problemas ocurren en cualquier amistad, y que, cuando ocurren, no es el fin del mundo. ¡Repite esto como un mantra cuando lo necesites!

LOS CONFLICTOS PUEDEN SER BENEFICIOSOS

Lo creas o no, los conflictos pueden ser muy útiles para una amistad. Es un poco como una limpieza de primavera, permite que entre aire fresco en la habitación, se deshace de las telarañas y deja la escena impecable. Una amistad que nunca experimenta una diferencia de opinión, un malentendido o un conflicto en general, probablemente no es genuina o no se ha invertido lo suficiente en ella. Cuando hay emociones y opiniones de por medio, los malentendidos son inevitables en algún momento, y es aún más confuso e incluso hiriente cuando se trata de un amigo porque es alguien que te importa.

Sin embargo, tener la mentalidad adecuada ante el conflicto significa que puedes buscar la solución al problema con mucha más facilidad y ahorrar tiempo. Una relación puede crecer y desarrollarse tras un conflicto, pero para ello es necesario ser honesto y reflexionar.

Por supuesto, cualquier tipo de conflicto te hace sentir molesto y triste. Es confuso y no sabes si te sientes culpable o atacado. Cómo te sientas inicialmente depende de tu visión del conflicto, que se desarrolla a lo largo de tus primeros años de vida. Si te han enseñado a tratar los problemas de forma constructiva y a comunicarte con claridad, no tendrás tantos problemas como alguien que siempre ha tenido problemas de comunicación, es decir, tú. Sin embargo, la buena noticia es que puedes darle la vuelta a un conflicto si entiendes por qué es realmente útil. Dos personas que han tenido un conflicto y una buena conversación posterior pueden volverse más cercanas como resultado.

Veamos algunas razones por las que los conflictos pueden ser útiles.

Los conflictos te dan la oportunidad de reflexionar

Puede ser que el conflicto esté diseñado para decirte algo, por ejemplo, que tus prioridades están en el lugar equivocado. Cuando tengas un conflicto, retrocede un minuto y analiza la situación. ¿Qué lo ha provocado? ¿Qué puedes aprender de él? ¿Sucedió porque no estás poniendo la cantidad adecuada de interés en tu amistad porque no te estás comunicando claramente? ¿Vale la pena discutir por ese problema? A veces es mejor dejar que las cosas pasen y olvidarlas.

Los conflictos identifican hábitos y comportamientos que necesitan ser cambiados

Un conflicto puede ser una señal de que algo tiene que cambiar, por ejemplo, puede que hayas desarrollado un hábito tóxico o puede que tu amigo lo haya hecho. En ese caso, el conflicto podría servir de llamada de atención. Si tienen discusiones o malentendidos con regularidad, eso aclara aún más la necesidad de analizar las cosas y evaluar lo que puede ser necesario cambiar.

No veas el conflicto como un posible punto final para la amistad, sino como una oportunidad para cambiar las cosas e introducir nuevos aires en una situación que claramente da problemas por alguna razón. Presta un poco más de atención a lo que haces tú y también a lo que hace tu amigo y a cómo se comunican el uno con el otro. Esto debería darte las respuestas que buscas.

Los conflictos sirven para aprender

Cualquier tipo de conflicto te da la oportunidad de aprender, sobre todo si revisas por qué no te entiendes con tu amigo o por qué ambos se pelean. Ese tema en particular podría ser un desencadenante que necesita ser resuelto. ¿Necesitas aprender a ser más comprensivo? ¿Necesitas escuchar más? ¿Qué puedes aprender del problema y qué puedes cambiar en el futuro? Por supuesto, esto también significa que tu amigo tiene que hacer lo mismo para que la oportunidad de aprendizaje funcione.

COMUNÍCATE CUANDO ESTÉS MOLESTO

Muchas veces, los conflictos se producen por un problema de comunicación. Por ejemplo, un malentendido se produce porque una persona no explica un asunto con claridad y la otra lo interpreta de otra manera. Incluso una discusión en toda regla puede ser el resultado de un problema de comunicación, porque una persona dice algo de forma ligeramente despreocupada o sarcástica y la otra se ofende por ello.

El conflicto, en su forma básica, siempre se reduce a problemas de comunicación.

Todo este libro trata de aprender a ser un mejor comunicador, pero a veces eso significa bajar un escalón y utilizar un lenguaje sencillo y claro. No siempre tienes que ser rebuscado ni complicarlo todo, a veces el mejor enfoque es el más sencillo.

Cuando estás enfadado por algo, es fácil dejarte llevar por tus emociones. Es muy probable que esto le ocurra a alguien que no tiene el nivel más alto de Inteligencia Emocional. Sin embargo, a medida que aumentes tu Inteligencia Emocional, te sientas más seguro de tu capacidad de comunicación y desarrolles tus habilidades sociales, podrás manejar tus propias emociones, gestionarlas y evitar que te lleven a actuar de una manera que pueda causar un conflicto o empeorar uno ya existente.

Cuando intentas resolver un conflicto, el mejor enfoque es el más simple. Una comunicación sencilla y clara permite que la otra persona sepa cómo te sientes, que entienda lo que ha hecho mal y que sepa cómo evitar que vuelva a ocurrir. O, si la culpa es tuya, una comunicación sencilla y clara le muestra a la otra persona que sabes lo que hiciste, que entiendes que estuvo mal y que vas a tomar medidas para que no vuelva a ocurrir en el futuro. Cuando complicas demasiado las cosas, corres el riesgo de empeorar el asunto, aunque tus intenciones sean honorables.

La emoción más habitual es la ira, y también es una de las más fuertes. La ira es la responsable de casi todos los conflictos si se examina detenidamente la causa principal. La ira te encoleriza, te insensibiliza a la realidad que te rodea y te empuja a decir y hacer cosas extremadamente desaconsejables.

Parte de lo que significa la Inteligencia Emocional es, por supuesto, estar en el momento y ser consciente de lo que se dice y se hace. Esta es la mejor técnica para manejar la ira. Tómate un momento, detente, respira y cuenta hasta diez. Si te apartas de la situación durante un tiempo muy breve, podrás adquirir perspectiva y eso te impedirá hacer algo que podría volver a atormentarte más adelante.

También hay algunas preguntas que deberías hacerte antes de intentar comunicarte con una persona con la que tienes un conflicto.

Pregunta 1 - ¿Qué quiero conseguir con esto?

En lugar de reaccionar en el momento, detente y pregúntate cuál quieres que sea el resultado. En esta situación, lo más probable es que quieras resolver el conflicto y que la amistad se restablezca. Mantener tu objetivo en mente te impedirá decir o hacer cualquier cosa que pueda provocar otro resultado, por ejemplo, decir algo en el arrebato de ira. Al detenerte y hacerte esta pregunta, también te estás dando el tiempo necesario para calmarte y ganar perspectiva: que tu amistad vale más que este conflicto.

Pregunta 2 - ¿Qué digo para conseguir el resultado que quiero?

Ahora que sabes lo que quieres, es el momento de pensar en las cosas que debes decir para conseguir ese resultado. Puede ser "lo siento" o "no quiero que discutamos", como precursor de la conversación que espera resolver el problema real.

Este tiempo también te permite pensar en cómo dices las palabras y no solo en las palabras en sí. Podrías decir la frase más sincera de la historia, pero si la dices de forma equivocada, quizás con un toque de sarcasmo y el tipo de lenguaje corporal equivocado, no servirá de nada e incluso podría empeorar el problema. Sé sincero, abierto y honesto.

Acuérdate de comunicar tus emociones para añadir autenticidad, por ejemplo: "Me siento triste porque nos estamos peleando", o "Estaba enfadado".

Pregunta 3 - ¿Cómo debo decirlo?

Acabo de mencionar que debes estar atento a tu lenguaje corporal y también debes evitar ser sarcástico, porque eso le quita totalmente el sentido a tus palabras y te da el efecto contrario. Antes de hablar con tu amigo, piensa en cómo vas a expresarte. Ten en cuenta el tipo de lenguaje corporal que va a hablar a tu favor en comparación con el que va a ir en tu contra.

Evita cruzar los brazos sobre tu cuerpo cuando estés hablando, ya que ese es el clásico lenguaje corporal defensivo. Esto le dirá a la otra persona que en realidad no lo lamentas y que te sientes atacado. En su lugar, mantén los brazos bajados a los lados y mantén el contacto visual. El lenguaje corporal más sencillo es a veces el mejor en estas situaciones.

Habla despacio, con cuidado, y evita cualquier tipo de broma o sarcasmo, incluso si la intención es ser gracioso. Podría tomarse a mal y eso arruinaría tus esfuerzos. Lo más sencillo es lo mejor.

Pregunta 4 - ¿Cuándo deberías hablar con tu amigo?

Para conseguir el resultado que deseas, tienes que elegir el momento con cuidado. Date tiempo para calmarte y estar relajado. Asegúrate de acercarte a tu amigo en un momento en el que sepas que también se siente más tranquilo y no cuando sepas que va a estar en medio de algo importante, por ejemplo, recogiendo a los niños del colegio o acabando de trabajar.

Tienes que elegir un momento en el que sepas que tus esfuerzos por calmar las cosas van a ser bien recibidos en lugar de un momento en el que las cosas puedan empeorar. Tú conoces a tu amigo mejor que nadie, así que piénsalo bien y no te sientas apurado; un buen comunicador sabe que no hay necesidad de apresurarse, las palabras y el corazón harán el trabajo cuando sea el momento adecuado.

LO QUE HAY QUE HACER Y LO QUE NO HAY QUE HACER EN CASO DE CONFLICTO

A la hora de gestionar un conflicto, hay cosas que se deben y no se deben hacer. Conocer estos puntos puede evitar que vayas por el camino equivocado y que empeores las cosas. Cuando hay emociones de por medio es muy fácil precipitarse, pero hay que calmarse antes de hacer lo que sea. ¡Haz que esa sea tu regla número uno!

Lo que hay que hacer en caso de conflicto

- **Elige el momento con cuidado** - Como he mencionado en la última sección, asegúrate de elegir el momento con mucho cuidado y espera hasta que estés lo suficientemente calmado como para hablar sin que tus emociones vuelvan a aumentar. También tienes que elegir un momento en el que tu amigo también se haya calmado y un momento que no sea especialmente malo para él en general.

- **Habla en persona en lugar de por mensaje de texto si es posible** - Puedes enviar un mensaje para preguntar si pueden reunirse para hablar, pero ten la conversación en sí en persona. Los mensajes de texto son muy fáciles de malinterpretar, y podrías acabar empeorando la situación. Hablar en persona también te da la oportunidad de leer su lenguaje corporal y sacar más provecho del encuentro.

- **Mantén las cosas sencillas** - La comunicación sencilla es la mejor para calmar un conflicto. No digas demasiado, no lo compliques en exceso, no utilices frases largas que nunca van al grano. Sé sencillo y di lo que quieres decir.

- **Piensa en lo que vas a decir** - Aunque no puedes ensayar un guión porque no sabes lo que va a decir la otra persona, deberías pensar en lo que quieres decir y en cuál es tu objetivo en la conversación. De este modo, no olvidarás ningún aspecto importante ni te echarás la culpa más tarde.

- **Sé firme en tus creencias, pero mantén la mente abierta también** - Si realmente crees que lo que dijiste o hiciste fue correcto, o que actuaste con las mejores intenciones, pero salió un poco mal, puedes mantener tus creencias. No tienes que admitir que te equivocaste si no fue así. Los adultos pueden estar de acuerdo en no estar de acuerdo. Sin embargo, debes tener la mente lo suficientemente abierta como para escuchar su versión y ver cómo interpretó tus palabras o acciones y reconocer que su punto de vista es tan válido como el tuyo.

- **Utiliza tu respiración para mantener las emociones bajo control** - Si sientes que estás empezando a alterarte, dirige tu atención hacia tu respiración y pon tus emociones bajo control. Esta es una táctica muy fácil que puedes utilizar en muchas situaciones; no obstante, cuando intentes comunicarte y no quieras que tu voz se tambalee o tus ojos empiecen a llorar, céntrate en algo que no se mueva y dirige tu atención a tu inhalación y exhalación. Asegúrate de ir más despacio y de respirar profundamente. Esto te ayudará a conectar con la tierra y a controlar las emociones que puedan surgir.
- **¡Escucha!** - No hace falta decir que el primer paso para afrontar un conflicto es escuchar a tu amigo cuando habla y demostrarle que lo estás haciendo. Si necesitas un repaso, vuelve a nuestro capítulo sobre la escucha y revisa los puntos de los que hablamos. Este es un aspecto muy importante en el manejo de los conflictos y podría ser la diferencia entre una resolución y un problema posterior.

Lo que no hay que hacer en caso de conflicto

- **Ponerte a la defensiva, esto no es una batalla** - Si hiciste algo mal, admítelo y sigue adelante. No te permitas ponerte a la defensiva y tratar de desviar la culpa hacia otro lado. Además, evita ese lenguaje corporal defensivo del que hablábamos antes. Estás hablando con tu amigo, no con un combatiente del ejército contrario. Incluso si no se entienden y los conflictos se producen con regularidad, siguen siendo amigos y siguen queriendo lo mejor para el otro. No hay necesidad de levantar tus muros y estar a la defensiva.

- **Sacar a relucir el conflicto una vez más** - Estás intentando resolver el conflicto, no continuarlo. No saques a relucir ciertas cuestiones y empieces a discutir una vez más. Puedes abordar estos aspectos pero, en cierto modo, eso significa que estás dispuesto a superarlos. Si sacas a relucir cosas con las que no estás de acuerdo, solo conseguirás un segundo asalto.

- **Permitirte ser emocional** - En la sección de "lo que sí debes hacer" hablamos de usar la respiración para controlar tus emociones, y eso es muy importante. Si te pones emocional, es posible que digas algo de lo que te arrepientas y no consigas el resultado que quieres. Mantente lo más equilibrado que puedas y céntrate en la resolución.

- **Decir demasiado** - No es necesario dar un gran discurso. Cuando pienses en lo que vas a decir, procura que sea lo más sencillo posible. Así tendrás menos posibilidades de que tu amigo te malinterprete y más posibilidades de que esté de acuerdo contigo.

- **Hacer que todo gire en torno a ti** - Se necesitan dos personas para entablar una amistad y dos personas para iniciar y continuar una discusión. Cuando intentes resolver el conflicto en cuestión, debes tener en cuenta que no todo gira en torno a ti. Respeta el punto de vista de la otra persona y, aunque es muy fácil dejarte llevar por lo que sientes y por el dolor, recuerda que probablemente a tu amigo también le ha dolido. Mantén el equilibrio y aprecia ambas partes.

CÓMO TRATAR CON ALGUIEN DIFÍCIL

Cuando empiezas a conocer gente nueva, es inevitable conocer a una o dos personas listas para poner a prueba tu paciencia. Hay gente difícil y, aunque siempre hay que dar el beneficio de la duda y dar una oportunidad a todo el mundo, ¡algunas personas están más allá de eso!

Las personas difíciles pueden aparecer en tu camino en cualquier situación. Puede que te encuentres con alguien en la parada del autobús que no para de quejarse, que tengas que lidiar con un cliente enfadado en el trabajo o que te hagas amigo de alguien que al principio parecía estupendo, pero que luego empezó a depender completamente de ti para recibir apoyo emocional las 24 horas del día. Vale la pena recordar que alguien podría estar simplemente teniendo un mal día, pero si experimentas un comportamiento difícil por parte de la misma persona en varias ocasiones, tienes que pararte a pensar si realmente necesitas algo así en tu vida.

Veamos algunos ejemplos de personas difíciles con las que te puedes encontrar y por qué son tan difíciles de tratar.

- **Aspiradoras del estado de ánimo** - Este tipo de

personas literalmente te chupan la vida porque siempre son muy negativas y rara vez tienen algo bueno que decir. Este tipo de personas nunca están contentas y a menudo se quejan o arrastran a los demás. ¡Al final, te sentirás igual de negativo y tu estado de ánimo caerá en picada!

- **Personas presumidas** - Estas personas siempre tienen que ir más allá y ser las mejores. Si tienes un nuevo iPhone, estas personas tendrán la nueva versión. Si te sientes bien, ellas se sienten estupendas. Lo hacen hasta cierto punto porque necesitan la validación para sentirse bien, pero las constantes comparaciones y el tratar de ser mejor que los demás no es más que agotador.

- **Personas mandonas** - Las personas mandonas suelen ser las peores con las que lidiar porque nunca se equivocan (eso creen) y no van a dudar en pisotearte para conseguir lo que quieren. El mejor consejo con este tipo de personas es dejarlas hacer lo que hacen y alejarte. Nunca las cambiarás.

- **Personas que se dejan pisotear** - Este tipo de personas son las que quieres agarrar y sacudir, intentar sacarles algo de vida o emoción. No dicen ni hacen mucho, a menudo dejan que otras personas hagan su parte injusta del trabajo y simplemente estarán de acuerdo con todo lo que digas. Molesto, por decir lo menos.

- **Manipuladores** - Estas personas son peligrosas y a menudo se disfrazan de alguien en quien puedes confiar y de alguien que podría llegar a gustarte, pero terminan siendo peores que los mandones y pueden manipularte para que digas o hagas lo que quieran. Esta categoría también incluye a los narcisistas, y es mejor tratar de evitarlos a toda costa.

Si te resulta agotador tratar con alguien de forma habitual y no te hace sentir bien por mucho que lo intentes, probablemente sea una señal muy clara de que esa persona no está destinada a formar parte de tu círculo social. Si se trata de una persona del trabajo, tendrás que tolerarla durante tus horas de trabajo lo mejor que puedas, quizás manteniéndola a distancia. Para todos los demás, ¡trata con ellos cuando sea necesario y mantente alejado el resto del tiempo!

Aparte de los tipos de personas con los que es probable que te encuentres, es importante que conozcas algunas técnicas que puedes utilizar para manejar a estas personas cuando están delante de ti. Veamos esto ahora.

Establece límites y plazos

Si alguien te hace sentir negativo o simplemente te hace poner los ojos en blanco constantemente, tienes que establecer límites de tiempo para el rato que vas a estar a su lado y límites para lo que vas a tolerar y lo que no. Es la única manera de salir relativamente indemne de la situación y de salvar tu cordura.

Por ejemplo, si tienes un compañero de trabajo que siempre se queja y es muy negativo, no puedes alejarte de él porque tienes que trabajar a su lado y es una grosería. Sin embargo, puedes establecer límites de tiempo y de intensidad antes de alejarte. Podrías escuchar a la persona durante cinco minutos por la mañana alrededor de la máquina de café y luego excusarte para marcharte y seguir con tu día.

Sé consciente de tus emociones

Si alguien te hace sentir realmente deprimido y negativo, tienes derecho a alejarte de él o ella, educadamente por supuesto. Tienes que ser consciente de tus emociones y estar atento a cómo te hace sentir alguien. Nunca ignores tu instinto, especialmente cuando se trata de personas y de las vibraciones que te transmiten.

Asfixia con tu amabilidad

No importa con qué tipo de persona estés tratando, no te equivocarás si abordas la situación con total amabilidad y compasión. Puede que la otra persona lo odie en secreto, pero al menos estás haciendo lo correcto. Al utilizar esta táctica, te liberas de cualquier mal karma y desvías sus rasgos negativos hacia él o ella.

Busca puntos en común

Es probable que no quieras ser realmente amigo de este tipo de personas, pero aun así debes tener un rapport durante el tiempo que necesites pasar con ellas. Recuerda, ¿cuál es la mejor manera de crear un rapport? Buscando puntos en común. Puede que tengas que buscar mucho y ser creativo, pero siempre habrá algo que puedas utilizar para construir una conversación y alejarla de la negatividad.

Mantén la calma

Ya he mencionado que debes ser consciente de tus emociones, pero si estás tratando con alguien que está bastante enfadado e irritado, es vital que mantengas la calma. Si estás tratando con un manipulador, de nuevo, mantén la calma y no permitas que se meta en tu cabeza. Si te concentras en tu respiración, podrás mantener tu propia ira bajo control y tus emociones tranquilas.

Céntrate en lo que puedes controlar

Algunas personas no pueden ser cambiadas, y no deberías intentarlo nunca. Sin embargo, puedes centrarte en las cosas que puedes controlar y olvidarte del resto. Por ejemplo, si estás en el trabajo y tienes que lidiar con un cliente enfadado, céntrate en encontrar una solución y olvida el resto. Si estás tratando con un amigo que espera que estés a su disposición las 24 horas del día, establece los límites de los que hemos hablado antes y céntrate en controlar tus emociones y tu respuesta. No tienes que responder todo el tiempo, no si la persona está invadiendo tu tiempo personal con tu familia y no está siendo respetuosa.

REFLEXIONES SOBRE EL CAPÍTULO

A la mayoría de la gente no le gustan los conflictos, y me incluyo. Sin embargo, el conflicto es una parte esencial de la vida porque nos permite aprender y crecer. La clave está en abordar el conflicto de forma correcta y oportuna, y evitar que los problemas se agudicen y se infecten.

Cuando tengas tu primer conflicto con un amigo, es posible que te entre el pánico y pienses que la amistad está condenada. No es así. El conflicto puede ser saludable y puede ayudar a que se acerquen más con el tiempo. Lo único que tienes que hacer es ser consciente de lo que hay que hacer y lo que no hay que hacer para superar el conflicto sin empeorar las cosas.

A medida que vayas adquiriendo confianza en tus nuevas habilidades sociales, también te abrirás a la posibilidad de que surjan más conflictos, simplemente porque estarás tratando con otras personas de forma habitual. Considera esto como un avance positivo en tu trayectoria y aborda cada malentendido y conflicto como una oportunidad para aprender más.

INTENSIFICANDO LAS RELACIONES ACTUALES EN TU VIDA

Hasta ahora, hemos hablado de utilizar tus habilidades sociales para conocer gente nueva, establecer un rapport y luego profundizar en una conexión hasta el punto de que pueda conducir a una amistad. Al principio de este libro, probablemente nunca pensaste que serías capaz de hacerlo.

Durante mis primeros años, mi timidez me impedía hablar con la gente de esta manera. ¡En aquel entonces, si me hubieran dicho que estaría aquí sentado escribiendo un libro para ayudar a otros a superar lo mismo de la forma en la que yo lo hice, me habría reído! Sin embargo, toma mi éxito como motivación y como testimonio de cómo todo este proceso puede revolucionar completamente tu vida, no solo tus habilidades sociales.

Hay una última cosa que debes tener en cuenta: no te entusiasmes tanto por conocer gente nueva y crear nuevas conexiones como para olvidar las que ya tienes en tu vida.

AMISTADES EN LA EDAD ADULTA

En la infancia, la amistad es fácil. Puedes crear un vínculo por el bonito color de tu jersey y después estarás jugando en el arenero durante horas. Sin embargo, a medida que la edad adulta se impone, resulta más difícil que nunca encontrar tiempo para dedicar a nuestras amistades. Como ya hemos hablado, uno de los aspectos más importantes de cualquier amistad es pasar tiempo de calidad juntos.

En muchos sentidos, este problema se debe a que la vida se vuelve ajetreada y nos lleva en diferentes direcciones. Los amigos se van de viaje, tal vez se mudan a otro país, algunos se casan, tal vez tienen hijos, y otros se enfrascan tanto en su carrera que no tienen mucho tiempo para nada más. A medida que avanzamos en la vida, también conocemos a un nuevo grupo de personas con las que es muy fácil sentirnos más unidos porque reflejan el estado de nuestra vida en ese momento. Puede que nuestros amigos de la infancia, o los amigos que hicimos antes en nuestra vida, ya no nos proporcionen el mismo punto en común.

Sin embargo, es importante recordar que los puntos en común rara vez cambian tanto, y cuanto más tiempo lleves siendo amigo de alguien, más importante será mantener viva esa amistad.

Veamos algunas formas de encontrar tiempo para ponerte al día con tus amigos, incluso en el ajetreado mundo moderno de hoy.

Crea un grupo de WhatsApp - Aunque no tengas tiempo para ponerte al día regularmente, puedes hacerlo virtualmente a través de las aplicaciones de mensajería. Si tienes un grupo de amigos de la infancia o amigos a los que conoces desde hace tiempo, crea un grupo de WhatsApp y podrán estar en contacto entre sí con mucha regularidad y sin mayor problema.

Conéctate en las redes sociales - Si no quieres configurar aplicaciones de mensajería, puedes simplemente conectarte en las redes sociales y estar al día de lo que hace el otro. Sin embargo, recuerda que la conexión no debe ser simplemente virtual y que es necesario reunirse en persona para mantener viva la amistad.

Organiza un día al mes o a la semana para hacer algo - ¡Todo el mundo puede dedicar un día o una tarde al mes! Si pueden hacerlo una vez a la semana, inténtenlo, pero si no, ponerse al día una vez cada quince días o una vez al mes también es una gran idea. Pueden salir a comer y tomar algo o simplemente ir a tomar un café y charlar por la tarde, ¡pero no lo cancelen!

Haz que el tiempo que compartan sea una prioridad - Mantener una amistad a largo plazo consiste en hacerla una prioridad y no dejar que la vida se imponga. En el momento en el que empieces a cancelar y reorganizar las reuniones, tómalo como una advertencia para ser más consciente de lo que haces. Es una pendiente resbaladiza hacia el distanciamiento y eso no es algo que quieras.

MANTENIENDO EL CONTACTO

Ya he hablado del hecho de que a medida que avanzamos en la vida, esta se vuelve simplemente más ocupada. Es fácil dedicar toda tu atención a las cosas nuevas de tu vida y, antes de que te des cuenta, te estarás olvidando de todo lo que había antes, incluidos los viejos amigos. Seguir en contacto no es difícil, y se tarda literalmente unos segundos en enviar un rápido mensaje de "espero que estés bien".

Empieza a ver el estar en contacto como una carga menos y más como un hábito positivo que adquieres de forma regular. Probablemente llames a casa de tus padres cada semana, así que ¿por qué no hacer lo mismo con tus viejos amigos?

Una vida ajetreada no debería impedirte mantener el contacto con la gente, y el hecho de no hacerlo apunta más a una falta de interés que a una vida ocupada. Alimentar las relaciones se reduce a mantener viva la conexión y, aunque no puedas dejarlo todo y reunirte para tomar un café, puedes hacer una pequeña cosa que le demuestre a tu amigo que estás pensando en él y que es importante en tu vida.

Algunas ideas incluyen:

- Pasar a tomar un café de camino a casa desde el trabajo
- Enviar un mensaje de texto para saber cómo está
- Recordar cumpleaños, aniversarios, cumpleaños de los hijos, etc.
- Enviar memes y gifs divertidos por WhatsApp, solo porque sí

- Etiquetar a tu amigo en cosas que ves en Facebook y comentar "¿te acuerdas de cuando...?"
- Preguntarle si tiene tiempo de ir a tomar un café durante la pausa del almuerzo en el trabajo.

Como puedes ver, no tiene que llevar mucho tiempo, ni siquiera tiene que ser algo enorme, solo se trata de mantener la conexión viva y permitir que la amistad se alimente a largo plazo, sin importar lo ajetreada que se ponga la vida.

LOS PEQUEÑOS DETALLES SON IMPORTANTES

A veces, las pequeñas cosas de la vida son las que más importan, ¿no lo crees? La intención realmente importa más que los grandes gestos, y cuando se trata de mantener viva una amistad durante la edad adulta, todo este concepto da en el clavo.

Saber que estarás ahí para tu amigo en caso de que te necesite es mucho más reconfortante y valioso que un enorme ramo de flores. Un mensaje de texto en el momento justo puede alegrarte el día y ponerte una sonrisa en la cara más que cualquier otra cosa. Una sonrisa pícara cuando los dos "entienden" un chiste puede hacer que te sientas completamente animado. Ninguna de estas cosas es un gran gesto, y sin embargo, son sumamente valiosas.

Por supuesto, sería bonito tener un viejo amigo que te enviara regularmente grandes regalos y se ofreciera a llevarte de vacaciones de vez en cuando, pero ¿qué significa eso? Los regalos son agradables, pero no tienen la misma conexión profunda que el pensamiento. Un mensaje que diga "Sé que hoy es el aniversario de la muerte de tu madre. Solo quería enviarte mi amor y saber que estoy pensando en ti" puede ser la diferencia entre que esa persona decida ahogar sus penas en vino al llegar a casa o pueda afrontar el día con algo de fuerza. Ese es el poder de la amistad.

Si tienes un viejo amigo que trabaja en la oficina opuesta a la tuya y simplemente no tienen mucho tiempo para ponerse al día últimamente, comprarle un café y dejarlo en su escritorio al pasar, con una sonrisa traviesa, es suficiente para que se sienta diez veces mejor. Se trata de notar cuando alguien no se siente bien, de recordar los días especiales y, simplemente, de demostrar que estás dispuesto a seguir esforzándote.

Las pequeñas cosas importan.

ÁBRETE AL CAMBIO

Las amistades cambian. Esto es algo que he aprendido mucho a lo largo de los años. Esta situación es especialmente pertinente cuando tienes amigos desde la infancia. Mi mejor amiga es alguien a quien conozco desde que tenía dos años. Nuestra amistad ha aguantado 36 años, a través de la muerte de sus dos padres, mi mudanza, las discusiones de la adolescencia y, finalmente, su matrimonio. Ese fue el mayor cambio para mí porque significó que ella estaba en un espacio completamente diferente en su vida comparado con el mío.

Al principio, me preocupaba un poco, porque ¿cómo iba a cambiar nuestra amistad? Sí la cambió, pero ¿lo hizo para peor? No. El cambio no tiene por qué ser malo, y tienes que estar abierto a él y aceptarlo si quieres mantener amistades importantes en tu vida. No se puede obligar a la gente a permanecer en el mismo espacio toda la vida, simplemente no es posible, al igual que tampoco se te puede obligar a ti a hacer lo mismo. Lo que tienes que hacer es ajustarte y adaptarte, sabiendo que si tu amistad es lo suficientemente fuerte, tienes muchas posibilidades de mantenerla viva.

Las amistades cambian durante la edad adulta de forma natural, simplemente porque cambiamos. A lo largo de tu vida, puede que estés profundamente asentado como la misma persona, pero las diferentes facetas de tu personalidad y de tu psique interior siempre están cambiando. Cuando estaba atrapado en un ciclo de timidez, era una persona muy poco segura de sí misma y tranquila, sin embargo, ahora soy totalmente diferente. ¿Soy una persona diferente en el fondo? No, pero mi forma de hacer las cosas ha cambiado. Por eso las amistades cambian.

Afrontar el cambio es difícil para cualquiera, pero es importante verlo como algo positivo y no como algo negativo. Si notas que tus amistades están cambiando, aquí tienes algunos consejos que te ayudarán a afrontar el cambio en general.

- **Dale tiempo a las cosas para que se asienten** - Cuando se produce un cambio, es probable que se necesite un poco de tiempo para que el terreno se asiente. No te preocupes por eso y, mientras tanto, mantente en contacto mediante mensajes de texto y pequeños gestos aquí y allá.
- **Cambia tu punto de vista** - Intenta ver las cosas desde su punto de vista y entiende que tal vez está pasando por un

momento estresante en la vida, o tal vez está tan emocionado por el gran cambio en su vida que está viendo las cosas a través de una visión de túnel en este momento. Utiliza tu empatía para afrontar el momento.

- **Háblalo** - Habla de tus sentimientos con un amigo de confianza y busca su consejo. A menudo, permitirnos escuchar el punto de vista de otra persona nos ayuda a replantear la situación de forma más positiva.

- **Céntrate en ti mientras tanto (pero no olvides a tu amigo)** - Mientras el terreno se asienta céntrate en ti y sal a conocer gente nueva. Eso no significa que te estés olvidando de tu amigo, simplemente significa que le estás dando el tiempo que necesita para adaptarse a su nuevo cambio.

Puede ser duro que las amistades cambien, pero aferrarte al pasado y querer que las cosas sigan igual solo te va a traer tristeza al final. Es mucho mejor estar dispuesto a seguir la corriente y permitir que las amistades evolucionen. La mayoría de las veces, acabas con algo mucho más valioso de lo que tenías al principio: una amistad que ha perdurado.

Por supuesto, puede haber ocasiones en las que una amistad no perdure, cuando la otra persona se aleja demasiado y no pone su parte necesaria de esfuerzo. Esto es algo muy difícil de gestionar y puede ser muy desagradable, pero hay que verlo como algo inevitable en la vida y como algo que puedes superar.

He tenido amigos que van y vienen, y muchos se han ido de mi vida porque simplemente nos distanciamos. Esto no fue culpa de nadie, ni se debió a una falta de esfuerzo, simplemente son cosas que pasan. Cuando un amigo se va de tu vida, deséale lo mejor, envíale cariño y céntrate en los buenos recuerdos que tienes. Si te permites amargarte por el hecho de que tu amistad se haya desvanecido, solo vas a afectar tu forma de relacionarte con la gente en el futuro.

En este caso, simplemente mantén tus amistades actuales un poco más cerca y recuerda que la vida tiene una extraña forma de enderezarse al final.

ES LA CALIDAD PARA MÍ

Vivimos en un mundo dominado por las redes sociales. Todos estamos obsesionados con conseguir un número x de "me gusta" y alcanzar un determinado número de amigos. Pero ¿consideras a estas personas tus verdaderos amigos? Yo no.

En mi caso, tengo amigos en las redes sociales, a los que preferiría llamar seguidores, y tengo amigos de verdad. Algunos de mis amigos reales también están en las redes sociales, pero lo más importante es el tiempo que pasamos lejos de nuestros teléfonos y ordenadores portátiles.

A medida que vayas desarrollando tus habilidades sociales, probablemente harás todo lo posible por encontrar tantos amigos nuevos como puedas. Estás haciendo gala de tus nuevos músculos comunicativos y no puedo culparte por ello: te mereces una enorme palmadita en la espalda. Sin embargo, debes saber que, al final, lo que realmente importa es la calidad sobre la cantidad.

¿Cuántos de tus amigos estarían ahí si realmente los necesitaras? Esos son los que más tienes que tener en cuenta. Está bien tener muchos amigos, pero los que estarían ahí para ti son los más valiosos y los que más cuentan.

Yo recomendaría hacer un balance de las redes sociales de vez en cuando. Puede que no todos los que aparezcan en la lista te sirvan. Cuando te esfuerzas por alcanzar un determinado número de seguidores o "amigos", puede que estés añadiendo personas que utilizan tus cuentas de redes sociales como una herramienta de vigilancia y no porque estén genuinamente interesadas en lo que haces con tu vida. Los amigos tóxicos no son amigos, son personas que no necesitas en tu vida.

Si alguien te hace sentir incómodo, te quita mucho más de lo que te da, habla a tus espaldas, te manipula, te menosprecia o difunde falsos rumores sobre ti, bórralo y sigue adelante. Esto no debería perjudicarte porque esas personas no son verdaderos amigos. He perdido la cuenta del número de personas que creía que eran mis amigos y resultaron ser individuos tóxicos que tenían otras intenciones. No les des ni un segundo más de tu tiempo y bórralos de tu vida, virtualmente y de forma efectiva.

No estoy sugiriendo que hagas una selección de amistades cada seis meses, sino que seas consciente de que tener amigos de verdad en los que puedes confiar es mucho más importante que tener una larga lista de personas que podrían parecer tus amigos, pero que en realidad están lejos de serlo. ¡La calidad es mucho más importante!

REFLEXIONES SOBRE EL CAPÍTULO

Las amistades van y vienen, pero las mejores perduran a largo plazo. Mantener la amistad en la edad adulta es difícil y nadie debería intentar decirte lo contrario. Mi mejor amiga y yo perdimos el contacto durante un corto periodo de tiempo a principios de los 20 años y volvimos a estar juntos unos 5 años después. Estamos más unidos que nunca porque aprendimos de nuestros errores y nos esforzamos por mantener el contacto, aunque actualmente haya mucha distancia real entre nosotros.

Es estupendo tener muchos amigos y, cuando empieces a flexibilizar tus habilidades sociales, verás que conocerás a gente con mucha más facilidad que antes. Sin embargo, no olvides a tus viejos amigos y dedícales tiempo. La lealtad cuenta mucho y eso es lo que te mostrará quiénes son los auténticos en comparación con los que entran en tu vida, se quedan un tiempo y luego vuelven a salir.

Debes saber que no todo el mundo está destinado a permanecer en tu vida y, por muy doloroso que pueda ser a veces, tienes que permitir que el camino siga su curso. A menudo, las personas se alejan y no hay nada que las haga volver, pero siempre hay que intentar establecer esa conexión una vez más antes de desistir.

A medida que las amistades cambian, debes saber que tú también estás cambiando y que no todo es malo.

CONCLUSIÓN

¡Y ahí lo tienes!

Hemos llegado al final del libro. ¿Cómo te sientes ahora? Espero que te sientas seguro de ti mismo, lleno de energía y con ganas de aprovechar las innumerables oportunidades que tienes ante ti.

Tal vez ya hayas comenzado tu viaje hacia el dominio de la comunicación, o tal vez hayas leído el libro de principio a fin antes de empezar. Sea cual sea el camino que hayas tomado, debes saber que los próximos pasos están en tus manos. Tu futuro no tiene por qué parecerse al pasado. No tienes que dejar que las barreras se interpongan en tu camino para tener la vida que quieres, y puedes cambiar todo lo que quieras cambiar siempre que te pongas a trabajar.

Tus habilidades sociales son un millón de veces más importantes de lo que crees. Afectan tu vida en todos los aspectos, desde cómo haces amigos hasta cómo los mantienes, desde cómo encuentras un trabajo que te satisfaga hasta cómo aprendes y creces. Afectan tu forma de verte a ti mismo y de interactuar con los demás, y afectan tu forma de leer a la gente. Las habilidades sociales también afectan la gestión de las emociones, porque están estrechamente relacionadas con la Inteligencia Emocional.

Al leer este libro y seguir los consejos que te he dado, tu nivel de Inteligencia Emocional aumentará. Es inevitable porque, a medida que vas dando los pasos que se indican en el libro, vas mejorando tus habilidades sociales, te vas convirtiendo en un comunicador mucho más eficaz y vas aprendiendo sobre las personas cada día. Espero que te sientas emocionado ahora mismo porque yo me siento emocionado por ti. ¡Oh, las posibilidades!

Ahora mismo, quiero que imagines la vida que quieres para ti. Vamos, permítete soñar por un minuto. ¿Qué aspecto tiene? ¿Cómo se siente? ¿Estás sonriendo? Deberías estarlo, porque esa imagen que tienes en tu mente ahora mismo podría ser tu vida en un periodo de tiempo relativamente corto. Puede que no me creas del todo ahora, pero pregúntale a cualquiera que me haya conocido antes de hacer mi propio viaje.

Yo era una persona tímida y muy callada. No es que fuera introvertido y no es que no tuviera confianza en mí mismo; sí la tenía, solo que no tenía confianza para hablar con otras personas y eso afectó negativamente cada parte de mi vida. Verás, una vez que tomas la decisión de cambiar algo y vas realmente con todo, no hay nada que te detenga. Y una vez que la confianza se apodera de ti y sabes que puedes hacer lo que antes no creías que podías hacer, te vuelves partícipe de una sensación inigualable.

TU VIAJE EMPIEZA CON UN PASO

Lo único que tienes que hacer es decidirte a cambiar y hacerlo. Parece una tarea descomunal, pero eso se debe a que lo has concebido en tu mente de esa forma. No lo es. Son solo pequeños ejercicios diarios que se convertirán en una bola de nieve para lograr un cambio masivo en tu vida.

Empezamos el libro hablando de la Inteligencia Emocional (EQ) y de lo que es. Tu nivel es bastante bajo ahora mismo porque has admitido abiertamente que tienes pocas habilidades sociales al elegir este libro, ¡pero eso va a cambiar muy rápidamente!

Hemos hablado de lo que son las habilidades sociales y de por qué son importantes, y ahora sabes que tu capacidad para comunicarte de forma correcta marca una gran diferencia en todos los aspectos de tu vida. Te he dado mucha ayuda práctica y consejos para empezar, incluyendo los lugares a los que puedes acudir para conocer nuevos amigos. La responsabilidad de hacer todo esto recae en ti, pero debes saber que en cualquier momento puedes volver a este libro y encontrar a alguien que te entienda. Yo te entiendo. Entiendo todo esto porque estuve allí. Creo en ti.

Hemos hablado de las cosas que puedes estar haciendo que sabotean tus esfuerzos por conocer gente nueva y sabes exactamente lo que tienes que hacer para cambiar. Sabes todo lo que hay que saber sobre las primeras impresiones, el lenguaje corporal, la comunicación no verbal y cómo transmitir tu mensaje y asegurarte de que te entiendan.

Terminamos el libro hablando en detalle de las amistades y de cómo afrontar las pruebas y dificultades que las acompañan. Aunque las amistades requieren trabajo y, ciertamente, a veces van acompañadas de una buena dosis de dramatismo, son una de las cosas más valiosas que se pueden tener en la vida. Los amigos solidarios, genuinos y afectuosos te ayudarán en los momentos más difíciles y compartirán tu alegría en los buenos momentos. Eso es exactamente lo que te espera.

ENTONCES, ¿AHORA QUÉ?

Ha llegado el momento de que tomes todo lo que has aprendido en este libro y lo pongas en práctica con firmeza. Trabaja de la manera que más te convenga. Tal vez ya hayas empezado, pero si no es así, puedes empezar capítulo a capítulo y trabajar poco a poco si quieres, o puedes leerlo todo, tomar notas y luego ponerte a trabajar. Cada persona aprende de una manera diferente, así que asegúrate de adaptar tu enfoque a tus propias necesidades de aprendizaje.

Si te olvidas de algo o necesitas una aclaración, puedes volver al capítulo que necesitas y encontrar las respuestas. Este libro estará siempre a tu lado a lo largo de tu viaje y en el futuro. Podrías pensar que este viaje tiene una fecha de finalización, pero no es así. Mi viaje aún no ha terminado, todavía estoy aprendiendo. Las personas son muy complicadas y tenemos que crecer y adaptarnos en función de quienes entran en nuestra vida y en función de sus personalidades. Estamos constantemente en alerta y ¡eso es lo que lo hace tan maravilloso!

Empieza por lo pequeño o por lo grande, trabaja a tu manera. Sin embargo, si eres una persona que lucha contra la ansiedad social o la timidez, trabaja poco a poco y recuerda que cada pequeña victoria que consigas en el camino es un gran progreso. Esto no es una carrera y nadie más tiene que saber lo que estás intentando hacer: los resultados serán muy evidentes para ellos cuando tus niveles de confianza se transformen y empieces a desenvolverte con naturalidad de una manera que te haga brillar desde dentro hacia fuera.

Puede que tengas algún percance por el camino, y debes saber que es normal. Puede que un día te levantes y te sientas completamente perdido. Eso no significa que todo el progreso que hayas hecho hasta el momento se haya echado a perder, solo significa que estás teniendo un mal día y que necesitas ser amable contigo mismo. Todos tenemos esos días, somos humanos después de todo.

Lo único que me queda por hacer es desearte buena suerte. El poder de cambiar tu vida está en tus manos y tú y solo tú puedes hacer los cambios que realmente quieres ver. Recuerda darte una palmadita en la espalda y celebrar cada éxito, al tiempo que ayudas a otras personas de tu entorno que puedan necesitar ayuda con sus habilidades sociales. Comparte los conocimientos y haz que la gente crezca.

Tu viaje solo acaba de comenzar.

REFERENCIAS

Un nuevo modelo de niveles sobre la Inteligencia Emocional. (A New Layered Model on Emotional Intelligence). (2018, 1 de mayo). PubMed Central (PMC). https://www.ncbi.nlm.nih.gov/pmc/articles/PMC5981239/

Avances en la investigación de la ansiedad social y su trastorno (Sección especial). (Advances in the Research of Social Anxiety and Its Disorder). (Sin fecha). PubMed Central (PMC). https://www.ncbi.nlm.nih.gov/pmc/articles/PMC2846378/

Sistema de inhibición conductual y autoestima como mediadores entre la timidez y la ansiedad social. (Behavioral inhibition system and self-esteem as mediators between shyness and social anxiety). (2018, 1 de diciembre). ScienceDirect. https://www.sciencedirect.com/science/article/abs/pii/S0165178117323326

El lenguaje corporal en el cerebro: construyendo el significado a partir del movimiento expresivo. (Body language in the brain: constructing meaning from expressive movement). (2015). PubMed Central (PMC). https://www.ncbi.nlm.nih.gov/pmc/articles/PMC4543892/

Todo lo que siempre quisiste saber sobre la timidez en un contexto internacional. (Everything You Ever Wanted to Know About Shyness in an International Context). (Sin fecha). Asociación Estadounidense de Psicología. https://www.apa.org/international/pi/2017/06/shyness

Gibbons, S. (2018, 20 de junio). *Tú y tu negocio tienen 7 segundos para causar una primera impresión: He aquí cómo tener éxito. (You And Your Business Have 7 Seconds To Make A First Impression: Here's How To Succeed).* Forbes. https://www.forbes.com/sites/serenitygibbons/2018/06/19/you-have-7-seconds-to-make-a-first-impression-heres-how-to-succeed/?sh=1897dbf656c2

O'Connor, P. J. (2019). *La medición de la Inteligencia Emocional: Una revisión crítica de la literatura y recomendaciones para investigadores y profesionales. (The Measurement of Emotional Intelligence: A Critical Review of the Literature and Recommendations for Researchers and Practitioners).* Frontiers. https://www.frontiersin.org/articles/10.3389/fpsyg.2019.01116/full

Okten, I. O. (2018, 31 de enero). *Estudiando las primeras impresiones: ¿Qué hay que tener en cuenta? (Studying First Impressions: What to Consider?)* Asociación para la ciencia psicológica - APS.

https://www.psychologicalscience.org/observer/studying-first-impressions-what-to-consider

Relaciones sociales y satisfacción vital: el papel de los amigos. (Social relations and life satisfaction: the role of friends). (2018). PubMed Central (PMC). https://www.ncbi.nlm.nih.gov/pmc/articles/PMC5937874/

Hablando de psicología: La comunicación no verbal dice mucho. (Speaking of Psychology: Nonverbal Communication Speaks Volumes). (Sin fecha). Asociación Estadounidense de Psicología. https://www.apa.org/research/action/speaking-of-psychology/nonverbal-communication

Tadjer, H., Lafifi, Y., Derindere, M., Gulsecen, S., & Seridi-Bouchelaghem, H. (2018, 13 de septiembre). *¿Cuáles son las habilidades sociales importantes de los estudiantes en la educación superior? (What Are The Important Social Skills of Students in Higher Education?)* ResearchGate. https://www.researchgate.net/publication/329761072_What_Are_The_Important_Social_Skills_of_Students_in_Higher_Education

INTELIGENCIA EMOCIONAL Y HABILIDADES DE PENSAMIENTO CRÍTICO PARA EL LIDERAZGO (2 EN 1)

20 ESTRATEGIAS PARA MEJORAR TU INTELIGENCIA EMOCIONAL, MEJORAR TUS HABILIDADES SOCIALES Y TU AUTOCONCIENCIA

INTRODUCCIÓN

El liderazgo. Es una posición preciada, una medida de respeto personal y profesional. Muchos se esfuerzan por conseguirlo, pero pocos lo logran. Algunos creen que es algo innato en la personalidad de una persona, que sólo los naturalmente carismáticos pueden ser verdaderos líderes. Otros pueden sentir que su liderazgo se desvanece, que el control sobre los aspectos profesionales y personales de su vida se les escapa. Sus habilidades de liderazgo necesitan mejorar, y rápido, antes de que sea demasiado tarde.

Sea cual sea tu situación concreta, estás leyendo esto ahora porque quieres reforzar tus habilidades de liderazgo, si es que eso es posible. Y, por supuesto, lo es. Cualquier conjunto de habilidades puede afinarse, y las habilidades de liderazgo son cruciales para muchos aspectos de la vida: personal, profesional, social, familiar. Cuanto mejores sean tus habilidades de liderazgo, mejor será tu vida y más felices y realizados estarán tú y los que te rodean.

¡Y este libro tiene las respuestas que necesitas! Aprenderás todo lo que necesitas saber y más, sobre los principios psicológicos y los conceptos basados en la investigación, respaldados por pruebas fáciles de aplicar que puedes realizar en el momento. Desglosaremos las habilidades de liderazgo como la comunicación clara, la empatía, la reflexión (entre muchas otras) y lo que implican; la inteligencia emocional, las habilidades cognitivas, el pensamiento crítico y las habilidades sociales. Aplicaremos estas habilidades a diversos ámbitos y etapas de la vida, demostrando cómo ciertos conceptos básicos son consistentes en cualquier tipo de desarrollo. La información médica y los datos más recientes de la industria, se recopilan en este manual fácil de leer, para la superación del liderazgo.

Publicamos libros diseñados para mejorar cada parte de tu vida personal y profesional, con un equipo de escritores e investigadores dedicados a ayudarle a superar tus retos, alcanzar tus objetivos y tener una vida más feliz, más larga y más satisfactoria. Yo mismo he utilizado estas técnicas y puedo dar fe de su eficacia. Te harán más inteligente emocionalmente, estarás más consciente de ti mismo, más atento y agradecido, más relajado y libre de estrés. Incluso un pequeño puñado de los principios de este libro podría dar un giro a cualquier vida o carrera. Utilizarlos todos podría ser revolucionario para ti y para cualquier persona que conozcas o ames.

Este libro tiene todo lo que necesitas para empezar de inmediato, desde casa o la oficina o donde quiera que estés. De hecho, si estás prestando atención, listo para concentrarte, retener, recordar y aplicar esta información, ya has dado el primer paso para mejorar tus habilidades de liderazgo. Ahora pasa la página y da el siguiente paso. El momento es ahora. Si finalmente estás leyendo esto, es que llevas tiempo pensándolo. Puede que haya problemas en tu lugar de trabajo o en tu casa ahora, y es probable que se agraven. La falta de comunicación, la desorganización, la falta de respeto y la insatisfacción, pueden pudrirse en silencio (y lo harán), crecen en las sombras. Las cosas en tu matrimonio o carrera o con tus hijos o amigos o hermanos adultos, podrían estar acercándose ya a un punto de crisis. Puedes continuar languideciendo en los peldaños más bajos de la vida durante otro mes, otro año, otra década.

Pero tiempo es lo único que el dinero no puede comprar, lo único que no podemos desperdiciar. Así que no pierdas ni un segundo más. Empieza a mejorar tu vida ahora, mientras aún estás a tiempo.

Una mayor inteligencia emocional, habilidades cognitivas y de pensamiento crítico más agudas, son claves para reparar o crear relaciones más sólidas y resultados de equipo superiores. Están en tus manos, son tuyas para que las tomes. Disfruta del viaje y no te preocupes, no estarás solo. ¡Ahora avancemos hacia una mejor carrera y una mejor vida!

I

AUTOEVALUACIÓN: ¿QUÉ TIPO DE LÍDER ERES AHORA MISMO?

1

¿ERES UN VERDADERO LÍDER?

Podemos definir vagamente el liderazgo como el proceso de influir en otros para lograr algún objetivo, por medio de una organización coherente y cohesiva. Pero es mucho más fácil decirlo que hacerlo. ¿Que hace a un buen líder? ¿Eres uno tienes margen mejorar? ¿Tienes lo que se necesita para ser el líder que aspiras a ser? La respuesta, por supuesto, es sí, o no habríamos publicado este libro. Esta es una guía útil para convertirte en el líder que deseas y necesitas ser.

Pero, ¿qué tipo de liderazgo es ese?

UN LÍDER SOLO DE NOMBRE

Eres un líder, un verdadero líder. Te preocupa la eficiencia de tu personal y la exactitud y eficacia de los resultados. Sabes que tus trabajadores son cruciales y valoras su humanidad tanto como su utilidad.

Se puede confiar en ti y en tu equipo para hacer el trabajo. De lo contrario, ¿qué clase de líder serías?

Lamentablemente, serías como la mayoría de los que ocupan esa posición, un líder sólo de nombre. Esta es una trampa en la que es muy fácil caer, y la mayoría de las personas que lo hacen y ni siquiera se dan cuenta. Puede que incluso te haya ocurrido a ti, a pesar de tus mejores esfuerzos por lo contrario.

Da miedo, ¿verdad? Podrías estar "dormido al volante" sin siquiera saberlo. Pero nunca es demasiado tarde para salir de esa situación y volver a tomar el control de tu equipo. Hazte algunas de estas preguntas útiles para asegurarte de que no eres un líder sólo de nombre.

¿Qué es más importante para ti, los resultados del proyecto o el beneficio para tu carrera? Sé sincero. Mucha gente pone su carrera en primer lugar, porque estamos entrenados para ello. Nuestra sociedad competitiva, nos prepara para basar toda nuestra identidad en lo que hacemos, en lo que ganamos. Los símbolos de estatus están por todas partes, desde los coches que conducimos hasta las casas en las que vivimos. Nuestro éxito es a menudo la medida de nuestra valía, la medida de nuestra humanidad. Además, la carrera de una persona tendrá muchos proyectos, al igual que la carrera de un médico tendrá muchos pacientes, y la de un contable muchos contribuyentes. ¿Qué le importa más al contable, al médico o al gestor? Un médico puede perder un paciente, pero sigue teniendo una casa que pagar, hijos que alimentar, vestir y escolarizar. Un contable tiene clientes que van y vienen, pero sólo una familia, y una carrera con la que atender a esa familia.

Por lo tanto, es común y no es descabellado. Pero no ese no es un buen liderazgo. Porque un buen líder, entiende que el éxito final de esa carrera singular, se basa en los éxitos de las unidades más pequeñas, el proyecto o el paciente o el contribuyente. Demasiadas pérdidas o fracasos y la carrera del médico o del contable se agota. Incluso si los pacientes y los contribuyentes siguen viniendo (y lo harán) hay una cuestión de integridad profesional. El buen médico o contable hace un buen trabajo para su paciente o contribuyente, hace lo mejor que puede hacer cada vez. A veces se cometen errores, y a menudo se pueden corregir. Pero un líder sabe que no es el centro del proyecto. Un buen médico no entra en el quirófano preocupado por su reputación; entra preocupado por su paciente. El contable puede saber que tendrá que respaldar su trabajo, pero ante todo, debe preocuparse por la exactitud de la declaración de impuestos que está creando. Esa es la medida de su valía profesional.

Esto nos lleva a un concepto importante, que debes conocer. Las personas con éxito dan prioridad al resultado final y no a su lugar en el proyecto. Es un signo de seguridad y autorrealización, poner el proyecto por encima de la persona. Es una técnica de externalización que separa a la persona del comportamiento, lo que permite ver los fracasos como peldaños hacia el éxito en lugar de como manchas en la reputación de la persona. Demasiados fracasos tendrán un efecto adverso en lo profesional, por supuesto, pero eso puede llevar a pensar demasiado y a pensar negativamente en uno mismo, y pueden poner a cualquier persona, directivo o trabajador, en un espiral descendente destructivo.

Pensar demasiado, en resumen, es la tendencia a reflexionar sin cesar, sobre lo que se podrías haber hecho en el pasado o lo que podrías hacer en el futuro. Reproducir viejas discusiones insertando líneas reescritas o imaginar conversaciones que aún no se han producido, no es una buena forma de gastar tu tiempo y energía ya que esto te generará ansiedad y estrés.

El autodiscurso negativo es la tendencia a decirte a ti mismo que no vales nada, que estás condenado al fracaso. Es el autocastigo que acompaña al exceso de pensamiento, y es absolutamente tóxico. Ningún buen líder se entrega a esta práctica dañina.

Todo se reduce a dos tipos de mentalidad existentes: una mentalidad fija o una mentalidad de crecimiento. Una mentalidad fija, asocia a la persona con los acontecimientos que la rodean, como puede hacer un líder sólo de nombre. Quien posee una mentalidad fija cree que los resultados están predichos, porque si una persona ha tenido un fracaso, debe ser un fracasado, y siempre lo será. Pensar demasiado y hablar negativamente de uno mismo ayuda a asegurar esta mentalidad, e influye luego en el comportamiento. La falta de confianza en uno mismo, limitará las oportunidades o creará fracasos a través del principio de la profecía autocumplida.

Una mentalidad de crecimiento, acepta el fracaso como una experiencia de aprendizaje necesaria para el éxito final. Esta mentalidad externaliza los acontecimientos de la persona, cree que una persona puede fracasar sin ser un fracaso, que puede crecer a través del proceso de los fracasos. Esta mentalidad tiende a evitar pensar demasiado en el pasado o en el futuro y se centra más en el presente, en hacer el trabajo. Se permiten hablar en positivo de sí mismos, apoyándose en la autocompasión. Esto les da la confianza necesaria para asumir nuevas oportunidades y tener nuevos éxitos, gracias al principio de la profecía autocumplida.

El líder sólo de nombre, es probable que tenga una mentalidad fija. El verdadero líder probablemente tenga una mentalidad de crecimiento. ¿Qué mentalidad tienes tú? ¿Eres un verdadero líder o un líder sólo de nombre?

¿Eres coherente? Ya hemos mencionado la integridad, y es hora de analizarla más detenidamente. La integridad en términos aeronáuticos, se refiere al ala de un avión. Se espera que el ala se doble y ceda ante ciertas fuerzas externas como el viento y la temperatura. Pero la integridad se refiere a la forma en que el ala responde. Ante las mismas fuerzas externas, el ala debe reaccionar de forma predecible y fiable. Esto se conoce como la integridad del ala. Cuando esta integridad se viola y el ala reacciona de forma poco fiable e inestable, puede desprenderse y hacer que el avión se estrelle.

Las personas son iguales. Reaccionan a las fuerzas que les rodean, un supervisor o un cachorro, provocan reacciones diferentes en una misma persona. Pero una persona debe ser generalmente fiable en su reacción a cada uno. Y un ala sigue siendo un ala, no actúa como un motor o una ventana. Es lo que es y hace lo que hace, sin importar la elevación, si el avión se mueve o no. Del mismo modo, las personas no deberían convertirse en personas radicalmente diferentes en compañía de una u otra persona. De lo contrario, no serían fiables, podrían ser cualquier cosa en cualquier momento, no tendrían integridad.

Los líderes, especialmente, deben mostrar esta integridad. Deben ser fiables y estables. Su equipo confía en ello. Ellos deben dar el ejemplo que el equipo seguramente seguirá. Un líder de equipo estable y fiable, que muestre coherencia y fiabilidad, es necesario para el éxito de cualquier proyecto. Si carece de esta cualidad, un líder es un líder sólo de nombre.

Y, como un ala, un buen líder es flexible. El líder sólo de nombre dirá "no" sin razón, que el sistema funciona así y que no hay que modificarlo para cada situación. No se trata de una perspectiva infrecuente ni irreal.

El existencialista del siglo XX, Michel Foucault, desglosó la sociedad en dos modelos, uno de sistema y otro de proceso. Los que seguían el modelo de sistema, tenían buenas razones para creer que la sociedad funcionaba mejor como una colección de sistemas; el sistema judicial, el gobierno, el sistema penal, la iglesia católica; estas cosas prevalecían porque no cambiaban constantemente. Tenían integridad y eran estables y predecibles. Para ello, el individuo no era integral ni importante. El sistema era dominante y el individuo servía como parte de estos sistemas; un estudiante, en el sistema educativo, un prisionero, del sistema judicial. Esto creaba una sociedad funcional.

Otros, según Foucault, siguen el modelo de proceso. El modelo de proceso, se centra en el individuo y evita el dominio de cualquier sistema. En este modelo, el individuo crea su propio sistema, basándose en el proceso de examinar los sistemas pero sin sucumbir a ellos. En este modelo, los sistemas fallan y sólo un proceso puede crear el individuo ideal. La sociedad con más individuos ideales es la sociedad superior en este modelo.

Y esto también tiene mucho sentido. En el mundo moderno (y a lo largo de la historia, en realidad) los sistemas fallan. El sistema penal se ha privatizado, creando encarcelamientos masivos y terribles maltratos. El sistema conocido como la Iglesia Católica, estaba tan plagado de corrupción vendiendo indulgencias, que fue necesaria la Reforma de Martín Lutero en el año 1500, creando la tradición protestante, de la que ahora han surgido muchas sectas, cada una basada en su propio sistema formado por el proceso.

En general, un individuo de mentalidad fija, se inclinará por una visión del mundo orientada al sistema. No se cuestiona el sistema; el sistema es fijo. Una persona con mentalidad de crecimiento es más propensa a ser un individuo orientado al proceso y a resistirse al pensamiento sistémico por considerarlo rígido y propenso a la corrupción y al fracaso.

¿Eres un pensador orientado al sistema, o un pensador orientado al proceso? ¿Estás dispuesto a modificar tu enfoque y aceptar la flexibilidad como parte del proceso, o estás convencido de que hay que imponer la rigidez del sistema? ¿Eres un líder flexible o un líder rígido sólo de nombre?

¿Reuniste a un equipo basándote en su capacidad o en la tuya? Reflexiona sobre esto. Un líder sólo de nombre quiere y necesita seguir siendo el líder. Como suelen tener una mentalidad fija y creen que se personifican por sus logros, los líderes de nombre, sólo se aferran a su posición. Por ello, son propensos a formar equipos que no les eclipsen. El autodiscurso negativo y el exceso de pensamiento les llevará a desconfiar de su propio equipo y a ser competitivos con él. Los directivos con mentalidad de crecimiento, sabrán que su propia autoestima no está ligada a ningún resultado concreto, y menos aún a los resultados positivos de nadie de su equipo. En todo caso, eso se refleja bien en el líder. Pero el líder sólo de nombre tendrá miedo de perder su lugar, de competir con los mejores miembros de su equipo. Esto, por supuesto, es una forma de autosabotaje en varios sentidos.

Por un lado, puede animar a los trabajadores a contenerse y no dar lo mejor de sí mismos, por miedo a eclipsar a su inseguro jefe. Esto contribuye al fracaso general del proyecto. Y es una pena, porque lo que importa es el éxito del proyecto, es el éxito de la suma total de los mejores esfuerzos de todos, lo que crea el éxito del líder.

Además, da un pésimo ejemplo que seguramente todos seguirán. Si el líder es inseguro, es poco fiable y carece de integridad. Su equipo no se subirá a bordo, como no se subiría a un avión si supiera que el ala se desprenderá en pleno vuelo. El equipo será inseguro y poco fiable, sospechará y será competitivo entre sí. Esto destruirá las posibilidades de éxito, para el proyecto, el equipo y su líder.

Un buen líder, con integridad, siempre elegirá a los mejores miembros del equipo, independientemente de cualquier sensación de inseguridad. Piensa en el piloto de un gran avión comercial. ¿Le preocupa que el navegante le quite el puesto? No debería pensar en eso ni siquiera por un instante. Su única preocupación debe ser la entrega segura de sus pasajeros a su destino. Eso es todo. El buen cirujano no reúne un equipo de técnicos inferiores por miedo a su propia carrera. El mejor cirujano tiene el mejor apoyo porque su única preocupación es el éxito de la operación, la vida del paciente. Si no es así, es un médico sólo de nombre.

¿Eres un líder sólo de nombre? ¿Has reunido un equipo seguro de no eclipsarte o has conseguido el mejor talento posible para hacer el mejor trabajo posible?

Se decisivo. Si eres el líder, debes dirigir. Eso significa ser flexible, como hemos mencionado. También significa tener cierta base en los sistemas y en los procesos. Sucederán cosas para las que quizá no estés preparado. Las complicaciones surgen durante las cirugías. Los patrones meteorológicos inesperados pueden hacer que un vuelo sea traicionero. Habrá que tomar decisiones, y es posible que haya que ajustarlas, teniendo en cuenta diversos factores. Un líder debe estar preparado para actuar en respuesta a las influencias cambiantes. Un líder no siempre puede estar seguro de lo que debe hacer, y puede haber mucho en juego.

Esto nos lleva de nuevo al concepto de sobrepensamiento. Una persona que piensa demasiado, puede dar tantas vueltas a un problema que se vuelve incapaz de actuar. Esto es lo que se conoce como parálisis por análisis, y es mucho más común de lo que se cree. Una persona puede pasar toda su vida sin escribir esa novela, sin crear ese negocio, sin perfeccionar ese invento, porque no puede dejar de pensar y, por lo tanto, no puede empezar a actuar. Esto provoca una autodiscurso negativo, el hábito de castigarse a sí mismo con represalias y autodesprecio, lo que crea una falta de voluntad para intentar cosas nuevas, una mentalidad fija y una serie de profecías autocumplidas que pueden paralizar cualquier vida personal o profesional.

Los resultados de este espiral descendente, por cierto, incluyen el estrés y la ansiedad, la mala alimentación y los malos hábitos de sueño que pueden dar lugar al abuso de sustancias, el aumento de peso y las consiguientes repercusiones físicas. Los resultados suelen ser ataques al corazón, derrames cerebrales, muerte prematura y suicidio.

El hecho es que no todas las decisiones son correctas. El éxito implica un riesgo, y el riesgo implica el fracaso. Tu decisión puede resultar en un fracaso, esto debes saberlo. Pero no proceder por miedo al fracaso es asegurar el fracaso, eso es el fracaso; el fracaso de actuar, el fracaso de decidir.

Y si tu decisión resulta en un fracaso, es probable que se pueda corregir. Si no, podrás exteriorizarlo y no dejar que eso te defina como persona. Sabrás que el fracaso se traducirá en una lección bien aprendida, y que contribuirá a tus éxitos posteriores, incluso se considera una parte necesaria de ese éxito.

¿Eres decisivo, a pesar de la incertidumbre, como un verdadero líder, o sufres parálisis por análisis como un líder sólo de nombre?

Un buen líder tiene en cuenta los aportes de los demás. Algunas personas son totalmente seguras de sí mismas, y la confianza es algo bueno. Pero un equipo es sólo eso, un equipo, y prospera cuando se tiene en cuenta el punto de vista de cada miembro. Puede haber sabiduría desde la perspectiva de un miembro menor del equipo, o de uno más alto en la jerarquía. Esto se remonta a un nivel de seguridad por parte del líder del equipo. Un líder de equipo seguro de sí mismo, acogerá las contribuciones del equipo sin preocuparse de ser eclipsado por un miembro del equipo. Un verdadero líder valorará más el resultado final que su apariencia como fuente de todas las buenas ideas. Un líder de nombre, cree que sólo él o ella conoce el curso de acción correcto.

Los verdaderos líderes ponen el listón alto y lo alcanzan. Saben que es la forma de mejorar la eficacia individual y del equipo, la forma de aumentar las capacidades del equipo. Un líder de nombre, sólo pone el listón bajo, sabiendo que será un éxito fácil. Pero los éxitos fáciles no son éxitos en absoluto, son el statu quo. El éxito implica un riesgo, y los logros con un listón bajo, requieren poco o ningún riesgo. Por eso no son realmente éxitos, y por eso suelen ser fijados por líderes sólo de nombre.

Los líderes son gentiles en su liderazgo, no excesivamente autoritarios. Algunos líderes creen que la mano dura es importante para mantener a raya a los miembros del equipo. Pero ese tipo de liderazgo sólo engendra amargura, inseguridad, paranoia, competitividad, peleas internas, y eso hace que el equipo sea ineficaz e impide el éxito del equipo.

LAS CARACTERÍSTICAS DE UN VERDADERO LÍDER

Hemos visto lo que hace un líder sólo de nombre, y por contraste lo que hace un líder fuerte. Pero ser un líder fuerte es algo más que no ser un mal líder. El verdadero líder tiene características que aporta al trabajo. No es sólo una cuestión de gestión, sino de fortalezas de carácter que permiten a un verdadero líder gestionar de forma correcta, sabiamente.

Desde George Washington hasta Richard Branson, los buenos líderes han sido siempre persistentes. Aceptan el fracaso como parte del proceso del éxito. Son personas con mentalidad de crecimiento, que pueden separar su propio valor del valor de sus decisiones y acciones.

Saben que ningún resultado está predeterminado y, cuando fracasan, no se detienen en ello. No dejan que la autoconversión negativa les impida volver a intentarlo, para seguir luchando por el éxito final. La autora de Harry Potter, J.K. Rowling, Stephen King, Walt Disney e incluso los Beatles, se enfrentaron al rechazo al principio de sus carreras, pero la persistencia les llevó a ser verdaderos líderes (Ringo, quizá no tanto).

Los verdaderos líderes tienen visión, sobre todo de sí mismos. Las personas que alcanzan el éxito, a menudo se han forjado a sí mismas, y eso requiere mucha confianza. Pero la confianza no significa engañarse, pensando que uno es un genio en todo y en todo momento. Nadie es perfecto, y un verdadero líder sabe esto de sí mismo ante todo. Del mismo modo que un verdadero líder escucha a los miembros de su equipo, que son los mejores que ha podido encontrar, un líder fuerte sabe que tiene algunos puntos fuertes y algunas debilidades, como todo el mundo.

Y un verdadero líder lo tiene en cuenta a la hora de formar el equipo. Un verdadero líder, seguro de su posición y preocupado principalmente por el éxito del proyecto, contratará a personas que tengan las habilidades que el líder sabe que le faltan. El líder puede ser un buen motivador, pero puede carecer de habilidades organizativas o de contabilidad o artísticas. Para eso está el equipo, para proporcionar esas cosas. Por lo tanto, el verdadero líder crea un equipo con habilidades que son exclusivas del equipo, no del líder.

En esta línea, un verdadero líder es un oyente activo. Digieren lo que escuchan, no se limitan a asentir y sonreír. Quieren información nueva y la procesan, convirtiéndola en una acción positiva si es posible. El verdadero líder tampoco es nunca condescendiente con su equipo, porque sabe que la información puede favorecer el éxito del proyecto, y eso es lo más importante para un verdadero líder. Un líder sólo de nombre, parecerá escuchar, mientras piensa en sí mismo o quizá se mira en un espejo, esperando su momento para hablar sin digerir nada de lo que se dice.

La honestidad es un rasgo crucial para cualquier líder verdadero. Hemos hablado de la integridad, de la fiabilidad, pero la honestidad es la clave de estas cosas. Una persona cuya palabra de honor es fiable, es una persona fiable. Nadie tiene integridad sin honestidad, porque, de lo contrario, reaccionaría de la manera que más le convenga. Sus palabras y acciones no son más que expresiones de deseo y conveniencia. Los miembros del equipo seguirán el ejemplo del líder y serán deshonestos ellos mismos, entre ellos y con el líder del equipo. Es casi seguro que esto tendrá resultados desastrosos para el proyecto y, por tanto, para el equipo. Una persona que carece de honestidad no tiene cabida en tu equipo ni en ningún equipo, pero desde luego no liderando un equipo.

Un verdadero líder se comunica de forma abierta y clara. Dice lo que piensa sin ser franco, burdo o grosero. Sabe decir algo positivo antes de decir algo negativo. Explican sus opiniones para educar mejor a los miembros del equipo y así obtener mejores sugerencias en el futuro. Un líder de nombre sólo recurre a frases vacías de contenido ("Vamos en otra dirección" o "Lo sabré cuando lo vea") o a instrucciones u opiniones confusas. Puede estar inspirado en el deseo de ser amable o gentil, pero la falta de franqueza, eso es lo que hace que las cosas vayan mal en casi todos los casos profesionales. También reprende sin ser degradante ni humillar a su equipo.

Un buen líder tiene visión de futuro. No se limita a confiar en las viejas formas de hacer las cosas, por muy fiables o probadas que estén. Un buen líder está al tanto de las últimas tecnologías. Imagina a un jefe de equipo que no tenga un teléfono móvil o que no sepa utilizar PowerPoint o que no pueda abrir o enviar un correo electrónico. Desde Kubla Khan hasta el general George Patton, los grandes líderes se han apoyado en las últimas tecnologías y en las ideas más creativas.

Un buen líder también se fija en el futuro, del proyecto y del equipo. Conoce las ramificaciones del fracaso o del éxito, del trabajo de calidad o del que carece de ella. Por lo tanto, un verdadero líder siempre mira hacia adelante. Del mismo modo, un buen líder no se detiene en el fracaso. Aprende las lecciones de ese fracaso y luego sigue adelante, lo más rápidamente posible.

Los verdaderos líderes no sólo se rodean de los mejores y más brillantes sin preocuparse por los sentimientos de inseguridad o competitividad, sino que guían y desarrollan a los demás, estén o no en su equipo. Los verdaderos líderes saben que el equipo más fuerte prevalecerá, que el equipo siempre puede hacerse un poco más fuerte mejorando el rendimiento de los individuos de ese equipo. El verdadero líder desarrolla las habilidades de los individuos del equipo, sabiendo que eso hará que el rendimiento del equipo mejore. Los verdaderos líderes también orientan a otros que no están en su equipo. Esto crea lazos profesionales que pueden servir al líder a lo largo de su carrera, y sirven como buenas conexiones para proyectos posteriores. La tutoría también aumenta la calidad general del trabajo, y aunque algunos pueden ver esto como una ayuda a la competencia, otros saben que cuando el nivel del agua sube, levanta todos los barcos con él.

Los verdaderos líderes se autorrealizan. Se han ganado su lugar satisfaciendo sus propias necesidades básicas más complejas, estéticas e incluso trascendentes. Han respondido a las preguntas existenciales de su propia vida, saben quiénes son y han establecido un sólido conjunto de creencias. Estas creencias deben incluir los principios superiores de honestidad, integridad y humanidad, o el líder será un líder sólo de nombre. Los verdaderos líderes comparten estas normas con los demás y no tolerarán menos de los miembros de su equipo.

Un verdadero líder predica con el ejemplo. El comportamiento es siempre el punto de referencia de las creencias, y el líder sabe que sus acciones están bajo un escrutinio especial del equipo, que mira al líder como ejemplo, y del cliente, que mira al líder por los resultados. Por lo tanto, un verdadero líder siempre se comporta de manera de ser un buen ejemplo y causar una buena impresión. Y, por supuesto, el verdadero líder, guía a su equipo para que sea y haga lo mismo.

Un verdadero líder trabajará junto al equipo. Es cierto que el director suele tener tareas diferentes a las de los miembros, que tienen tareas individuales creativas y administrativas. El verdadero líder les deja hacer sus tareas y se dedica a coordinar y planificar. Pero el verdadero líder también está con el equipo, presente para responder a las preguntas, listo para reaccionar ante los desafíos inesperados que puedan surgir. Un líder de nombre, sólo aparece de vez en cuando para enseñorearse del equipo, hacer valer su peso y luego desaparecer.

Ven al equipo como un recurso para ellos, pero pasan por alto que el líder es un recurso crucial para el equipo.

En este sentido, un verdadero líder no microgestionará ni controlará a su equipo. Más bien, un verdadero líder inspirará a su equipo, lo animará y lo guiará. El verdadero líder ha reunido al mejor equipo posible y permite que ese equipo florezca. El líder de nombre, cree que sólo él o ella sabe lo que es mejor y siente que tiene que intervenir en cada etapa, en cada tarea. Pero ese líder no conoce sus propias debilidades ni los puntos fuertes de los miembros de su equipo.

En esta línea, los verdaderos líderes delegan en los miembros de su equipo. Confían en que han reunido al mejor equipo y se apoyan en los miembros de ese equipo.

Pero los verdaderos líderes no tienen miedo de empujar a su equipo para que alcance el máximo nivel. El verdadero líder, sabe lo que hay que hacer y está dispuesto a asegurarse de que su equipo lo haga. Aunque no es exigente ni autoritario, el verdadero líder sigue teniendo autoridad y debe exigir, no pedir. Por supuesto, el verdadero líder equilibra la autoridad con la humanidad y sabe que las exigencias se hacen a todos los miembros del equipo, incluido el líder. Todos deben llevar su peso, y el trabajo del verdadero líder es asegurarse de que lo hagan y coordinar esos esfuerzos. Al fin y al cabo, si un miembro no da lo mejor de sí mismo, el éxito general del proyecto se ve amenazado.

Un verdadero líder sabe cómo gestionar adecuadamente el tiempo. Esto incluye tiempo libre para el cuidado personal, por supuesto. También significa vigilar los plazos, solicitando registros de tiempo a los miembros del equipo si es necesario. Porque un verdadero líder es responsable de su propio tiempo, pero también de la gestión del tiempo de los miembros de su equipo. Un verdadero líder sabe que el tiempo es lo más valioso en la vida, ya que ninguna cantidad de dinero puede comprar ni siquiera una pequeña fracción de él (salvo en un contexto médico, quizás). El tiempo es lo único que no podemos permitirnos desperdiciar. Y, como dice el viejo dicho empresarial, el tiempo es dinero.

Un líder sólo de nombre, es perezoso con el tiempo, permitiendo que se pierdan los plazos o apurando en el último minuto para hacer las cosas. Un líder sólo de nombre, permitirá que su equipo sea descuidado con su propia gestión del tiempo, en detrimento del éxito de sus proyectos.

Un verdadero líder, hará que su equipo y él mismo, rindan cuentas y sean responsables. Varias personas están demasiado dispuestas a culpar a otros de sus errores. A menudo, los demás se equivocan y sus compañeros de equipo los juzgan con dureza, culpándolos. Pero un verdadero líder da un mejor ejemplo, que incluye la asunción de responsabilidades personales. Un verdadero líder sabe que, en última instancia, es responsable de todos los miembros del equipo, y da este gran ejemplo para que los miembros de su equipo lo sigan. El líder sólo de nombre siempre culpará al equipo por la falta de éxito y se excusará.

Un verdadero líder mantendrá las cosas en perspectiva. Tomará decisiones meditadas, sin sufrir la parálisis del análisis, ni precipitarse en movimientos insensatos. Consideran las alternativas, asimilan los puntos de vista de su equipo o de sus colegas y toman las mejores decisiones, asumiendo luego la responsabilidad de las mismas. Son previsores, por lo que saben que sus decisiones tendrán ramificaciones de gran alcance. El líder sólo de nombre es impulsivo, y toma decisiones desinformadas basadas en sus propias necesidades y no en las del proyecto.

LÍDERES NATOS VERSUS LÍDERES HECHOS A SÍ MISMOS

En realidad se trata de una cuestión de naturaleza frente a crianza, una pregunta antigua que ha sido el centro del pensamiento filosófico y la inspiración de historias desde Pigmalión hasta Trading Places.

En casi ningún lugar se plantea la cuestión con más frecuencia que en el ámbito del liderazgo. De un grupo de niños, todos criados más o menos igual, tiende a surgir un líder natural. Esto favorece la perspectiva basada en la naturaleza. Pero otros dirán que los niños rara vez son tratados de la misma manera incluso por el mismo grupo de padres, y que algunos padres pueden generar más líderes que otros en función de los estilos de crianza.

El hecho es que las personas nacen con diferentes habilidades y talentos innatos. Todos los nacidos en Estados Unidos pueden ser iguales ante la ley (idealmente), pero no nacen iguales. De hecho, como cada persona es única en aspectos científicos muy específicos, no puede haber una verdadera equidad. Algunos son más grandes y más fuertes, otros están dotados de atractivo genético, algunos nacen con deformidades u otros desafíos físicos.

Y muchos dirían que los líderes están dotados de las cualidades que utilizarán más adelante en la vida. Estas cualidades pueden manifestarse en forma de audacia o incluso de agresividad juvenil, una forma cruda de tomar el control. Los líderes suelen ser inteligentes, y la inteligencia es sin duda una cualidad inherente, dotada genéticamente a unos más que a otros.

Algunos están dotados de genio, y sus nombres resuenan en la historia: Albert Einstein, Mozart, Stephen Hawking. Aunque es interesante señalar que estos son líderes en su campo, aunque a menudo trabajaban solos. No eran gestores, ni líderes de equipos. Así que, siguiendo esa línea lógica, se puede argumentar que la inteligencia inherente puede no tener nada que ver con las habilidades de liderazgo.

Asimismo, la agresividad puede convertir a la persona en antisocial, lo que no es la cualidad de un verdadero líder. Los niños reservados pueden llegar a ser adultos capaces de dirigir con calma a los demás. Muchos dirán que es una cuestión de experiencia vital lo que moldea a un individuo y lo prepara para un papel u otro en la sociedad; un gestor o un creador (un miembro especializado del equipo, normalmente creativo de alguna manera) una perspectiva basada en la crianza. Aunque los requisitos naturalmente creativos del creador suelen ser tanto heredados como desarrollados a través del tiempo y la experiencia.

La mayoría de las teorías del comportamiento sostienen que el liderazgo es un conjunto de habilidades que puede adquirirse, puede enseñarse y aprenderse. Hay innumerables libros, clases y seminarios que se basan en este concepto, y su éxito es testimonio de su eficacia. Si la gente aprende estas habilidades para convertirse en mejores líderes, entonces el liderazgo puede aprenderse, y los líderes se hacen y no nacen.

Un líder con mentalidad de crecimiento, sabe que el liderazgo es, como la mayoría de las cosas, un proceso. Puede y debe perfeccionarse y mejorarse con el tiempo, los resultados y la eficacia. Esto también habla del lado del argumento basado en la educación. Todos los militares del mundo se dedican a la formación en liderazgo, es el modo y la razón por la que ascienden en el escalafón.

El liderazgo es realmente un arte y, como todas las artes, debe aprenderse. Es cierto que algunos genios como Mozart pueden hacerlo prácticamente desde su nacimiento. Pero nosotros no somos Mozart. Podemos tener alguna habilidad innata, pero en general tenemos que aprender y desarrollar esa habilidad a través de años de doloroso desarrollo e instrucción.

El liderazgo también puede ser una cuestión de oportunidad. Uno puede encontrarse en esa posición por casualidad. El verdadero líder está preparado para liderar cuando llega el momento. El líder sólo de nombre entrará en pánico o se hinchará de poder egoísta y de delirios de grandeza.

Piensa en los grandes líderes de la historia: Mahatma Gandhi, Nelson Mandela, Martin Luther King Jr, Abraham Lincoln. Eran líderes que no buscaban la fama ni la riqueza. Eran desinteresados, amantes de la gente y de la justicia. Tenían un alto nivel de exigencia, integridad y el valor de sus convicciones.

La verdad es más probable que, como la mayoría de las verdades, se componga de varias circunstancias. Como la mayoría de los concursos de naturaleza y crianza, la respuesta es, francamente, un poco de ambas. Algunas personas están dotadas de los dones necesarios para el liderazgo, y éstos siempre pueden perfeccionarse, y otros aspectos del liderazgo pueden y deben aprenderse mediante la instrucción.

El principio de Pareto, también se conoce como la regla del 80/20, llamado así por el economista Vilfredo Pareto. La regla 80/20 nos dice que aproximadamente el 80% de los efectos se producen como resultado de aproximadamente el 20% de las causas. Es confuso, pero para hacerlo fácil, la regla sugiere que un verdadero líder se hace en un 80% y nace en un 20%. Sin embargo, estudios realizados en la Universidad de Illinois respaldan la investigación de que el liderazgo se aprende en un 70% y sólo en un 30% es genético.

Los líderes aplican habilidades y conocimientos en lo que se denomina liderazgo de proceso. Pero también es un hecho que los rasgos pueden afectar a nuestras acciones, lo que se conoce como liderazgo de rasgos. Los líderes llevan a cabo este proceso aplicando sus conocimientos y habilidades de liderazgo. Es una combinación de ambos, lo que hace a un verdadero líder.

¿QUÉ ESTILO DE LIDERAZGO ESTÁS APLICANDO?

Tanto si un líder se hace como si nace, suele adoptar un estilo determinado. Incluso se puede generalizar, ya que los patrones parecen reducirse a siete estilos de liderazgo.

El primero es el estilo de liderazgo autocrático. Este es el estilo de liderazgo más autoritario, un acuerdo de "yo hago lo que quiero". Muchas personas con antecedentes militares pueden asumir este estilo de liderazgo, ya que seguir estrictamente las órdenes forma parte de su formación.

Pero este tipo de liderazgo suele ser de mentalidad fija y no está abierto a las contribuciones de los demás. A menudo, no tiene en cuenta los puntos fuertes del líder o, en este caso, sus debilidades. Esta forma anticuada de liderar, no es tan eficaz en la era moderna, aunque algunas personas todavía la defienden. Por suerte, *mi* jefe no.

Los que dirigen con el estilo burocrático, son similares a los líderes autocráticos. Esperan que el equipo siga las reglas que el líder ha establecido. Pero el líder autocrático hace hincapié en su propio lugar al frente del equipo. El líder burocrático, como habrás adivinado, hace hincapié en el equipo en su conjunto y se apoya más en él. Este enfoque de *laissez-faire* puede ser eficiente, pero también puede conducir a la ineficacia, el sello de cualquier burocracia.

El estilo autoritario, a veces llamado estilo visionario, también marca el ritmo, pero este estilo involucra a los miembros del equipo más que el estilo autocrático, emocionándolos y orientándolos hacia una mayor participación y resultados superiores.

Es un estilo que hace hincapié en la orientación, no sólo en el liderazgo.

El estilo de fijación del ritmo, se llama así porque este líder marca el ritmo. Pone el listón muy alto, impulsa a sus equipos con fuerza y rapidez. Este estilo enérgico es eficaz, pero también puede resultar agotador y estresante para algunos empleados.

El mejor estilo de gestión en estos tiempos turbulentos, puede ser el estilo de liderazgo ágil. Este estilo es similar al estilo de fijación del ritmo, pero tiene la vista puesta en el largo plazo. El estilo de fijación del ritmo puede ser bueno para los cambios rápidos y los proyectos a corto plazo, pero el estilo ágil, un poco más relajado, es mejor para el largo plazo.

El cuarto estilo, el estilo democrático de liderazgo, hace un poco más de hincapié en el pensamiento de grupo, apoyándose en las opiniones de los miembros del equipo. Algunos líderes encuentran este enfoque difuso, pero otros se dan cuenta de que el líder sigue teniendo la mano decisiva en todos los asuntos. Al fin y al cabo, para eso está el líder. Sin embargo, este estilo, permite una mayor creatividad, mayores contribuciones, fomentar el espíritu de equipo y, a menudo, crear resultados superiores. También hace que el ambiente de trabajo sea mucho más ligero que los estilos anteriores.

El estilo de coaching es el que más énfasis pone en los miembros del equipo, dándoles más responsabilidades, un listón más alto y animándoles y guiándoles activamente. Es un poco como el estilo de liderazgo, aunque este enfoque pone aún más énfasis en los miembros del equipo y sus contribuciones. Este estilo de liderazgo se presta particularmente bien a la tutoría, que tiene una variedad de otros beneficios.

Es posible que nunca hayas oído hablar del estilo de liderazgo afiliativo. Este líder es más que un entrenador, incluso más que un mentor. El estilo afiliativo, que funciona junto con otros como el estilo democrático, se centra en las necesidades de los miembros fuera de los límites estrictos del proyecto. Se tienen en cuenta las necesidades emocionales, por ejemplo, y no sólo las necesidades prácticas para llevar a cabo el proyecto.

Algunos creen que esas cosas deben quedar fuera de la oficina, que las cosas se vuelven demasiado desordenadas. Y es cierto que un estado emocional y un estado racional no pueden coexistir en la misma psique al mismo tiempo, el pensamiento racional debe ser siempre el centro del trabajo. Las emociones, dirán algunos, son para el hogar. Y eso sería cierto si no fuera por el hecho de que los seres humanos llevan sus emociones a cuestas todo el tiempo, y el lugar de trabajo puede ser una experiencia estresante. Ese estrés se expresa a menudo en forma de emociones.

Pero este estilo de liderazgo puede suavizar los conflictos y crear relaciones de colaboración en cualquier equipo. Es un estilo ideal para una situación estresante.

En última instancia, este estilo consiste en fomentar la armonía y formar relaciones de colaboración en los equipos. Es especialmente útil, por ejemplo, para suavizar los conflictos entre los miembros del equipo o para tranquilizar a la gente en momentos de estrés.

El estilo *laissez-faire* resultará familiar a cualquiera que esté familiarizado con la historia o la política. Nacido de la frase francesa que significa "dejar hacer", este estilo adopta un enfoque de no intervención en el liderazgo. Este estilo delega más de lo que dirige, da a los miembros del equipo el máximo control sobre su horario de trabajo. La idea es dejar que el equipo florezca, aunque la desventaja es a menudo la desorganización y un resultado disperso.

El estilo de liderazgo transformacional es comparable al estilo de coaching, pero pone más énfasis en el objetivo del proyecto y menos en el rendimiento de los miembros del equipo. El líder transformacional está más interesado en el juego que en los jugadores.

Un estilo de liderazgo transaccional utiliza incentivos para inspirar al equipo; bonificaciones, premios, utilizando concursos para mantener al equipo animado. También es una potente herramienta para la tutoría. Es estupendo para hacer el trabajo, pero los tipos creativos tienden a resistirse a él, y eso es una parte importante del trabajo de cualquier directivo.

En el liderazgo situacional, el énfasis se pone en la situación por encima del líder, el equipo o incluso el proyecto. La teoría situacional hace hincapié en cuatro estilos de liderazgo. Está el de decir, que es instructivo; el de vender, que busca convencer; el de participar, que invita a la contribución del equipo, y el de delegar, que resta importancia a la contribución del liderazgo. La situación determinará qué tipo de liderazgo se necesita.

¿Qué estilo de liderazgo te funcionará mejor? Depende de ti, de tu equipo y de la situación. Si te encuentras en una crisis y tienes que cambiar las cosas, un enfoque democrático te permitirá obtener los mejores resultados para tu equipo. Si eres un nuevo gestor de un equipo que ya está en marcha, puedes probar el enfoque de laissez-faire y cambiar al democrático si las cosas van mal. Es posible que dirijas con un estilo en una fase del proyecto, tal vez marcando el ritmo al principio para que las cosas salgan bien, y luego vuelvas a adoptar un enfoque afiliativo a medida que la oficina avanza de proyecto en proyecto.

De nuevo, conoce tus puntos fuertes. ¿Eres un tipo fácil de llevar? El enfoque afiliativo puede ser el adecuado para ti. ¿Tienes una personalidad más extrovertida? Tal vez el estilo coaching sea más eficaz que el estilo autocrático.

Ten en cuenta que hay diferentes estilos, y conoce cuál empleas y por qué. No te limites a improvisar. Sé consciente, sé estratégico, aprende a leer cuándo un estilo de liderazgo será más eficaz que otro. En momentos de crisis, puedes elegir el estilo afiliativo, pero sólo en esos momentos.

Si tus habilidades de liderazgo no son tan efectivas como esperabas en un estilo, averigua por qué y haz mejoras. Afortunadamente, tienes la suficiente mentalidad de crecimiento como para saber que todo y todos pueden, y probablemente mejorarán, con el tiempo y la experiencia.

Como todas las habilidades, las de liderazgo deben practicarse. No caigas en la trampa de pensar que lo has logrado. Las habilidades pueden atrofiarse, hay que mantenerlas actuales, frescas en la llamada memoria muscular (término que utilizan los atletas, bailarines y músicos para referirse a un movimiento muscular repetido que se convierte en algo natural).

Sea cual sea el estilo de liderazgo que emplees, sé genuino. Que surja de una parte real de ti. No finjas ser autoritario si no eres tú. No intentes entrenar a alguien si eso no está en ti. Y así debe ser. Todos tenemos varias facetas de nuestra personalidad que no solemos emplear. Descubre la tuya.

EVOLUCIONA HACIA EL LÍDER QUE DESEAS SER

Como hemos visto, el verdadero liderazgo es un conjunto de habilidades que depende de ciertos rasgos de la personalidad y de los puntos fuertes del carácter. Hay diferentes estilos de liderazgo, cada uno de los cuales tiene puntos fuertes e inconvenientes. Saber en qué tipo de líder quieres convertirte es fundamental para llegar a serlo. También lo son las herramientas y técnicas que leerás y aprenderás en este libro. Ahora que sabemos lo que es un líder y quién puede convertirse en uno, veamos más de cerca los componentes de un gran líder.

2

LOS BLOQUES DE CONSTRUCCIÓN DE UN GRAN LÍDER

CONVERTIRSE EN UN VERDADERO LÍDER ES UN PROCESO

Ya hemos visto que los líderes no nacen, se hacen (bueno, nacen, pero no como líderes natos). Los expertos coinciden en que el deseo y la fuerza de voluntad pueden convertir a cualquiera en un líder eficaz. Es un proceso continuo de educación, estudio, experiencia y formación.

Tal y como lo definimos, el liderazgo es el proceso de influir en otros para lograr algún objetivo mediante una organización coherente y cohesionada. Lo encontramos en todas las facetas de nuestra vida; profesional, social y familiar.

Hemos analizado las cualidades de un verdadero líder, y de un líder sólo de nombre. El verdadero liderazgo requiere influencia, no poder.

Requiere de otros, no es una práctica en solitario.

Un líder necesita seguidores, uno de los pilares de cualquier líder. Y el verdadero líder sabe que diferentes personas necesitan ser dirigidas de manera diferente. Algunas requieren un poco más de atenciones; otras se erizan ante ello. Pero seguidores tiene que haber, y son cruciales para cualquier liderazgo. Sin ellos, no hay liderazgo en absoluto. Por eso, un verdadero líder debe tener siempre presente lo importantes que son sus seguidores o su equipo.

Una comunicación clara y sana es vital para ser un buen líder. Esto tiene mucho sentido, ya que el equipo es vital para el líder, y la comunicación es imprescindible para su interacción. Aprende a mejorar tus habilidades de comunicación para ser el mejor líder posible.

Las situaciones son partes críticas de ser un líder. Las situaciones ocurren, no importa dónde estés o qué estés haciendo, es una situación. Por lo tanto, esto forma parte del liderazgo. El líder eficaz debe tener en cuenta la situación cuando dirige. Una sala de conferencias es una situación diferente a la de un edificio en llamas y debe tratarse como tal. En este último caso no es el momento de aplicar el enfoque afiliativo para hablar de la emoción. Ese es un buen enfoque para después de que todos hayan salido vivos.

¿GESTIÓN O LIDERAZGO?

Hay una sutil pero importante diferencia entre liderazgo y gestión. La función principal de la gestión es producir *consistencia* y orden a través de procesos deliberados, como la organización, la elaboración de presupuestos, la planificación, la dotación de personal, la resolución de problemas, etc.

La función principal del liderazgo, en cambio, es producir el cambio a través de una serie de procesos, como alinear a las personas, inspirar y motivar. Se puede dirigir a través del cambio, pero gestionar el statu quo.

La función principal del liderazgo es producir el movimiento y el cambio constructivo o adaptativo a través de procesos, como establecer la dirección mediante la visión, alinear a las personas, motivar e inspirar.

¿LÍDER O JEFE?

El jefe tiene poder, es cierto (también se conoce como liderazgo asignado). Pero éste puede ser un líder sólo de nombre. El verdadero líder hace que sus seguidores quieran cumplir sus objetivos, no sólo que sientan que tienen que cumplir las exigencias del jefe (también llamado liderazgo emergente).

LIDERAZGO EMERGENTE VS. LIDERAZGO ASIGNADO

Liderazgo total

Así pues, para ser un buen líder, debes ser algo más que un jefe, algo más que un gestor. Debes ser respetado por tu ética e integridad; debes inspirar a los demás con una fuerte visión de futuro.

LOS PRINCIPIOS DEL LIDERAZGO

En 1983, el ejército estadounidense presentó los once principios del liderazgo. Cualquier verdadero líder los conoce y los incorpora, ¡y ahora tú también puedes hacerlo!

Algunos de ellos ya los hemos tratado, como el de conocerte a ti mismo y buscar la auto-superación; estar bien formado y tener experiencia, asumir la responsabilidad y desarrollar ese mismo sentido en los miembros de tu equipo, actuar de forma oportuna pero razonada, predicar con el ejemplo, conocer a tu equipo, comunicarte con claridad.

Pero también querrás formarte como equipo, si puedes. Deja que un nuevo miembro sea formado por el equipo sobre la marcha. Desarrolla y mantén el espíritu de equipo, recuerda a todos que lo importante es el resultado final, no la contribución de un solo miembro.

El Ejército de los Estados Unidos hace hincapié en los tres conceptos de liderazgo: *Ser, saber, hacer.* Ellos saben quiénes son, conocen su trabajo y las personas que los rodean, hacen lo que deben para lograr el objetivo. Es bueno tenerlo en mente.

Un verdadero líder ejerce una influencia en su entorno y lo hace con tres acciones distintas. Ellos establecen; estándares de desempeño y metas para su equipo, valores para su empresa u organización, conceptos sobre las personas y el negocio que hacen.

Los estándares se aplican a estrategias, planes, productividad, confiabilidad, calidad, liderazgo. Los valores se aplican a la preocupación que tiene la empresa por sus clientes, empleados, inversores y el medio ambiente. Los conceptos se aplican a los productos y servicios ofrecidos y a los procesos y métodos para realizar negocios.

La combinación de estas tres cosas define cómo se ve una empresa, tanto por los clientes como por la competencia. Define roles y relaciones, recompensas y ritos dentro de la empresa.

Los roles son, básicamente, puestos dentro de la empresa, que tienen expectativas definidas de comportamiento y productividad. Cada equipo tiene roles; uno es un escritor, otro un artista gráfico, el otro un ingeniero, otro un contador. Cada rol tiene su lugar, cada miembro del equipo tiene una función.

Las relaciones dependen de la tarea asignada a un determinado rol. Algunos están aislados, otros requieren más interacción. Pero no importa cuán aislado pueda estar un trabajador, aún debe ser dirigido de manera efectiva.

CULTURA Y CLIMA

Los roles y especialmente las relaciones en un equipo o en una empresa se ven afectados tanto por la cultura como por el clima. Cada empresa tiene su propia cultura. Algunas son más modernas, con oficinas llenas de juguetes y mesas de ping pong y otras cosas, para crear una sensación fresca, joven y creativa. Otras son más tradicionales. Esto tendrá un efecto en las relaciones entre roles.

Piensa en el clima como el sentimiento general que surge de la cultura. Un enfoque más nuevo, puede crear un clima más fresco y tranquilo, pero puede que no sea lo mejor para la productividad (aunque puede hacer maravillas en tu juego de ping pong). Las culturas tradicionales en los negocios pueden producir un clima más sofocante, no muy propicio para la creatividad.

Conoce el clima y la cultura de tu situación y estarás mejor capacitado para liderarla de manera correcta y efectiva.

Tanto el clima como la cultura, pueden aplicarse según estándares éticos, consideraciones ambientales e incluso pagos de acciones. Pero el clima puede cambiar y la cultura es un concepto más perdurable. El clima puede cambiar con una recesión económica, aunque el modelo cultural de la empresa perdurará.

Es poco probable que los líderes puedan influir en la cultura de la empresa, que generalmente es determinada por los fundadores de la empresa. A menos que el líder sea el fundador, existe la visión de otra persona para servir aquí. Pero los gerentes y los verdaderos líderes afectan el clima de la oficina, y esa es una de las funciones principales del verdadero líder. Debes poner tu enfoque allí al administrar o liderar.

Otros investigadores han encontrado más componentes básicos de los grandes líderes. A menudo desafían los sistemas con los que trabajan. Son pensadores orientados al proceso. Inspiran la idea de una visión compartida e inspiran a otros a actuar en consecuencia.

5 COSAS QUE TODO LÍDER NUEVO Y EXPERIMENTADO PUEDE HACER PARA DESARROLLAR HÁBITOS DE LIDERAZGO ESENCIALES

Aprovechar al máximo tus posibilidades como líder, significa aprovechar al máximo tus propias habilidades. Un verdadero líder sabe que el liderazgo es un proceso continuo. Como hemos comentado, incluyen la escucha activa, la inteligencia emocional, una mentalidad de crecimiento, llevar a cabo conversaciones con propósito, hacer las preguntas correctas y ser un buen entrenador.

Los malos hábitos, que impiden el verdadero liderazgo, incluyen expectativas poco realistas. No esperes resultados supersónicos de la noche a la mañana. No esperes resultados hercúleos de simples mortales. Los mejores resultados, a menudo no son rápidos ni lineales, no existe un camino directo hacia el éxito. A menudo, es un camino tortuoso.

Los líderes exitosos, se enfocan en quiénes quieren convertirse, no en lo que quieren lograr. Sé que esto es contrario a la intuición y he estado afirmando las virtudes de anteponer los resultados del esfuerzo a las cualidades del individuo.

Pero uno no se propone completar un proyecto, salvar a un paciente o presentar una declaración de impuestos. Uno se propone hacer eso continuamente, y eso hay que tenerlo en cuenta. Sigue siendo imprescindible tener presente el éxito de un proyecto, pero es una cuestión de perspectiva. El éxito global se consigue a través de una serie de éxitos más pequeños. Si vas a ser un líder, lo mejor es que emprendas un camino deliberado para convertirte en un líder.

Uno de los pilares de un gran liderazgo es la comprensión de la diferencia entre acción y movimiento. Puede que sea algo que nunca hayas considerado, así que echemos un vistazo más de cerca. Hay mucho que revelar.

Comprende la diferencia entre acción y movimiento. El movimiento es una sensación que obtenemos al realizar una acción. Pero el movimiento no conlleva el riesgo de fracasar, la acción sí. Aun así, el movimiento requiere acción. El truco está en conocer la diferencia.

Los riesgos ocurren cuando se actúa, las recompensas ocurren cuando se experimenta el movimiento.

Un hábito que todos los líderes parecen desarrollar es la lectura. Es un hábito que excita la mente y mantiene a una persona con visión de futuro. Es una fuente de información inestimable que ningún vídeo de YouTube puede sustituir. Y con Kindle, la lectura es más rápida y más barata que nunca. Se acabaron los días de las estanterías mohosas o las cajas de cartón llenas de libros. Casi todos los libros que se han escrito están al alcance de la mano, en casi todos los idiomas que aún se utilizan en la Tierra. Y con más de la mitad del mercado del libro dedicado a la no ficción, gran parte de la cual es de autoayuda, hay una gran cantidad de datos para absorber, casi todos los cuales serán nuevos para ti y muchos de ellos aplicables a tus situaciones en la vida.

El liderazgo también significa ser generoso con los elogios. La moral es crucial para el trabajo en equipo, y los verdaderos líderes lo saben. Un líder no sólo no debe ser competitivo o inseguro respecto a su equipo, sino que el verdadero líder levanta a su equipo y reconoce sus esfuerzos.

La positividad es un elemento clave de cualquier liderazgo. Todos los estilos de liderazgo se basan en el concepto de positividad. Nada puede suceder en un clima de negatividad.

El descanso es un aspecto crucial del buen liderazgo que a menudo se pasa por alto. Es vital para la salud mental y física de un individuo, y para la salud de cualquier equipo. Un líder debe estar bien descansado, y debe procurar que los miembros de su equipo también lo estén.

Los verdaderos líderes también hacen de su salud física una prioridad. El ejercicio regular y una buena dieta tienen un efecto positivo en todos los aspectos de la vida de una persona. Y un verdadero líder predica con el ejemplo. Cualquier buen líder querría que su equipo estuviera en forma física y mentalmente, por lo que él también debe estarlo, incluso más. Además, hay más responsabilidad sobre los hombros del líder, y por eso debe estar físicamente en forma.

Una de las cosas prácticas que suelen hacer los líderes, es planificar su día siguiente con antelación. Hacen listas de tareas y saben a primera hora de la mañana lo que van a hacer. Esto les da impulso, propósito y organización, y es un gran ejemplo para su equipo, que debería hacer lo mismo.

RESPETO

El respeto; puede costar toda una vida ganarlo y sólo unos pocos segundos perderlo. Es la base de un liderazgo sólido. Pero, ¿cómo se gana uno el respeto de los demás? Es bastante fácil ver que practicando las cualidades de un verdadero líder, la honestidad y la integridad, la comunicación clara y el desinterés, se ganará el respeto de los demás. Pero hay otra forma de pensar en ello, las 12 Claves del respeto.

Los verdaderos líderes *cuidan* los sentimientos de los demás. Muestran *convicción* y lo hacen con *claridad, carácter* y *confianza.*

Los verdaderos líderes muestran *coraje* ante el riesgo y la incertidumbre y *compromiso* con sus normas y con sus clientes y también con su equipo. Están abiertos a la *colaboración.* Se *comunican* abiertamente y con *certeza, cortesía* y *credibilidad.*

Los directivos más eficaces saben que los buenos miembros del equipo se apoyan en su propio sentido del logro, la responsabilidad, el reconocimiento y el avance. Los mejores líderes también saben que están en una posición de poder. Saben cómo ejercer ese poder, y de dónde viene, o qué tipo de poder es. Ya hemos hablado de algunos tipos de poder, pero veámoslo con más detalle.

LAS SEIS FUENTES DE PODER

1. **El poder legítimo,** o poder posicional, se genera a partir de la función de la persona en la empresa. Se trata de una autoridad formal; directores de sucursal o entrenadores de equipos deportivos.
2. **El poder referencial** se deriva de la capacidad del individuo para atraer a otros y ganarse su lealtad. Muchos directivos y miembros de equipos tienen este poder. El poder

de referencia suele surgir de un rasgo personal, la simpatía o el encanto, ya que éstos son la base de la influencia interpersonal.

3. **El poder de experto,** se basa en los conocimientos y habilidades de una persona. Es una fuente de poder limitada, pero es particularmente potente cuando sus habilidades son especialmente valiosas para la empresa.

4. **El poder de recompensa,** se deriva de la capacidad de la persona para dispensar recompensas. Las recompensas más comunes son los aumentos de sueldo, el tiempo libre adicional u otros ascensos.

5. **El poder coercitivo,** es la otra cara del poder de recompensa, que se otorga a quienes pueden dispensar castigos en lugar de recompensas. A menudo este poder y el de recompensa están imbuidos en el mismo individuo. La recompensa suele ser el motivador preferido, ya que crea un clima más saludable en el lugar de trabajo.

6. **El poder informativo,** lo ejercen quienes tienen acceso a la información. Los guardianes de los datos en esta época tienen más poder del que creen. La información puede utilizarse en intercambios transaccionales de diversa índole. La información es poder.

Hemos profundizado en lo que hace un verdadero líder. Ahora, en la segunda sección de este libro, veremos más habilidades que son aún más apreciadas que el Coeficiente Intelectual (que, honestamente, casi todas lo son).

TEST DE HABILIDADES DE LIDERAZGO

He aquí un test, basado en investigaciones probadas, acerca de tus habilidades de liderazgo. Responde en una escala del uno al cinco, donde el uno es el más bajo (no) y el cinco es el más alto (sí).

- Siempre intento ver el punto de vista o la perspectiva de otra persona antes de dar mi opinión.
- No me gusta dividir un proyecto grande en partes más pequeñas.
- No me tomo el tiempo de evaluar las estrategias o los progresos del pasado, me interesa más mi propia perspectiva y las soluciones.
- Soy un líder autoritario, es mi camino o ya sabes por donde irte.
- Creo que el rendimiento superior y el trabajo duro deben ser reconocidos y recompensados.
- No puedo mantener una actitud positiva; me parece falsa.
- La gente espera que les dé esperanza cuando las cosas van mal, pero yo simplemente no lo siento.
- Los objetivos a largo plazo son importantes para mí, me aportan más felicidad que la satisfacción momentánea.
- Soy una persona generalmente positiva, incluso cuando las cosas se ponen difíciles.
- Me cuesta lidiar con el estrés.
- Tengo ganas de seguir un éxito con otro, y me entusiasman los nuevos proyectos.
- Las decepciones me perturban.

- Tiendo a culparme cuando las cosas no salen como lo esperaba.
- Un buen gestor sigue su propia visión y no necesita los aportes de los demás.
- Los empleados son personas de confianza, en su mayoría.
- El líder del equipo da el ejemplo de comportamiento a los demás en el equipo.
- A menudo me enfado por cosas que a otras personas no les parecen tan ofensivas.
- Cuanto más trabaje yo, más trabajarán los miembros de mi equipo.
- Tengo confianza en mis acciones y decisiones.
- No estoy muy seguro de hacia dónde se dirige mi organización. Me enfoco en el próximo plazo a cumplir.
- Los directivos deben predicar con el ejemplo.
- No hay que avergonzarse de perder.
- Influyo positivamente en los demás, en cómo actúan y en cómo enfocan su actuación.
- Conozco bastante bien a mi equipo, en qué es bueno cada uno y cuáles son sus puntos débiles.
- Aunque conozca a mi equipo, no invito a que me den consejos. Sólo causa problemas cuando no los utilizo.
- Un buen líder aprovecha el poder de su equipo.
- Los ideales son más importantes para mí que los beneficios.
- No consigo priorizar las cosas; todas me parecen igual de urgentes.
- No confío en nadie.
- La gente no parece seguir mi ejemplo.

LOS BLOQUES DE CONSTRUCCIÓN DE UN GRAN LÍDER | 255

- Intento argumentar mi caso, pero no soy bueno para convencer a los demás.
- La lluvia de ideas saca lo mejor de mí a nivel creativo.
- A veces me siento muy bien, pero de repente me siento desesperado.
- Cuando dirijo una reunión, todo el mundo sale animado y listo para volver al trabajo.
- No me desanimo fácilmente.
- Conozco la misión de mi empresa y dejo que esto guíe mi toma de decisiones.
- Me mantengo en contacto con el lugar que ocupa mi empresa en el mundo empresarial, con los cambios que se producen en todos los niveles.
- Me siento cómodo pidiendo la opinión de los demás.
- No me cuesta mostrar mi gratitud por las contribuciones positivas y los buenos resultados de los demás.
- Los detalles tienden a distraerme.
- No entiendo el término *"Pensar fuera de la caja"*. ¿Qué caja?

No te preocupes por tu puntuación. Por tus respuestas sabrás dónde tienes que apuntalar las cosas para mejorar tus habilidades de liderazgo. Ahora pasemos a la inteligencia emocional.

II

INTELIGENCIA EMOCIONAL

3

COMPRENDIENDO LA INTELIGENCIA EMOCIONAL

¿ES LA INTELIGENCIA EMOCIONAL REALMENTE MÁS IMPORTANTE QUE EL COEFICIENTE INTELECTUAL?

Has oído el término IQ toda tu vida, pero probablemente no sepas que significa Coeficiente Intelectual. Es una medida de tu inteligencia relativa. Por otro lado, EQ significa Coeficiente Emocional. Es una medida de tu seguridad y control emocional relativo, de cómo gestionas tu imaginación o la de los demás.

Hay un test estandarizado para medir el Coeficiente Intelectual de una persona, pero no para medir el Coeficiente Emocional de una persona, así que es difícil de equipararlos. Pero se pueden comparar. Una puntuación de CI de 70 o menos, se considera un intelecto con discapacidad, 145 se acerca al nivel de genio, 180 es la máxima puntuación posible.

Pero no hay forma de medir la Inteligencia Emocional.

Y las investigaciones demuestran que quienes lideran bien y tienen un buen rendimiento, tienen un alto coeficiente intelectual y también una inteligencia emocional adecuada. Ambas son necesarias para actuar y reaccionar en el acelerado mundo empresarial del siglo XXI.

A diferencia del coeficiente intelectual, la Inteligencia Emocional no es particular del individuo. Se divide en dos componentes: interno y externo, cómo gestionamos nuestras propias emociones y también cómo gestionamos las emociones de los demás.

En lo que respecta a la gestión de las propias emociones, hay tres rasgos distintivos de la inteligencia emocional. La autoconciencia, en la que uno entiende sus propios estados de ánimo y emociones y el efecto que tienen en los demás. La autorregulación, es la capacidad de controlar esas emociones e impulsos, de pensar antes de actuar. Y, por último, motivación, es el tercer rasgo distintivo de la inteligencia emocional. La motivación es un tipo de pasión más interna, basada en la propensión inherente al logro, en un impulso interno, más que en factores externos como la utilidad, otras personas o la influencia de tu entorno.

Eso es todo para la parte interna de la inteligencia emocional. ¿Y el coeficiente externo?

Externamente, tu Inteligencia Emocional mide tu gestión de las emociones de los demás y tu propia expresión emocional. Podemos desglosar nuestra Inteligencia Emocional externa. Por un lado, la conciencia social, que consiste en comprender la composición emocional de otras personas y cómo reaccionan a tus expresiones emocionales. La regulación social, por otro lado, es cómo influyes en las emociones de los demás.

Los investigadores de TalentSmart evaluaron a más de 2 millones de trabajadores y descubrieron que sólo el 36% de ellos podía evaluar con precisión sus propias emociones mientras se producían.

Hay dos componentes más de la inteligencia emocional externa. La empatía, que es la capacidad de compartir las emociones de los demás, es una parte crucial de la inteligencia emocional externa. Asimismo, son necesarias las habilidades sociales básicas. Entre ellas, la capacidad de comunicación y de escucha.

Una empresa dedicada a la venta de seguros, descubrió que sus agentes de ventas que carecían de empatía, confianza en sí mismos e iniciativa, todas ellas pruebas de la inteligencia emocional, obtuvieron una media de ventas inferior a la mitad de quienes demostraron esas cualidades.

La falta de inteligencia emocional puede tener efectos devastadores en el lugar de trabajo. El estrés y la ansiedad están siempre al acecho en las sombras de cualquier oficina, y un líder que carezca de inteligencia emocional pasará por alto las señales y puede permitir que esos problemas latentes, afecten a la productividad y la eficiencia. Es probable que la interacción pasiva/agresiva, los celos, los resentimientos y otros sentimientos destructivos, se desborden y creen un clima tóxico en el lugar de trabajo. Esto crea desorganización y caos y puede destrozar un equipo.

Y, a diferencia del coeficiente intelectual, la inteligencia emocional de una persona puede aumentarse. Un líder puede adaptar la inteligencia emocional, perfeccionarla, siendo más consciente de sí mismo y comunicándose con más claridad. Un estudio descubrió que aproximadamente la mitad de los niños inscriptos en el programa de Aprendizaje Social y Emocional (SEL) del sistema escolar público, obtuvieron mejores resultados y el 40% demostró haber mejorado sus promedios de notas.

LA INTELIGENCIA EMOCIONAL EN LA VIDA COTIDIANA

La inteligencia emocional es bastante común en la vida cotidiana. Cuando un niño acude a ti con una rodilla raspada, utilizas la inteligencia emocional. Si un compañero de trabajo es despreciado o reprendido por su jefe, requiere de su inteligencia emocional. Incluso al ver una telenovela en la televisión haces uso de la inteligencia emocional.

Pero es especialmente importante tener en cuenta la inteligencia emocional en el lugar de trabajo. Allí rara vez hay vínculos familiares, y probablemente no hay tantos romances de oficina como uno podría pensar. Eso significa que las conexiones no son tan sólidas en el lugar de trabajo y pueden debilitarse fácilmente. La competitividad, la inseguridad y otros factores hacen que el lugar de trabajo sea especialmente vulnerable al tipo de ansiedad y estrés que conlleva la falta de inteligencia emocional. La Inteligencia Emocional es especialmente importante en el lugar de trabajo.

Una mayor inteligencia emocional beneficia al líder al aumentar la conciencia interna, la empatía, la autorregulación y la comunicación colaborativa. Los beneficios para la empresa incluyen una mejor gestión del equipo, una reducción del estrés, una mejora del clima empresarial, una planificación más eficaz y mejores resultados.

Y no hace falta decir que la inteligencia emocional es crucial no sólo en las situaciones laborales, sino también en las personales, familiares y románticas; todas las facetas de la vida requieren inteligencia emocional.

MÁS INFORMACIÓN SOBRE LOS CINCO PILARES DE LA INTELIGENCIA EMOCIONAL

Hemos visto los cinco pilares de la inteligencia emocional: autoconciencia, autorregulación, motivación, empatía y habilidades básicas de comunicación personal. Pero, ¿cómo pueden estas cosas mejorar realmente nuestras vidas? Hemos visto algunos ejemplos, como la mejora del clima y la productividad en el lugar de trabajo. Y sabemos que la misma inteligencia emocional es necesaria en otros ámbitos de la vida moderna. Así que vamos a examinar más de cerca la inteligencia emocional fuera del lugar de trabajo.

Hemos mencionado la inteligencia emocional en el hogar. Además del lugar de trabajo, la inteligencia emocional es muy importante en el hogar. Sólo el hecho de que se pasen tantas horas del día en el lugar de trabajo, y que sea un lugar de acción y crisis frecuentes, hacen que la noción de inteligencia emocional sea tan importante.

Pero el hogar no es diferente. Los conflictos interpersonales, las crisis inesperadas, los asuntos tanto urgentes (relacionados con el tiempo) como importantes (relacionados con los objetivos) surgen constantemente y hay que gestionarlos. Cuando hay niños en la familia, esto es aún más importante. Los niños tienen menos inteligencia emocional y depende de sus padres, los líderes del equipo, gestionar bien sus emociones. Si no fuera así, los daños podrían ser graves y de gran alcance. Un niño que no aprende la inteligencia emocional, puede convertirse en un adulto que también carece de ella. Depende de los padres criar a un niño emocionalmente inteligente, y para ello deben ser primero emocionalmente inteligentes. Un buen padre, como cualquier verdadero líder, predica con el ejemplo.

También está la cuestión muy práctica de dirigir un hogar feliz. Un hogar en el que los niños se pelean entre sí, los padres se pelean entre sí o los padres se pelean con los niños, no es un hogar feliz. Los niños serán educados para comportarse de esa manera cuando sean adultos y para educar a sus propios hijos de la misma manera. Si esto te suena a tu familia, debes saber que puedes romper el ciclo ahora mejorando tu propia inteligencia emocional y luego aumentando la inteligencia emocional de los que te rodean mediante la orientación y la educación y, bueno, la inteligencia emocional.

Dado que el estrés y la ansiedad tienen efectos tan perjudiciales para la salud física y emocional, es importante tener en cuenta la conexión entre la inteligencia emocional y el bienestar físico o emocional. La falta de inteligencia emocional permite el aumento del estrés y la ansiedad, que tienen efectos grabados en los patrones de sueño y de alimentación, causando desnutrición o aumento de peso, y depresión, que puede llevar al abuso de sustancias. Está comprobado que todo esto causa complejos psicológicos, enfermedades mortales, muerte prematura y suicidio.

Así que la inteligencia emocional es crucial para una vida larga y saludable.

La inteligencia emocional también tiene un beneficio existencial. Las cuestiones existenciales de identidad y propósito, se abordan mejor con inteligencia emocional. Al fin y al cabo, no se trata de ecuaciones matemáticas, sino de preguntas sobre el sentido de la vida. Sondean las profundidades de la mente y el alma, y la inteligencia intelectual no es suficiente para encontrar una resolución satisfactoria a estas cuestiones.

De hecho, el propio concepto de éxito se basa en la inteligencia emocional. Porque quienes la tienen gozan de una fluidez, de una funcionalidad en la vida, que lleva naturalmente a una mayor socialización. Eso lleva a las oportunidades y estas son las puertas del éxito. La inteligencia emocional es algo que captan los demás, sobre todo si son ellos los que provocan la crisis emocional. La inteligencia emocional engendra gratitud y respeto, y esas son las cualidades que conducen a las oportunidades y al éxito que le puede seguir a éstas.

¿ERES INTELIGENTE EMOCIONALMENTE?

Ya hemos mencionado algunas de las características de la inteligencia emocional: la voluntad y el deseo de triunfar y de ayudar a los demás a triunfar, la empatía, el conocimiento de uno mismo y la pasión.

Pero para ser verdaderamente inteligente desde el punto de vista emocional, se necesita también curiosidad. La autoconciencia de los propios déficits y la pasión por el conocimiento y la superación personal, crean curiosidad por la nueva información, por los mejores métodos. La curiosidad es el sello de un individuo con mentalidad de crecimiento, lo que todos los verdaderos líderes poseen. Los verdaderos líderes también son emocionalmente inteligentes.

Los emocionalmente inteligentes deben tener también una mente analítica para procesar las causas de sus propias emociones y las de los demás. Recuerda que la emoción no es racional, pero la razón puede deshacer la emoción. Por lo tanto, el verdadero líder y el emocionalmente inteligente, sabe cuándo razonar, puede analizar la causa y el efecto y gestionar mejor sus propias expresiones emocionales y cómo tratar las emociones de los demás.

Los que tienen inteligencia emocional también tienen una especie de fe. No se trata necesariamente de una fe religiosa, aunque eso puede entrar en juego. Se trata de tener fe en la propia inteligencia emocional. Una vez que uno es emocionalmente inteligente, debe utilizar esa inteligencia de forma práctica, y eso requiere disciplina, dominio y confianza. Los emocionalmente inteligentes tienen fe en que su Inteligencia Emocional les servirá a ellos y a los demás, y tienen fe en las técnicas que son el sello de la Inteligencia Emocional, y en otras técnicas de comunicación presentadas en este libro. Y no hay razón para que el verdadero líder no tenga fe, ya que estas técnicas están basadas en la investigación y han sido probadas con el tiempo.

Es imprescindible tener en cuenta las necesidades y los deseos cuando se analiza la inteligencia emocional. La jerarquía de necesidades de Abraham Maslow, ilustra qué necesidades son básicas (comida, bebida, refugio) y cuáles son psicológicas (amor y pertenencia) y algunas relacionadas con la autorrealización (necesidades estéticas o espirituales u otras de autorrealización).

Los deseos, en cambio, son caprichos que pueden dar placer, pero que no son necesarios. Una casa más grande, un coche más elegante o el último iPhone son deseos, no necesidades. Las personas emocionalmente inteligentes conocen la diferencia, pero las que no lo son, suelen confundirlos. Puede que necesiten un coche más elegante o el nuevo iPhone, o al menos eso creen.

Los emocionalmente inteligentes suelen ser optimistas, porque confían en su enfoque y tienen una gran comprensión de quienes les rodean. Esto les lleva a un positivismo generalizado y favorece estilos de liderazgo eficaces, como el coaching y el estilo democrático.

Las personas emocionalmente inteligentes, suelen ser adaptables, ya que tienen sus normas básicas bien asentadas y saben que pueden manejar cualquier crisis inesperada que pueda sumir a su equipo en un desorden emocional. Las personas emocionalmente inteligentes también son lo suficientemente ágiles como para saber cuándo hay que cambiar de rumbo, admitir que algo no funciona o que otra cosa podría funcionar mejor. Lo aceptan sin tener en cuenta su ego o sus inseguridades personales, como haría cualquier verdadero líder. Como todo lo relacionado con la inteligencia emocional, esto es tan crítico en el hogar o en situaciones sociales, como en el lugar de trabajo.

Las personas emocionalmente inteligentes tienden a cambiar de forma, a adaptarse a diferentes circunstancias y situaciones. Las emociones tienden a ser caóticas y pueden surgir de la nada, por lo que las personas emocionalmente inteligentes pueden adaptarse rápidamente a una nueva situación y acomodarla adecuadamente.

Las personas emocionalmente inteligentes, rara vez son perfeccionistas. Por lo general, las personas con mentalidad de crecimiento, las que tienen inteligencia emocional, se dan cuenta de que la perfección rara vez se alcanza, y que ser perfeccionista es sufrir un exceso de pensamiento, un autodiscurso negativo y una mentalidad fija, todo lo cual es incompatible con la inteligencia emocional.

Por lo general, son agradecidos. Las personas emocionalmente inteligentes han priorizado lo que es importante (salud, vínculos sociales fuertes, autorrealización) frente a lo que no lo es (deseos materiales o gratificación del ego). Por lo tanto, están agradecidos por lo que tienen, en lugar de desear lo que no tienen. Esto es especialmente potente en situaciones familiares, sociales o laborales, pero también es crucial para el individuo y su paz interior, aunque no es eso en lo que nos centramos aquí.

Los emocionalmente inteligentes no parecen distraerse fácilmente. Una vez más, se trata de prioridades. Las personas emocionalmente inteligentes saben lo que es importante y se mantienen centradas en ello, ya sea la tarea que tienen entre manos o el tumulto emocional de un compañero de trabajo o miembro del equipo.

Las personas emocionalmente inteligentes suelen tener una vida equilibrada, con una cantidad justa de trabajo y diversión, tiempo social y privado. Esto se debe a que son más seguras de sí mismas que la mayoría, menos inseguras y más capaces de cumplir con sus tareas para aliviar la necesidad de trabajar en exceso.

Las personas emocionalmente inteligentes tienden a aceptar el cambio, no lo temen. Su confianza les permite ver la oportunidad en las crisis. El verdadero líder, con mentalidad de crecimiento e inteligencia emocional, sabe que el cambio es necesario e inevitable y espera los resultados positivos que el cambio pueda traer.

¿Posees tú estas cualidades? ¿Te faltan algunas pero no otras? Cuantas más de estas cualidades de la inteligencia emocional tengas, más eficaz serás como líder y más feliz serás también como persona.

CÓMO MEDIR TU INTELIGENCIA EMOCIONAL

Como hemos dicho, realmente no hay un test estandarizado para la Inteligencia Emocional como lo hay para el Coeficiente Intelectual. Pero si podemos poner un hombre en la luna, podemos medir la inteligencia emocional. Dejemos que algunas de las mentes más inteligentes de la psicología moderna nos den todo lo que necesitamos para hacer el trabajo. Así que, si quieres saber lo inteligente que eres (o no) emocionalmente, sigue leyendo.

Existen varias pruebas institucionalizadas para medir la Inteligencia Emocional, pero no hay un estándar único. El EIQ:M, crea un perfil de siete competencias emocionales. El Informe de Inteligencia Emocional forma parte del Sistema de Expertos OPQ. El EQ-i, de Bar-On, es una medida de autoinforme, con diversos fines. Existen también otras medidas de informe (basadas en tests de preguntas y respuestas, que implican a un interrogador o evaluador) o medidas de habilidad (pruebas de destreza o conocimiento). El MSCEIT mide la capacidad. El test EI-360 se utiliza para la gestión y el desarrollo de la carrera profesional.

Hemos incluido algunos ejemplos de preguntas de algunos de los tests más importantes para que puedas conocerte mejor a ti mismo, a los demás, a tu mundo y a todos los que lo componen.

Pregúntate y responde con un simple sí/no o en una escala del uno al cinco, donde el uno es lo menos positivo (un no) y el cinco lo más positivo (un sí).

- Reconozco mis propias emociones en cuanto las experimento.
- Suelo perder la paciencia en momentos de frustración.
- Me dicen que sé escuchar.
- Puedo calmarme cuando me siento molesto o ansioso.
- Organizo bien los grupos.
- Me cuesta mantener la concentración a largo plazo.
- La frustración y la infelicidad suelen inhibir mi toma de decisiones.
- Sé cuáles son mis puntos fuertes y mis puntos débiles.
- Intento evitar los conflictos y/o las negociaciones.
- No disfruto del trabajo que hago.
- Aliento la retroalimentación y la asimilo razonablemente.
- Reviso a menudo mis progresos en los objetivos a largo plazo.
- A menudo me confunden las emociones de los demás.
- No construyo bien las relaciones y me cuesta establecer vínculos con los demás.
- Me considero un oyente activo.

Ahora prueba estas muestras de otro test de Inteligencia Emocional, utilizando el mismo estilo de respuesta. La coherencia es la clave.

- Sé cuándo no debo hablar de mis problemas personales con los demás.
- Cuando me enfrento a obstáculos, reflexiono sobre experiencias similares anteriores y me reconforta y renueva mi pasión.
- No espero fracasar, ni siquiera en el primer intento.
- La gente no suele confiar en mí.
- Me resulta fácil entender la comunicación no verbal, como el lenguaje corporal.
- Controlo mi propia comunicación no verbal.
- Los acontecimientos importantes de la vida me han hecho reflexionar y reconsiderar mis prioridades.
- Mi estado de ánimo afecta a mi perspectiva.
- Disfruto de las emociones que siento, ya que generalmente son positivas.
- Vivo a la espera de cosas buenas, no de cosas malas.
- Tiendo a compartir mis emociones.
- Saboreo las emociones positivas y puedo hacerlas durar.
- Los demás disfrutan de los eventos que organizo.
- Estoy deseoso de realizar nuevas actividades y las busco.
- Suelo causar una buena impresión.
- Puedo leer las emociones de la gente mirando sus caras.
- Puedo leer las emociones de las personas por el tono de su voz.

- Mis emociones cambian, pero soy consciente de cómo, cuándo y por qué.
- Estar de buen humor estimula mi creatividad.
- Visualizo los resultados de un posible éxito.
- Elogio libremente a los demás.
- Estar emocionado tiende a inspirarme.
- A menudo me retiro de un reto, sabiendo que estoy seguro de que voy a fracasar.
- Disfruto levantando el ánimo de la gente.

A continuación se presentan algunas preguntas del Perfil de Competencia Emocional (PEC), otros buenos ejemplos de preguntas que encontrarás en casi cualquier buen test de Inteligencia Emocional. Responde a estas preguntas con sinceridad para obtener una imagen más clara de tu inteligencia emocional.

- No puedo dominar mis emociones.
- No entiendo por qué suelo responder de forma tan emocional.
- Sé cómo influir en las emociones de la gente si lo necesito.
- Sé cómo llegar al intelecto de las personas si lo necesito.
- Conozco la diferencia entre satisfacción, felicidad y relajación.
- Me siento cómodo describiendo lo que pienso y siento.
- Puedo calmarme después de una erupción emocional o de una experiencia difícil.
- Me cuesta poco animarme a mí mismo.
- Me resulta fácil manejar mis propias emociones.

- Los demás suelen ofenderse por la forma en que expreso las emociones.
- A menudo estoy triste y no sé por qué.

Hay respuestas correctas y respuestas incorrectas, pero no hay puntuación ganadora. Eso lo decidirás tú. Si tienes deficiencias en tu inteligencia emocional, lo sabrás por tus respuestas y sabrás dónde debes trabajar más. ¿Te falta empatía o conciencia de ti mismo? ¿Eres deficiente en motivación? Echa un vistazo a tus respuestas a estas preguntas y lo sabrás.

Ahora que ya conoces más de tu inteligencia emocional, vamos a ver diferentes formas de aumentar esa Inteligencia Emocional.

4

LAS 20 ESTRATEGIAS IMPRESCINDIBLES QUE PUEDEN POTENCIAR TU INTELIGENCIA EMOCIONAL

Sabemos que la inteligencia emocional, al igual que las habilidades de liderazgo, puede alcanzarse, modificarse y mejorarse. Pero... ¿cómo? He aquí algunos métodos concretos y probados que puedes aplicar para aumentar tu propia inteligencia emocional. Puedes hacerlo sin costo alguno, sin ayuda profesional, y los resultados pueden ser inmediatos.

Ya hemos hablado de entender tus emociones, pero ahora es el momento de ponerles nombre. No basta con tener una rabieta y luego sentirse mal por ello. Para tener el control de tus emociones (necesario para la inteligencia emocional) debes saber qué emociones estás sintiendo para poder manejarlas adecuadamente. ¿Son los celos la raíz de un estallido emocional, o las expectativas frustradas que dan lugar a una decepción? Si son celos, pregúntate de qué estás celoso, cómo te hace ver eso. Pregúntate qué cualidades productivas tienen tus emociones, si es que tienen alguna. Algunas emociones pueden inspirar, otras pueden restar. Nombra estas emociones, entiende qué son y qué las inspira. Entonces podrás aprender a gestionarlas adecuadamente.

Buscar feedback es crucial. Es un hecho que no nos vemos a nosotros mismos como lo hacen los demás, somos demasiado subjetivos con respecto a nuestro propio cuerpo, nuestra habilidad, nuestros talentos. A menudo no tenemos sentido de nuestras propias limitaciones, pero con la misma frecuencia, no tenemos sentido de nuestras cualidades. Por lo general, somos más duros con nosotros mismos que con los demás, una condición que provoca un exceso de pensamiento y un autodiscurso negativo en una mentalidad fija. Por eso es tan importante pedir a los demás sus opiniones más objetivas. Pídeles que sean sinceros y no te ofendas. Estás intentando mejorar y a todos nos vendría bien mejorar en algún aspecto de nuestra vida. Los comentarios podrían ser la clave para descubrir tu verdadera inteligencia emocional.

La lectura sigue siendo la mejor manera de aumentar tu inteligencia emocional. Por supuesto, los libros de autoayuda tienen un valor incalculable (¡consulta nuestra línea completa!) y Kindle hace que la lectura sea más fácil y accesible que nunca. Pero no te detengas solamente en los libros de autoayuda (¡consulta nuestra línea completa!) porque las novelas y la poesía son excelentes maneras de aumentar tu inteligencia emocional. Las obras con mucho romance y que reflexionan sobre las verdades existenciales, excitan el cerebro en estos aspectos emocionales de la vida, haciendo que cualquier persona sea más sensible a estas cosas. Lee cualquier obra del gran poeta romántico John Keats, que reflexionó sobre el amor y la mortalidad durante los tres años en los que enfermó de tuberculosis y luego murió por esa causa, y comprueba si no te sientes de repente más consciente emocionalmente.

Presta atención a tu comportamiento. ¿Te vuelves más emocional y menos disciplinado cuando bebes? Sé consciente de ello y cambia tu comportamiento. Si sabes que una persona es el desencadenante de tus cambios de humor emocional, y sabes que ciertos alcoholes (o cualquiera) tienden a agravar este comportamiento, cambia tu situación. Mantente alejado de eso, renuncia al alcohol o simplemente ejerce cierto autocontrol.

Tómate un momento para cuestionar tus propias opiniones. Este es un ejercicio para un individuo con mentalidad de crecimiento. Es posible que las opiniones evolucionen, puede ser que nunca hayan estado bien fundadas para empezar. Las opiniones son con demasiada frecuencia el resultado de la emoción y no de la razón. Puede ser que las razones o las circunstancias que las rodean hayan cambiado. Revisa tus opiniones para desterrar su causa. Además, cuestionar tus propias opiniones demuestra que estás seguro de tu identidad y tu ética, que sabes que resistirán cualquier escrutinio y que sólo se verán reforzadas por una reconsideración abierta.

Reserva tiempo para disfrutar de los aspectos positivos de la vida. Es estupendo aprender del pasado y trabajar por un futuro mejor, pero con demasiada frecuencia descuidamos el presente. Los resultados positivos de los miembros del equipo no deben pasarse por alto, ni tampoco un día cálido y soleado. Las personas emocionalmente inteligentes son sensibles a la energía positiva y conocen el valor de celebrarla. Así que asegúrate de no pasar por alto los elementos positivos de tu proyecto, tu equipo, tu familia, tus amigos y tu vida.

Al mismo tiempo, no quieras ignorar lo negativo. Si hay que hacer correcciones, pueden hacerse con amabilidad y consideración y serán tanto más eficaces por ese esfuerzo. Pero ignorar los malos resultados o el mal comportamiento, es garantizar que continúen, y eso no es un verdadero liderazgo, es un liderazgo sólo de nombre.

Tómate deliberadamente un tiempo para relajarte. Puedes meditar, algo que muchos hacen como técnica de relajación. Puedes disfrutar de una taza de café o té caliente en algún momento del día, pero asegúrate de hacerlo. Evita el agotamiento y date tiempo para reflexionar, recapacitar, reunir tus energías físicas e intelectuales para las tareas que vienen. Hazlo durante diez minutos, siempre que te encuentres más estresado. En el lugar de trabajo, suele ser a última hora de la mañana, después de un ajetreo de asuntos necesarios, o a última hora de la tarde, cuando se acerca el final de la jornada laboral. En el caso de las familias, hay que estar atento a estos momentos de tensión a primera hora de la mañana, antes de ir al colegio, y a las horas que transcurren durante o después de la cena. Estos son los momentos en los que una pausa de relajación, puede ser más valiosa.

En esta línea, levántate y estírate al menos una vez al día. Inclínate hacia atrás, levanta los brazos y estira los músculos durante unos diez segundos. Esta acción física de relajación proactiva, tiene efectos notables en el cerebro. Pruébalo por ti mismo.

Mientras pruebas cosas nuevas, intenta verte a ti mismo de forma objetiva. No será fácil, como ya hemos comentado. El trastorno de dismorfia corporal y la dismorfia corporal inversa son sólo dos formas en las que tendemos a distorsionar nuestra visión de nosotros mismos. El narcisismo, los delirios de grandeza, el complejo de Dios, la anorexia, la bulimia y una serie de otras condiciones y trastornos perjudiciales están asociados a nuestra incapacidad de ser objetivos con respecto a nosotros mismos.

Sin embargo, tienes que intentar verte a ti mismo como lo hacen los demás. Tienes defectos, conócelos. Los demás los tienen. Tienes cualidades de carácter, y debes conocerlas también. Y no se trata sólo de qué, sino de cuánto. Puedes tener algo de talento en una cosa, más talento para otra, pero no tanto como otra persona tendría. Conoce tus limitaciones. Conoce tus hábitos e inclinaciones. Conoce qué situaciones y qué personas y cosas desencadenan qué emociones y utiliza ese conocimiento para manipularte a ti mismo o a tus circunstancias, como acabamos de comentar.

Llevar un diario, es un paso concreto que puedes dar para aumentar tu inteligencia emocional. Te ayudará a ser más objetivo sobre ti mismo, porque externaliza tus pensamientos y emociones reales. También es una forma de expresarte sobre ti mismo, lo cual es clave para la inteligencia emocional.

Practica el mirar hacia delante para saber cómo te sentirás más tarde, en un futuro próximo. Utiliza la popular técnica del sí/entonces para preguntarte algo como: *"Si bebo cuando esta persona está cerca, ¿cómo me voy a sentir? Si me siento mal, entonces ¿cómo me voy a comportar?"*. Si eres sincero contigo mismo, sabrás cómo modificar tu comportamiento para gestionar mejor tus emociones.

Acostúmbrate a prestar atención a tu intuición. Mucha gente ignora esto, en detrimento propio. Pensar demasiado tiende a ahogar la voz de la intuición. Pero la intuición nace del instinto, y eso puede ser a menudo más fiable y preciso que una posición excesivamente racionalizada de parálisis por análisis.

Si aún no tienes una agenda semanal o diaria, crea una. La organización es fundamental para la inteligencia emocional y todo lo que conlleva ser un verdadero líder. Pero antes de poder gestionar un equipo, tienes que ser capaz de gestionarte a ti mismo. También querrás animar a los miembros de tu equipo (o a los de tu familia) a mantener un horario estricto, pero para ello es necesario que prediques con el ejemplo.

Mantén un estilo de vida saludable (o comienza a hacerlo). El abuso de sustancias y la malnutrición, tienen todo tipo de efectos nocivos en la función cerebral, y ésta es la base de la inteligencia emocional. La falta de sueño también es perjudicial para la inteligencia emocional y al verdadero liderazgo.

Genera confianza. Si te ganas la confianza haciendo una cosa (pagando una deuda, por ejemplo), esa confianza se trasladará probablemente a otros aspectos de esa relación. Cuando las personas que te rodean saben que pueden confiar en tu inteligencia emocional, seguramente se abrirán más a menudo y con más profundidad, creando un clima más saludable. Sin confianza, ninguna organización puede prosperar realmente. El estrés, la ansiedad, la dualidad y las artimañas que engendra la falta de confianza pueden ser paralizantes para cualquier proyecto, equipo, empresa o familia.

Ejerce la autodisciplina. No estás sujeto a tus emociones, ellas están sujetas a ti. No te dejes llevar por ellas y estalles en una rabieta. Busca otra cosa que hacer, si es necesario. ¿Te sientes obligado a explotar? Vete a la habitación y dale un puñetazo a la almohada, es un truco probado que a mucha gente le resulta cómodo y eficaz.

Fija algunos objetivos personales. Esta es una forma estupenda de mantener la mente alerta y funcionando a un alto nivel. Se trata de una serie de retos que te llevarán a la satisfacción y a la consecución de logros. Casi no importa cuáles sean esos objetivos; limpiar el armario, repintar el dormitorio, dejar de fumar, arreglar la valla del patio trasero, resolver el problema de impuestos atrasados. Sea lo que sea, hazlo. Sé proactivo y orientado a los objetivos.

Haz algún tipo de voluntariado. Es como un entrenamiento en el trabajo para la inteligencia emocional, incluyendo muchos de sus pilares (especialmente la empatía). Es una buena forma de pasar tiempo extra, ampliará tu círculo social, te ofrece satisfacción personal, autodisciplina y autoconciencia.

Asegúrate de ser accesible. Un verdadero líder con inteligencia emocional sabe que una comunicación abierta y clara es la clave del éxito de un proyecto, equipo u organización. Y es de esperar que hayas adoptado un estilo de liderazgo que te lleve a interactuar con el equipo. Pero no quieres ser intimidante con tu equipo, ni quieres que ellos se sientan intimidados. Quieres que sientan que pueden dirigirse a ti con preguntas o inquietudes. Hazlo siendo amable sin ser débil, demuestra preocupación por los demás, casi todos los principios que hemos tratado en este libro hasta ahora. Pero aplícalos deliberadamente, de forma comedida. Dominar la aplicación de estos principios es la clave para ser un verdadero líder con una gran inteligencia emocional.

Ya hemos hablado de la perspectiva, pero vale la pena repetirlo aquí. La inteligencia emocional requiere ser capaz de ver el mundo desde la perspectiva de otra persona. Sin eso, serías un ignorante emocional.

No tengas miedo de compartir tus propias experiencias. Si alguien se abre a ti con una crisis emocional, considera compartir algo personal con él o ella. Esto permitirá a la otra persona saber que entiendes su perspectiva y la compartes, que eres empático, que harás lo que puedas por ella, como lo harías por ti mismo.

Otro paso concreto que puedes dar para aumentar tu inteligencia emocional, es sumergirte en una nueva cultura. Viaja, observa cómo viven otras personas. Te sorprenderá la cantidad de sufrimiento que hay en el mundo, tanto como para inspirar gratitud y empatía. Es una gran manera de refrescar tu perspectiva, de aprender a ver la vida a través de los ojos de otra persona. Si no puedes viajar, considera la posibilidad de elegir una cultura y hacer un proyecto a partir de ella. Lee algunos libros, tanto de ficción como de no ficción, mira algunos vídeos, piensa en aprender al menos algo del idioma. Hay una gran sabiduría en la mayoría de las tradiciones culturales del mundo y, como eres una persona con mentalidad de crecimiento, sabes el valor de aprender y crecer en tu viaje de autorrealización.

Otro buen ejercicio es encontrar a alguien y dar rienda suelta a tu curiosidad sobre él. Llama a un viejo amigo y pregúntale sobre su vida, lo que ha estado haciendo, pensando y sintiendo. No hables de ti hasta que ellos te insistan. Es un ejercicio para poner el foco en otra persona. Y es una forma estupenda de mantener viva la amistad (lo que debe hacerse de forma proactiva).

Ejerce la autodisciplina. No estás sujeto a tus emociones, ellas están sujetas a ti. No te dejes llevar por ellas y estalles en una rabieta. Busca otra cosa que hacer, si es necesario. ¿Te sientes obligado a explotar? Vete a la habitación y dale un puñetazo a la almohada, es un truco probado que a mucha gente le resulta cómodo y eficaz.

Fija algunos objetivos personales. Esta es una forma estupenda de mantener la mente alerta y funcionando a un alto nivel. Se trata de una serie de retos que te llevarán a la satisfacción y al logro. Casi no importa cuáles sean esos objetivos; limpiar el armario, repintar el dormitorio, dejar de fumar, arreglar la valla del patio trasero, resolver el problema de los impuestos de la espalda. Sea lo que sea, hazlo. Sé proactivo y orientado a los objetivos.

Haz algún tipo de voluntariado. Es como un entrenamiento en el trabajo para la inteligencia emocional, incluyendo muchos de los pilares (especialmente la empatía). Es una buena forma de pasar tiempo extra, ampliará tu círculo social, ofrece satisfacción personal, autodisciplina y autoconciencia.

Asegúrate de ser accesible. Un verdadero líder con inteligencia emocional sabe que una comunicación abierta y clara es la clave del éxito de un proyecto, equipo u organización. Y es de esperar que haya adoptado un estilo de liderazgo que le lleve a interactuar con el equipo. Pero no quiere ser intimidante con su equipo, ni quiere que ellos se sientan intimidados. Quiere que sientan que pueden dirigirse a usted con preguntas o preocupaciones. Hazlo siendo amable sin ser débil, demuestra preocupación por los demás, casi todo lo que hemos tratado en este libro hasta ahora. Pero aplícalos deliberadamente, de forma comedida. Dominar la aplicación de estos principios es la clave para ser un verdadero líder con una gran inteligencia emocional.

Ya hemos hablado de la perspectiva, pero vale la pena repetirlo aquí. La inteligencia emocional requiere ser capaz de ver el mundo desde la perspectiva de otra persona. Sin eso, tienes ignorancia emocional.

No tengas miedo de compartir tus propias experiencias. Si alguien se abre a ti con una crisis emocional, considera compartir una de las tuyas. Esto permite a la otra persona saber que entiendes su perspectiva y la compartes, que eres empático, que harás lo que puedas por ella como lo harías por ti mismo.

Otro paso concreto que puedes dar para aumentar tu inteligencia emocional es sumergirte en una nueva cultura. Viaja, observa cómo viven otras personas. Te sorprenderá la cantidad de sufrimiento que hay en el mundo, tanto como para inspirar gratitud y empatía. Es una gran manera de refrescar tu perspectiva, de aprender a ver la vida a través de los ojos de otra persona. Si no puedes viajar, considera la posibilidad de elegir una cultura y hacer un proyecto a partir de ella. Lee algunos libros, tanto de ficción como de no ficción, mira algunos vídeos, piensa en aprender al menos algo del idioma. Hay una gran sabiduría en la mayoría de las tradiciones culturales del mundo y, como persona con mentalidad de crecimiento, sabes el valor de aprender y crecer en tu viaje de autorrealización.

Otro buen ejercicio es encontrar a alguien y dar rienda suelta a tu curiosidad sobre él. Llama a un viejo amigo y pregúntale sobre su vida, lo que ha estado haciendo, pensando y sintiendo. No hables de ti hasta que ellos insistan. Es un ejercicio para poner el foco en otra persona. Y es una forma estupenda de mantener viva la amistad (que debe hacerse de forma proactiva).

Un ejercicio invaluable para desarrollar o perfeccionar tu inteligencia emocional es desconectarte de las redes sociales por un tiempo. Lamentablemente, este medio cada vez más omnipresente solo ha atrofiado nuestra inteligencia emocional, debido al aislamiento y la falta de interacción personal. Por lo tanto, no le envíes un mensaje a tu viejo amigo por Facebook, si puedes, reúnete para almorzar con él. No hay sustituto para la interacción personal en lo que respecta a la inteligencia emocional.

Es posible que desees abrirte un poco más a situaciones nuevas. Un bar, un festival de algún tipo, cualquier cosa que te ponga en contacto con gente nueva. Luego demuestra curiosidad por ellos. Podrás ver cómo estas técnicas funcionan juntas para lograr un efecto aún mayor.

QUÉ NO HACER

No te pongas dramático. La inteligencia emocional genera paciencia, consideración, razón, no un arrebato emocional. Se racional, no dramático.

No te quejes. Te pone en una posición de víctima, no de líder. En cambio, concéntrate en una solución al problema.

No seas negativo. Los verdaderos líderes y los emocionalmente inteligentes, son positivos en su perspectiva y comportamiento.

No te detengas en el pasado. El pasado no se puede cambiar y el futuro no se puede conocer. Pensar demasiado es el hábito destructivo de centrarse en el pasado (lo que podría haberse dicho o hecho) o el futuro (lo que puede o no suceder) en detrimento del presente (lo que podría estar sucediendo ahora). Por lo tanto, deja ir las viejas heridas, rencores, sentimientos de resentimiento o traición. Esas emociones son tóxicas y pueden conducir a todo tipo de enfermedades físicas y psicológicas.

No cedas a la presión de tus compañeros. Suena extraño sacar eso del contexto de la escuela secundaria, pero es un problema que persiste en la edad adulta para mucha gente. Pero los verdaderos líderes y aquellos con inteligencia emocional, saben quiénes son y cuáles son sus estándares éticos, y esas son las influencias que prevalecen, no las tendencias o modas.

Se consciente de tu vocabulario. Las palabras tienen significado. Asegúrate de utilizar las palabras precisas, renunciando a la hipérbole. No utilices improperios o insultos raciales. Actúa con dignidad en todo momento, se confiable y demuestra integridad. Es importante lo que dices, pero más importante es cómo lo dices. Enuncia, no arrastres las palabras. No hagas muecas para dar un subtexto a ciertas palabras. Tu intención siempre debe ser clara, así que primero tú debes tenerla clara. Tu forma de hablar dice mucho.

Responde, no reacciones. Las respuestas son intelectuales, basadas en la razón y la consideración. Las reacciones, en cambio, son generalmente comportamientos más emocionales, estas deben evitarse. Al menos, uno debe actuar con deliberación y no reaccionar sin ella. Pero a menudo, la reacción no es necesaria, simplemente una respuesta racional y mesurada. Pero responde, es parte de una comunicación clara y efectiva y es responsabilidad del líder comunicarse con sus clientes y / o su equipo.

Entonces, no solo se puede aumentar la inteligencia emocional, sino que estas son algunas formas seguras de hacerlo. Pero ¿qué pasa con la empatía? Puedes refinar lo que piensas y cómo te comportas, pero ¿puedes controlar lo que sientes? ¡Vamos a averiguarlo!

5

VE MÁS ALLÁ DE LA SIMPATÍA

CUANDO LA SIMPATÍA NO ES SUFICIENTE

¿*Simpatía* o **Empatía**?

Ambos terminan con el sufijo *–patía*, que se traduce del griego antiguo como *sentimientos* o *emoción*. *Sufrimiento* y *Calamidad* también se asocian a la traducción.

Simpatía se traduce más o menos como *con sentimiento*. Se utiliza mejor para describir la forma en que compartimos los sentimientos de otra persona. Podemos relacionarnos con esos sentimientos, ya sean buenos o malos.

Pero cuando realmente sentimos esos sentimientos, estamos experimentando *empatía*, que significa algo así como *pasión por la emoción o los sentimientos*. Una persona empática, puede sentir las emociones no sólo de una persona cercana, sino de un artista o dramaturgo fallecido hace tiempo o los sentimientos de un sujeto en una pintura o fotografía.

De las dos, la empatía es la clave de la inteligencia emocional. La simpatía se queda corta porque es una respuesta racional, no una reacción emocional. Ahora que tenemos clara la definición de empatía (y simpatía), vamos a profundizar en el concepto de empatía. Implica muchas más cosas de las que te imaginas.

ELEMENTOS DE LA EMPATÍA

En primer lugar, repasemos los elementos de la empatía, muchos de los cuales ya hemos tocado al relacionar la empatía con la inteligencia emocional y el verdadero liderazgo.

Entender a los demás es clave, conocer sus posiciones emocionales y racionales, conocer sus fortalezas y sus debilidades, conocer sus tipos de personalidad y saber qué estilo de dirección será más eficaz para gestionar cada tipo de personalidad.

Entender a los demás es un sello de empatía, el deseo de tranquilizar y reconstruir, de ayudar a los demás tanto como a uno mismo. Esto incluye la orientación, la tutoría, la oferta de incentivos y las recompensas por los logros.

Tener una orientación al servicio es fundamental. Siempre hay que tener en cuenta que los esfuerzos de cualquier líder estarán dirigidos hacia alguna causa superior, y en el mundo moderno eso está orientado básicamente al servicio competente. Un gerente es responsable ante sus supervisores. El equipo del líder es responsable ante el líder.

Los esfuerzos de todos están al servicio del proyecto, del cliente. Este enfoque es como ir más allá y es probable que generes respeto y admiración profesional.

La empatía aprovecha la diversidad. Recuérdalo. Aprovechar es ser ágil en tus interacciones. Sin violar tu integridad, cambiarás un poco tu comportamiento con tu propio supervisor, en comparación con la forma en que te comportarás con tu equipo. El gerente es la figura de autoridad en una circunstancia, pero no en la otra. Y el verdadero líder y la persona emocionalmente inteligente saben, que diferentes situaciones requieren respuestas diferentes y calibradas, al igual que diferentes personas requieren y reaccionan mejor, a diferentes estilos de liderazgo. Así pues, la diversidad es una oportunidad para el verdadero líder emocionalmente inteligente.

La conciencia política también es clave para la empatía. Si eres capaz de sentir algo por la persona del otro lado del pasillo, especialmente en esta época, entonces estás practicando realmente la empatía. ¡Me quito el sombrero!

TIPOS DE EMPATÍA

Más allá de los elementos de la empatía, los psicólogos identifican distintos tipos de empatía.

En la empatía cognitiva, puedes entender las emociones y los pensamientos de alguien, pero esa comprensión es más racional que emocional. Se parece mucho a la simple simpatía. La empatía emocional, es lo que consideramos como empatía en general, aunque también se conoce como contagio emocional. Está relacionada con sentir realmente los mismos sentimientos que el otro sujeto, como si el sentimiento fuera contagioso.

Tanto la empatía cognitiva como la emocional, pueden conducir a la empatía compasiva, que va más allá de la comprensión o el compartir y pasa a la acción para ayudar o revertir el sufrimiento de la otra persona.

La empatía afectiva, implica comprender las emociones del otro y responder adecuadamente. Es la piedra angular de la inteligencia emocional.

La empatía somática es aún más profunda, pues implica una reacción física. Cuando una persona se avergüenza y otra se sonroja, eso es empatía somática.

Intentemos otra prueba. Responde sí o no o en una escala del uno al cinco, siendo el uno lo más cercano al no y el cinco lo más cercano al sí. Averigüemos qué grado de empatía tienes. Algunas pueden parecerte familiares, y no es una coincidencia.

- La gente suele contarme sus problemas, confían en mí.
- Soy bastante bueno en captar cómo se siente la gente.
- Suelo tener en cuenta cómo se sienten los demás.
- La gente suele acudir a mí en busca de consejos.
- A veces me siento abrumado por los acontecimientos de las noticias o por las situaciones sociales.
- Intento ayudar a los que pueden estar sufriendo.
- Se me da bien leer la honestidad de la gente.
- Me preocupo mucho por los demás.

- Me cuesta poner límites en mis relaciones.

La capacidad de empatizar parece ser otro caso de naturaleza versus crianza. Y, como hemos visto, el verdadero análisis es que ambos factores contribuyen. Algunas personas son más propensas a la emoción, otras a la razón. Para ambos, la experiencia de la vida pasa factura y crea la suma total, una persona propensa a la empatía o no propensa a ella.

En el nivel más básico, parece que hay dos factores principales que contribuyen a la capacidad de experimentar empatía: la genética y la socialización. Esencialmente, se reduce a las antiguas contribuciones relativas de la naturaleza y la crianza. La crianza tiene una influencia tan grande como la genética en lo que respecta a la empatía.

BARRERAS A LA EMPATÍA

Sin embargo, hay cosas que impiden el desarrollo adecuado de la empatía. Si bien puede aprenderse, puede que no sea así y he aquí el motivo.

Los sesgos cognitivos, pueden incluir la culpabilización de los demás por características internas, mientras se consideran víctimas de factores externos. Esta distorsión de la perspectiva puede ser un error crucial.

La deshumanización, se refiere a la tendencia a dejar que las diferencias de cultura, conduzcan a una visión reductora de una persona o cultura. El trato a los judíos en la Europa de mediados de siglo pasado es un ejemplo.

En la culpabilización de la víctima, ésta puede ser considerada responsable del delito, como en el caso de una víctima de violación que, según algunos, se vestía de forma demasiado seductora por lo tanto, se lo había buscado. Pero nadie se cree eso.

EXPLICACIONES NEUROCIENTÍFICAS Y PROSOCIALES

Aunque la empatía puede aprenderse, gran parte de ella parece fisiológica y tiene sus raíces en el cerebro. Los investigadores creen que la ínsula anterior y la corteza cingulada anterior, desempeñan un papel importante en las reacciones empáticas. Hay componentes neurobiológicos probados, neuronas espejo que imitan las respuestas emocionales, para la emoción de la empatía.

También hay investigaciones de resonancia magnética funcional que indican que la circunvolución frontal inferior (IFG), también una parte del cerebro, puede desempeñar un papel vital en la experiencia de la empatía. Los estudios demuestran que los daños cerebrales pueden afectar a la expresión emocional.

El sociólogo Herbert Spencer sugirió que la empatía está programada en nuestro cerebro como una forma de asegurar la supervivencia social, que sin ella seríamos menos unidos y menos sociales, y por tanto, menos aptos para sobrevivir. La historia de la raza humana es la historia de la civilización, después de todo. El heroísmo y el altruismo también están asociados a la empatía.

DESARROLLA LA EMPATÍA HACIA OTRAS PERSONAS, AUNQUE NO LAS CONOZCAS PERSONALMENTE

La empatía no debería reservarse para los amigos o los niños en los anuncios comerciales nocturnos para solicitar una donación impulsiva. De hecho, la empatía será beneficiosa para casi cualquier persona en su vida, ya que la empatía afecta a todos los estratos de tu vida. Los más afectados por tu empatía serán tus colegas y socios comerciales, tus compañeros de trabajo y los grupos comunitarios, tus amigos, tu familia y tus relaciones románticas e íntimas.

Los famosos investigadores de psicología social Hodges y Myers, han descrito la empatía emocional, dividiéndola en tres partes. Estas serían: compartir la emoción sentida por el sujeto como hemos descrito, sentir angustia personal en respuesta a ese dolor compartido y sentir compasión por la persona que sufre el dolor original.

Intenta asistir a la iglesia o culto religioso de otra persona. Es una buena forma práctica de ver una experiencia compartida, a través de los ojos de otra persona.

¿DEMASIADA EMPATÍA?

¿Es posible tener demasiada empatía? Seguramente, no se puede tener empatía por todo el mundo todo el tiempo, ya que eso agotaría demasiado los recursos de cualquier individuo. Hacer que el cuerpo soporte ese tipo de sensación constante, le robaría valiosas proteínas y otros recursos fisiológicos necesarios para la supervivencia.

Sin embargo, la tendencia es demasiado real. A veces nos preocupamos mucho por algo que nos importa demasiado. Esto puede ahogar la propia empatía por una cuestión de simple autoconservación. Esos instintos de supervivencia, son más fuertes incluso que nuestra tendencia a pensar demasiado.

Un desequilibrio de la empatía, o una tendencia hacia la simpatía y lejos de la empatía, puede ser problemático. Es la diferencia entre un líder sólo de nombre y un verdadero líder.

DESARROLLO DE LA EMPATÍA: 5 ETAPAS Y 5 FACTORES

Las etapas del desarrollo de la empatía incluyen a los recién nacidos, los bebés, los niños pequeños, la primera infancia, la mediana infancia a la edad adulta. Veamos ambas con más detalle.

Los recién nacidos, son propensos a mostrar signos de angustia cuando otros recién nacidos lo hacen. Si uno llora, todos lloran. Es lo que se llama llanto reflejo o, a veces, contagio emocional, que ya hemos analizado brevemente. Es un signo de empatía innata.

Los bebés, suelen tener problemas para regular sus emociones o gestionar las de los demás, aunque a menudo muestran una gran preocupación por los demás. Los niños pequeños (de 14 a 36 meses) empiezan a manifestar empatía en comportamientos como pedir disculpas. Esta es también una fase de crecimiento muy emulativa, en la que los niños pequeños experimentan con diferentes modos de comportamiento, basados en gran medida en las influencias de los padres o de los medios de comunicación. Los juegos de fantasía son habituales en esta etapa del desarrollo.

En la primera infancia, los niños experimentan los estados emocionales de los demás y también imaginan sus experiencias. Es entonces cuando, según *la teoría de la mente*, los niños llegan a comprenderse a sí mismos en el contexto de otras personas y de la sociedad en general. También entran en contacto con sus emociones, pensamientos, deseos y anhelos.

A partir de la mediana infancia y hasta la edad adulta, la empatía se desarrolla significativamente (o no lo hace). La toma de perspectiva y la preocupación empática se desarrollan significativamente en esta última y más larga etapa de este ciclo.

El temperamento es también una parte importante de la propensión a la empatía de cualquier persona. Los niños tímidos o temerosos, parecen menos propensos a tener un comportamiento empático, por ejemplo.

La crianza de los hijos es siempre una influencia importante en el desarrollo de la infancia, pero los investigadores han encontrado un claro vínculo entre padres empáticos e hijos empáticos. Esto, al igual que las habilidades de liderazgo y otras cosas que se tratan en este libro, es un conjunto de habilidades aprendidas. La mayoría de las cosas que los niños aprenden hasta los siete años, provienen de sus padres.

6

LA REGULACIÓN DE LAS EMOCIONES ES UNA DE LAS HABILIDADES MÁS IMPORTANTES QUE PUEDES DESARROLLAR

La regulación emocional, ya sea automática o controlada o consciente o inconsciente, es el control de las propias emociones. Esto incluye las emociones positivas y negativas.

La regulación emocional, suele incluir tres componentes distintos: permitir acciones desencadenadas por las emociones, inhibir acciones desencadenadas por las emociones y modular las respuestas desencadenadas por las emociones.

La regulación emocional es una especie de filtro para separar la información importante. En general, las personas con mayor control emocional o inteligencia emocional, tienen una mejor gestión de la depresión. Las que carecen de habilidades significativas de regulación emocional sufren cambios de humor y otros comportamientos perjudiciales.

Se ha demostrado que la regulación emocional retrasa la respuesta de pánico de lucha o huida. Da tiempo a que prevalezca la razón.

3 TIPOS DE FUNCIONES

La regulación emocional es importante porque sin ella carecemos de funcionamiento cerebral. Hay tres tipos de funciones:

1. Emocional
2. Social
3. Ejecutiva

La función emocional, está relacionada con la forma de interiorizar las emociones. La función social, está relacionada con la forma de expresar las propias emociones e interpretar las de los demás. La función ejecutiva, permite un comportamiento orientado a los objetivos, incluyendo la planificación y la ejecución.

Las dos primeras son fáciles de entender, pero ¿qué es exactamente la función ejecutiva? He aquí algunas características de la funcionalidad ejecutiva.

- La flexibilidad ha aparecido mucho en este libro y con razón. Es fundamental para las funciones de todo tipo, el verdadero liderazgo y la inteligencia emocional también.
- La función ejecutiva, está relacionada con la teoría de la mente, o la comprensión de las perspectivas de otras personas.

- La anticipación es el resultado de reconocer patrones recurrentes en los acontecimientos.
- La resolución de problemas es crucial para la función ejecutiva, al igual que la toma de decisiones.
- La memoria a corto y largo plazo son los pilares de la función ejecutiva.
- La secuenciación es la práctica de dividir las tareas complejas en unidades más pequeñas y manejables, y luego priorizarlas en el orden correcto. Esta habilidad es fundamental para la función ejecutiva.

LAS 6 HABILIDADES DE REGULACIÓN EMOCIONAL MÁS ÚTILES PARA LOS ADULTOS

Como hemos visto, la autorregulación es el arte de hacer una pausa entre la emoción y la reacción. Sabemos que las emociones reaccionan y el intelecto responde, así que la idea es frenar entre la emoción y la reacción, insertar algo de intelecto en el proceso para crear una respuesta en lugar de una reacción.

Pero también está la noción de compromiso con el valor. La reacción impulsiva puede alejarnos de nuestros valores fundamentales. En el calor del momento, podemos incluso actuar de forma contraria a esos valores. La regulación emocional da tiempo a reconsiderar esos valores fundamentales y, por tanto, a ceñirnos más a ellos en nuestro comportamiento.

El mismo conjunto de habilidades que permite la regulación emocional, también está en juego en el perfeccionamiento de la inteligencia emocional y también en las habilidades de liderazgo. La principal habilidad de liderazgo es la autorregulación. Conoce lo que sientes y domínalo desde adentro. Pon nombre a tus emociones y trátalas de la forma adecuada.

Practicar la conciencia plena no sólo te ayudará a regularte emocionalmente, sino que es una poderosa herramienta para mejorar tu inteligencia emocional. La conciencia plena, es justo lo que parece, un sentido deliberado de asombro sobre el mundo, sobre ti mismo, sobre los demás, sobre todo. Se trata de utilizar esa perspectiva positiva y optimista y la gratitud de la que hablábamos antes, y ser consciente de las cosas positivas que te rodean; un día soleado, una chica guapa, un sabroso sándwich. Es una perspectiva de parar y oler las rosas, que seguramente te ayudará a regular tus emociones, a ser más inteligente emocionalmente y a ser un verdadero líder.

Cuando alteras tu forma de pensar, eso es la reevaluación cognitiva, es un pilar de la inteligencia emocional y la regulación emocional. También es fundamental para varias técnicas de terapia mental, incluido el control de la ira. La inversión de roles en situaciones y la sustitución de pensamientos son ejercicios comunes de reevaluación cognitiva.

La adaptabilidad es clave para la regulación emocional. Sin regulación emocional, la flexibilidad y la adaptabilidad se ven obstaculizadas y los cambios se convierten en crisis.

La autocompasión también es crucial para la regulación emocional. A menudo descuidada en varias facetas de la vida y por diversas razones, la autocompasión es el paralelo a la compasión por los demás. Es una piedra angular de la empatía, aunque la mayoría de la gente no se da cuenta. Algunos incluso sienten que deben sufrir para que otros puedan prosperar, es el llamado complejo de mártir. Pero ese complejo no es propio de un verdadero líder emocionalmente inteligente.

Algunos ejercicios populares de autocompasión incluyen llevar un diario de gratitud. Cada día, escribe las cosas por las que estás agradecido. No es complicado, escribir las cosas les da poder y permanencia. Las saca del éter y las hace concretas. Escribirlas y luego leerlas las exterioriza y les da vida propia.

Las autoafirmaciones positivas son habituales en quienes practican deliberadamente la autocompasión. Incluso pueden dirigirse a sí mismos frente a un espejo. El personaje de Saturday Night Live, Stewart Smalley (Al Franken) practicaba las autoafirmaciones de esta manera con un efecto hilarante ("Soy inteligente, soy digno, soy como un cachorro, ¡le gusto a la gente!"), pero es una herramienta poderosa para mucha gente.

El control de la respiración y la relajación, también son habituales para quienes practican la regulación emocional. Te da tiempo para razonar y responder en lugar de sólo reaccionar. La meditación, también es popular entre quienes pueden regular sus propias emociones. Meditar significa simplemente concentrarse en una cosa determinada, a menudo la propia respiración, excluyendo todo lo demás. Algunos se concentran en un mantra, o en una palabra o frase repetida. Algunos se concentran en un punto focal visual, como una grieta en la pared. Algunos meditan durante cinco minutos al día, otros durante una hora o más.

El apoyo emocional, es una parte importante de la regulación emocional, y eso tiene mucho sentido. Dar apoyo emocional a los demás, sólo puede reforzar tu sentido de la empatía, y ese aumento de la inteligencia emocional, te permitirá mejorar también tu autoempatía. Esto contribuye al desarrollo de tu inteligencia emocional, y por lo tanto, contribuye a la regulación emocional. Todo ello funciona conjuntamente.

ESTRATEGIAS CIENTÍFICAS PARA LA REGULACIÓN DE LAS EMOCIONES

La reevaluación cognitiva es un enfoque a largo plazo de la confusión o angustia emocional. No se trata de reprimir las emociones negativas, sino de eliminarlas. Con la reevaluación cognitiva, uno acepta la emoción negativa para entender qué la ha creado. La reevaluación cognitiva ve la emoción como un síntoma de procesos cognitivos más profundos y se centra en ellos para corregir la respuesta emocional negativa.

Autocalmarse, reduce los efectos de la tristeza, la ira y la agonía provocados por las experiencias negativas. Es lo contrario de la autoconfrontación. Es como utilizar una autoconversación positiva en lugar de la más común autoconversación negativa. La meditación es un método popular para autocalmarse, al igual que la masturbación. Sin embargo, la mayoría de las personas se limitan a realizar ejercicios de respiración y, tal vez, terapia de reminiscencia cuando están en el trabajo. Otros disfrutan de un masaje, un baño caliente o se entregan a una afición.

El control atencional, es un pilar de la regulación emocional. Tras una reevaluación, el control atencional es una forma disciplinada de ver las cosas desde una nueva perspectiva. ¿De qué sirve una reevaluación si careces de la disciplina necesaria para ajustar tu punto de vista? Si no puedes cambiar tu perspectiva, ¿por qué reevaluar?

Por desgracia, algunas personas no consiguen hacer estas cosas y no pueden regular sus propias emociones. Se dice que estas personas sufren un trastorno de regulación emocional, también conocido como desregulación emocional (DE). Entre los síntomas más comunes se encuentran los arrebatos de ira repentinos, inexplicables e inapropiados, los rasgos o prácticas pasivo-agresivas, el dolor o las enfermedades crónicas inexplicables, el comportamiento autodestructivo, la inhibición de la interacción social o profesional y la incapacidad para concentrarse.

El escaso autocontrol y la hipersensibilidad también son habituales en quienes carecen de regulación emocional. También son comunes los cambios de humor en extremo, así como la depresión, el estrés, la ansiedad y la irritabilidad.

Los psicólogos suelen preferir manejar la Desregulación Emocional con terapia dialéctica conductual (TDC), a menudo combinada con otras estrategias cognitivas. El pronóstico del tratamiento es generalmente bueno. El comportamiento puede corregirse y se pueden aprender nuevos comportamientos para sustituir a los antiguos.

FOMENTAR LA REGULACIÓN EMOCIONAL EN LOS NIÑOS

La regulación emocional es crucial para el correcto desarrollo de la infancia. ¿Pero cómo enseñamos a nuestros hijos a hacer lo que muchos adultos no pueden? En realidad es más fácil, porque los niños son más flexibles y aprenden más rápidamente que los adultos, y carecen de los comportamientos y perspectivas impresos, que pueden inhibir el crecimiento en los adultos.

En primer lugar, modela el comportamiento que deseas que el niño emule. Como en todas las cosas y especialmente en la crianza de los hijos, debes predicar con el ejemplo. Es la mejor manera de liderar y la mejor manera de vivir. También es la forma más eficaz de enseñar.

Puedes retrasar deliberadamente el tiempo de respuesta con los niños. Si están enfadados, guíalos para crear un momento de autocompasión, un momento para crear una respuesta intelectual que sustituya su reacción emocional. Tuviste que hacerlo deliberadamente por ti mismo, y probablemente tendrás que ser tú quien lo haga por tu hijo, que probablemente carecerá de la autoconciencia y la autodisciplina para hacerlo. Hazlo con ellos y eso les enseñará a hacerlo por sí mismos más adelante. Es un regalo que les das para toda la vida.

Concéntrate en el vocabulario emocional del niño. Los niños suelen ser incapaces de articular sus sentimientos, al igual que los adultos. Tú te has esforzado por identificar tus emociones para entenderlas mejor. Haz lo mismo con tu hijo, y así le enseñarás a hacerlo por sí mismo más adelante.

Incluso puedes hacer una tabla con cada emoción junto con una expresión facial que la acompañe. Esto ayudará a tu hijo a visualizar y también a separarse de sus emociones. Además, es una actividad divertida y creativa que les proporcionará a ti y a su hijo un tiempo juntos, un objetivo compartido y la satisfacción de conseguirlo.

Enseña a tus hijos que las acciones tienen consecuencias. Esto es clave para la regulación emocional, porque las consecuencias de muchas acciones son respuestas emocionales. Por ejemplo, un insulto puede provocar sentimientos heridos. Asegúrate de que tus hijos se dan cuenta de que si le pegan a otro niño, éste puede llorar y con razón. Esto puede crear sentimientos de vergüenza y culpa y dará lugar a un castigo.

Haz que tus hijos sean conscientes de cosas como el estrés, la tristeza o la ansiedad. Esto les instruirá en cuanto a la creación de esos sentimientos en los demás, y eso les ayudará a guiarles en la regulación de su propio comportamiento. Al fin y al cabo, son consecuencias que pueden derivarse de las acciones de tu hijo.

Por supuesto, las cosas con tus hijos pueden complicarse más de lo que esperas (a menudo lo hacen). Los niños de distintas edades reaccionan de manera diferente a las crisis percibidas. Los niños pequeños, que carecen de inteligencia emocional, pueden tener rabietas (también los adultos que carecen de la misma Inteligencia Emocional). Si estas rabietas se prolongan más allá de los cuatro años, si se vuelven violentas o si ocurren con frecuencia y duran más de 15 minutos, tienes un problema de comportamiento entre manos. Las rabietas también pueden ser síntoma de una enfermedad mental, como el trastorno por déficit de atención/hiperactividad, también conocido como TDAH.

Las crisis son causadas por los llamados grandes sentimientos, emociones que el niño no puede nombrar e identificar claramente (y mucho menos manejar). Pero estos grandes sentimientos pueden ser un problema cuando el niño reprime sus emociones, discute a menudo, hace amenazas, inicia peleas, carece de autocontrol o tiene conflictos con la autoridad.

La ira y la sobreexcitación suelen estar asociadas a enfermedades y trastornos mentales como el TDAH, el trastorno explosivo intermitente, el trastorno de conducta, los trastornos del estado de ánimo y de ansiedad, la depresión, el trastorno por estrés postraumático (TEPT) y el trastorno de adaptación.

A continuación se presentan algunas técnicas concretas que puedes utilizar para tratar con un niño que no puede regular sus propias emociones:

- Para evitar una crisis, intenta distraer al niño. Llévelo a una situación o actividad menos frustrante. Intenta satisfacer cualquier necesidad no expresada que tenga el niño. El niño no puede ponerle nombre, así que eres tú quien debe conocer y nombrar sus emociones, saber qué las provoca y poder incidir en ellas.
- Ofrécele algunas opciones sencillas para fomentar la confianza en la toma de decisiones y disminuir la frustración.
- Escucha activamente las opiniones y preocupaciones de tu hijo. Anímale a expresarse de esta manera, ya que es clave

para su propia regulación emocional. Valida también sus sentimientos, ya que son legítimos sean cuales sean.

- Enseña a tus hijos cuáles son esos grandes sentimientos, cómo nombrarlos y la importancia de afrontarlos. Es estupendo resolver el problema frustrante de tu hijo en un día cualquiera, pero no siempre estarás ahí para hacerlo por él. Lo fundamental es enseñarles a hacerlo por sí mismos, a convertirse en adultos emocionalmente regulados.

- Pero para el momento de la crisis, quizá quieras reservar un espacio seguro donde tu hijo pueda retirarse para un momento de relajación y reflexión. Lo mismo haces tú, con suerte.

- Comunícate siempre claramente con tus hijos, como lo harías con cualquier otra persona. No puedes esperar que estén a la altura de tus expectativas, si no las dejas claras. Un verdadero líder domina la comunicación clara y tiene cuidado de gestionarla y mantenerla.

- Los niños anhelan la estabilidad, así que mantén rituales y rutinas. Hacer los deberes después del colegio, lavarse los dientes antes de acostarse, hacer la cama antes de ir al colegio; son el tipo de pequeños ejercicios de autodisciplina que fomentarán las tareas más grandes de regulación emocional, inteligencia y liderazgo más adelante.

- Utiliza horarios y tablas con tus hijos. Les enseña a hacer lo mismo y es una herramienta de gestión probada. De esta manera todo fluirá en sus vidas naturalmente.

Pero, ¿qué hacer durante una crisis, cuando ya es demasiado tarde para prevenirla? El lugar seguro es un buen remedio, y existen otros también. En primer lugar, mantén la calma. Predica con el ejemplo. Habla en un tono suave y fuerte a la vez, habla desde lo más profundo del pecho. Declara, pero no exijas ni preguntes. Pregunta por el motivo del enfado y trata de introducir la razón para sustituir la emoción.

Después de una crisis, asegúrate de elogiar al niño por haberse calmado y haber conseguido el control de sí mismo; al fin y al cabo, se trata de un peldaño para una mayor regulación emocional. Habla con el niño después, para que ambos puedan asimilar los detalles y complejidades, las causas y las alternativas. Analizar los sentimientos de tu hijo sobre la experiencia, te ayudará a entender sus propios sentimientos y fomentará la autocompasión y el autoconocimiento. Habla de la resolución de problemas, elabora un plan para corregir las cosas que causaron el malestar. Se trata de una actividad compartida con un objetivo beneficioso, una experiencia de unión para ti y tu hijo en la que comparten energía positiva y buscan juntos un resultado positivo.

HABILIDADES DE REGULACIÓN DE LAS EMOCIONES PARA NIÑOS

He aquí algunas habilidades probadas por el tiempo, en las que cualquier familia puede trabajar para regular las emociones de los niños.

- En primer lugar, ayuda a tus hijos a desarrollar habilidades de resolución de problemas, a que utilicen la energía generada por los grandes sentimientos, para crear resultados constructivos. Estas habilidades solucionan los problemas en lugar de la reacción emocional que sólo empeora las cosas.

- Algunos pasos en la resolución de problemas, incluyen identificar el problema desde el punto de vista del niño, compartir sus preocupaciones, trabajar juntos para hacer un plan de acción, poner ese plan en marcha, reflexionar sobre el éxito del plan y modificarlo para un mayor éxito futuro.
- Enseñarles habilidades de asertividad, formas en que una persona puede declarar sus necesidades sin ser excesivamente agresiva. Enséñales el pensamiento equilibrado, para ver las cosas de forma realista y objetiva. En el caso de los niños, los libros son formas especialmente eficaces de enseñar estas habilidades. También hay profesionales de la salud mental especializados en trabajar con niños. Pero hay otros buenos consejos para ayudar a los niños con menos regulación emocional.
- Asegúrate de que sean educados. No pueden nombrar sus emociones si no conocen las palabras o lo que significan. Enseña a tus hijos estas cosas, porque tu escuela primaria local no lo hará. Es otra de las razones por las que es tan importante que domines la inteligencia emocional; no puedes enseñar lo que no sabes.
- Resiste el lenguaje culposo o vergonzoso. Ninguna persona puede cambiar cómo se siente, sólo cómo se comporta. No hay que demonizar ninguna emoción, simplemente entenderla y responder a ella en lugar de reaccionar.
- Como siempre, se empático y escucha activamente.
- Anímale a realizar actividades relajantes como el ejercicio y el

yoga, escuchar música o llevar un diario. Adopta conductas reguladoras, como contar lentamente hasta 10.

TERAPIA DIALÉCTICA CONDUCTUAL (DBT)

La Terapia Dialéctica Conductual (DBT) se centra en la comunicación activa a la hora de abordar los problemas de salud mental y es especialmente útil para tratar diversos trastornos de la personalidad, como el trastorno límite de la personalidad. Se trata de trastornos en los que, el que los padece, puede perder el control de sus emociones.

La idea es que los niveles de excitación varían según el individuo. Un niño reaccionará de forma diferente ante una muerte que una persona de mediana edad, por ejemplo. Los efectos y las consecuencias variarán en consecuencia. La Terapia Dialéctica Conductual, es generalmente de apoyo, cognitiva (centrada en el pensamiento sobre la emoción) y mutua (entre el paciente y el terapeuta).

Puede que no seas un terapeuta, pero aún puedes hacer mucho para mejorar tu propia gestión emocional y puedes ayudar a otros a hacer lo mismo. Prueba las sencillas técnicas que has aprendido en este libro, incluyendo la identificación de las emociones, la reducción de la hipersensibilidad y el empleo de la gestión del estrés.

EJERCICIOS Y ACTIVIDADES DE REGULACIÓN EMOCIONAL

Hay varios ejercicios de respiración que son perfectos para la regulación emocional. Al contar la respiración, por ejemplo, nos centramos en nuestra ella, como haríamos al meditar. Respira lenta y profundamente.

Un poco diferente, el cambio de respiración consiste en poner las manos sobre el abdomen y sobre el corazón (una sobre cada uno al mismo tiempo). Podrás sentir dónde está tu respiración al concentrarte en ella. A continuación, desplaza la respiración hacia abajo, desde el pecho (donde es más probable que esté) hacia el abdomen (donde podría y debería estar).

La relajación mediante la respiración es ideal para reducir el estrés y la ansiedad, y es estupenda para la regulación emocional. No se limita a centrarse en la respiración, sino que esta práctica se centra en la conexión del cuerpo y la mente y visualiza la claridad que se consigue con cada respiración. Es una buena técnica.

CATARSIS EMOCIONAL

Hemos hablado de las emociones como si fueran comida; son necesarias para la supervivencia, nutren nuestras vidas, pero tienen que ser procesadas y el material residual expulsado o se volverá tóxico. Una cosa notable sobre el desapego emocional, es la tendencia a aferrarse a las viejas emociones mucho tiempo después de sentirlas. La catarsis emocional permite al paciente o al enfermo desahogar las emociones reprimidas.

Pero tú ya tienes las herramientas necesarias para una catarsis emocional, tal como se explica en este libro. Observa las emociones en bruto, sin modificar, antes de intentar cambiarlas. Compréndelas, nómbralas, conócelas por lo que son. A continuación, evalúa tu experiencia y los sentimientos y emociones asociados. Externaliza tus emociones de ti mismo. Siempre serás tú mismo, pero tus emociones irán y vendrán. Nombra tus emociones, busca retroalimentación.

SÉ CONSCIENTE DE TUS EMOCIONES

Ya hemos hablado de ser consciente, o de vivir el momento con conciencia deliberada y gratitud. Pero hay dos tipos de ejercicios de atención plena que definitivamente te ayudarán a desarrollar una regulación emocional adecuada.

Los ejercicios de reconocimiento incluyen la observación del comportamiento y el nombramiento de los pensamientos y las emociones, como ya hemos comentado. Los ejercicios de ejecución, hacen hincapié en el pensamiento sin prejuicios y en la escucha activa, en la comunicación y la autoexpresión efectivas, y en las expresiones de empatía.

También existen técnicas de autoconciencia que pueden aportar a cualquier persona una mayor gestión emocional. La autoconciencia forma parte de la atención plena y es crucial para la gestión emocional.

Cada día, pregúntate cómo te sientes en un momento dado. Sé consciente de quién o qué lo ha provocado y de cómo has respondido. Lleva un diario para registrar tus patrones y tu progreso.

TERAPIA DE REGULACIÓN EMOCIONAL (TRE)

Una de las técnicas de autoconciencia se conoce como terapia de regulación emocional. Este enfoque centrado en la persona, utiliza la atención plena y partes de la TDC, la TCC y otros enfoques humanitarios, para ayudar a las personas a identificar, reconocer y luego describir sus emociones. Permite la autoaceptación que da lugar a la regulación emocional.

La terapia de regulación de las emociones conlleva terapias cognitivas (pensamiento sobre la emoción) como la reevaluación y el etiquetado de las emociones. La terapia de grupo también puede ser eficaz.

EL AUTISMO Y LA REGULACIÓN EMOCIONAL

Los Trastornos del Espectro Autista (TEA) son un grupo de condiciones del neurodesarrollo que alteran la funcionalidad emocional, social y ejecutiva. La falta de regulación emocional es un rasgo distintivo del TEA. Los síntomas incluyen problemas de comunicación y de interacción social, comportamientos agresivos o extremos que se repiten, escaso control de los impulsos y falta de juicio, movimientos involuntarios e inflexibilidad muscular u otras alteraciones motoras o sensoriales.

El TEA suele evaluarse con un sistema de clasificación, enumerando y visualizando los factores sociales problemáticos que sirven de desencadenantes del comportamiento antisocial.

LA HOJA DE TRABAJO DE LA ACEPTACIÓN RADICAL

Los psicólogos suelen utilizar la Hoja de Trabajo de Aceptación Radical en las intervenciones de DBT. Se trata de siete preguntas subjetivas para medir el control emocional y revelar los trastornos cognitivos. Puede resultar útil para ti o para alguien que conozcas. Responde a estas preguntas, te ayudará a conocerte mejor.

- Describe una situación estresante. ¿Cómo se produjo y qué efecto tuvo en ti o en los demás?
- ¿Esa situación se produjo como resultado de tu comportamiento? ¿De qué manera? Se específico.
- ¿Contribuyeron otros, positiva o negativamente, a la situación? ¿Cómo? Especifica.
- ¿Has mostrado autocontrol mientras se desarrollaba la situación? Sé sincero.
- ¿Cómo reaccionaste? ¿Tu comportamiento afectó a tus emociones?
- ¿Tu reacción tuvo un efecto en los que te rodean? ¿De qué manera?
- ¿Volverías a reaccionar de la misma manera ante una situación similar?

LA HOJA DE TRABAJO DE REGULACIÓN DE LAS EMOCIONES

Ahora intenta responder a las preguntas de la hoja de trabajo de regulación de las emociones. En primer lugar, considera una circunstancia o situación que te haya impactado emocionalmente. Ahora pregúntate:

- ¿Qué provocó la situación?

- ¿Cuál fue tu interpretación del acontecimiento?
- ¿Fueron intensas tus emociones? ¿En qué lugar de la escala del 1 al 100 se encuentran?
- ¿Tu emoción tuvo impacto en los demás? ¿En qué medida?
- ¿Tu emoción tuvo un impacto en tu comportamiento? ¿Cómo es eso?
- ¿Tu juicio fue influenciado por tus emociones? ¿En qué medida?

Hablamos anteriormente de la respuesta de lucha o huida, generalmente una respuesta orientada al pánico ante las crisis. Esto ocurre en las partes del cerebro llamadas amígdalas, hay una de cada lado del cerebro. Es una parte instintiva y primitiva del cerebro, donde se genera el instinto de supervivencia.

La corteza prefrontal, en cambio, se encarga de la lógica, la razón y otras funciones de alto nivel. La teoría de la relatividad de Albert Einstein se generó en esta parte del cerebro, por ejemplo.

Pero el córtex prefrontal no funciona con la misma rapidez que la amígdala, y ahí es donde la reacción emocional, triunfa sobre la respuesta intelectual. Normalmente, esto está bien; tenemos tiempo para razonar las cosas. Pero cuando surgen emergencias o crisis, hay poco tiempo para el pensamiento racional y la reacción emocional entra en acción. Es la forma en que está conectado nuestro cerebro.

Pero saber esto, significa que cualquiera puede frustrar sus instintos naturales y hacer una pausa deliberada para dejar que los poderes cognitivos de su cerebro entren en acción. Es el concepto de relajación y reflexión del que hemos hablado, y puedes ver cómo se relaciona todo.

Por suerte, puedes controlar tu cerebro tanto como él te controla a ti. Y hay formas prácticas de hacerlo.

- Identificando el comportamiento problemático
- Identificando las emociones que preceden a ese comportamiento
- Identificando los desencadenantes emocionales
- Siendo testigo de tu propio comportamiento
- Eligiendo deliberadamente tus respuestas en lugar de dejar que el instinto las dicte.

EL MODELO DE PROCESO

El modelo de proceso es la teoría de regulación de las emociones predominante y especifica una secuencia de emociones que incluye (en este orden) una situación, atención, una valoración y una respuesta. Toda emoción es generada por una situación que llama la atención. Esa atención estimula una valoración, y esa valoración inicia una respuesta. Por ejemplo, un comentario racista es una situación que puede captar tu atención, generar la valoración de que ese comentario es inadecuado y que puede inspirar una respuesta correctiva.

Puedes regular tus emociones en cualquier momento del ciclo. Puedes apartarte de la situación. No puedes desoír lo que has oído, pero puedes desviar tu atención hacia otra cosa. También puedes cambiar tu valoración, viendo las cosas desde la perspectiva de otra persona y practicando la empatía. Puedes considerar tu respuesta y elegir no responder en absoluto. No todos los estímulos requieren o incluso justifican una respuesta.

La verdadera regulación emocional se consigue aceptando las emociones de forma tan honesta como razonable y externalizándolas de la persona que las tiene. La ira es ira, los celos son celos, pero cada individuo que experimenta esas emociones es único.

La verdadera regulación emocional suele requerir técnicas deliberadas para su aplicación, como la relajación u otros cambios de conducta. La verdadera regulación emocional requiere el control de los impulsos.

LOS ARREBATOS ESTÁN OBSTACULIZANDO TU VIDA SIN QUE LO SEPAS

A veces, algo temporal como la falta de sueño o un nivel bajo de azúcar en la sangre puede provocar un arrebato emocional. Sin embargo, lo más frecuente es que se trate de un problema crónico llamado responsabilidad emocional. Es común en las personas con lesiones cerebrales u otras condiciones preexistentes. Son habituales en quienes padecen el trastorno límite de la personalidad y otras afecciones mentales graves como el trastorno de adaptación, el trastorno negativista desafiante, el autismo y el TDAH (trastorno por déficit de atención e hiperactividad).

Los arrebatos emocionales suelen consistir en ataques de risa o de llanto, irritabilidad repentina, ira sin causa real, estallidos o ataques de rabia o mal genio.

Entre las causas más comunes de estos arrebatos emocionales se encuentra el estrés,

¿Cuáles son las causas de no poder controlar las emociones?

Estos otros trastornos y condiciones también se asocian a los arrebatos emocionales: abuso de alcohol, personalidad antisocial, síndrome de Asperger, bipolaridad, diabetes, delirio, depresión, psicosis, TEPT (trastorno de estrés postraumático), esquizofrenia.

En general, quienes no pueden controlar sus emociones presentan síntomas comunes. Entre ellos se encuentran el miedo a expresar las emociones, el sentirse abrumado por la emoción, la ira inexplicable y el abuso de drogas o alcohol.

La afección puede llegar a merecer un tratamiento médico cuando el enfermo siente que la vida ya no merece la pena, quiere hacerse daño o se autolesiona, oye voces o ve alucinaciones, pierde el conocimiento.

AFECTACIÓN PSEUDOBULBAR (PBA)

La afectación pseudobulbar (PBA) afecta a personas con lesiones cerebrales o afecciones neurológicas y es conocido por los ataques involuntarios de risa, llanto o ira. Se produce como resultado de una desconexión entre el lóbulo frontal, que controla las emociones, y el cerebelo y el tronco cerebral. A menudo puede ocurrir como resultado de la enfermedad de Parkinson, un accidente cerebrovascular, tumores cerebrales, esclerosis múltiple y demencia.

Otros síntomas graves que indican la necesidad de atención médica son las emociones sin causa, los arrebatos frecuentes, la dificultad para expresar las emociones y los sentimientos constantes de ira, tristeza o depresión.

Los tratamientos dependen de la gravedad del trastorno, pero las terapias cognitivas suelen ser eficaces. Para la presión arterial baja, pruebe con pastillas de glucosa, zumo de frutas o caramelos.

Llevar un diario suele ser útil. Haz un diario emocional y anota cuándo y dónde tienes esos arrebatos, quién está cerca, cuál es la causa del malestar. Esto te ayudará a aislar las causas y a controlar las circunstancias y evitar los desencadenantes que contribuyen a provocar los arrebatos.

TEST DE INTELIGENCIA EMOCIONAL

Aquí tienes un gran test aplicable para medir tu Inteligencia Emocional y mostrarte dónde puedes mejorar aquí y ahora. Elige una de las dos respuestas posibles.

1. Mis emociones generalmente tienen...

R1: poco o ningún impacto en mi comportamiento.

R2: un fuerte impacto en mi comportamiento.

2. 2. Suelo guiarme por...

R1: mis valores, mi ética y mis objetivos.

R2: los valores, la ética y los objetivos de los demás.

3. Bajo presión, suelo mostrar...

R1: comportamientos diferentes a los normales.

R2: comportamientos desencadenados.

4. Suelo aprender más...

R1: actuando en el presente.

R2: pensando en el pasado.

5. Usualmente...

R1: puedo reírme de mí mismo.

R2: no puedo reírme de mí mismo.

6. Suelo presentarme...

R1: con poder y presencia.

R2: con una confianza cautelosa.

7. Ante la incertidumbre, suelo ser...

R1: decidido y lúcido.

R2: cauteloso de tomar una decisión equivocada.

8. Expreso opiniones que...

R1: pueden ser impopulares, pero representan lo que creo que es correcto.

R2: son populares y cuentan con un amplio apoyo.

9. En general, me gusta...

R1: afrontar nuevos retos.

R2: mantener las cosas como están.

10. Por lo general, me gusta...

R1: inspirar confianza.

R2: buscar la confianza de los demás.

11. Por lo general, yo...

R1: dejo que mis estados de ánimo y mis emociones influyan en mi comportamiento.

R2: tengo control sobre mis impulsos y erupciones emocionales.

12. La presión generalmente...

R1: me distrae.

R2: no me impide pensar con claridad y mantener la concentración.

13. Siempre...

R1: hago lo que digo que haré.

R2: hago lo que debo y nada o poco más.

14. La confianza de los demás...

R1: se me suele dar sin más.

R2: hay que ganársela con honestidad e integridad.

15. A menudo soy...

R1: flexible en mi visión de las cosas.

R2: fijo en mi visión de los acontecimientos para verlos como son.

16. Al enfrentarme a los desafíos, generalmente...

R1: trabajo más y sigo el ritmo.

R2: gestiono las múltiples demandas con facilidad.

17. Siempre...

R1: establezco objetivos desafiantes para mí y para mi equipo.

R2: logro objetivos menores con menos esfuerzo.

18. Los contratiempos y los obstáculos generalmente me hacen...

R1: cambiar mis expectativas u objetivos.

R2: mantener el rumbo y mantener mi posición.

19. Por lo general, yo...

R1: suelo superar las expectativas en la consecución de mis objetivos.

R2: limito mis propósitos a metas que puedo alcanzar fácilmente.

20. Ante las oportunidades, a menudo me siento...

R1: inseguro de perseguirlas.

R2: con ganas de perseguirlas.

21. Las diferencias dentro de un grupo suelen ser...

R1: la causa de las dificultades.

R2: valoradas y comprendidas.

22. Considero los prejuicios y la intolerancia...

R1: una oportunidad para desafiar a quienes los tienen.

R2: una cosa que hay que ignorar para poder seguir con mi vida.

23. Me gusta ayudar si es lo mejor para...

R1: completar una tarea importante.

R2: ayudar a los demás con sus pensamientos o sentimientos.

24. Yo siempre...

R1: escucho con atención.

R2: escucho bien y leo las señales faciales o el lenguaje corporal.

25. Los puntos de vista de los demás suelen ser...

R1: claros y bien recibidos.

R2: confusos e improductivos.

26. Las redes sociales me suelen parecer...

R1: una distracción.

R2: una herramienta útil.

27. Me gusta...

R1: dar a mis clientes lo que piden.

R2: entender las necesidades de mis clientes y utilizar mi experiencia para ofrecerles los productos o servicios adecuados.

28. Normalmente...

R1: sirvo como asesor.

R2: confirmo las opiniones o gustos del cliente.

29. La lealtad y la satisfacción del cliente...

R1: es fundamental para mi ética de trabajo.

R2: es sólo un cliché y significa poco o nada en el análisis final.

30. Siempre...

R1: informo a la gente de mis expectativas.

R2: demuestro el mismo comportamiento que espero.

31. Asigno proyectos a trabajadores que...

R1: puedan hacer bien el trabajo.

R2: se desarrollen y crezcan con el reto.

32. Me gano a la gente...

R1: con facilidad.

R2: con dificultad.

32. Siempre...

R1: sigo los cambios dictados por otros.

R2: sugiero cambios propios.

32. Manejo a las personas difíciles...

R1: con diplomacia.

R2: con franqueza.

34. Busco relaciones que...

R1: me ayuden a mí.

R2: nos ayuden a los dos.

35. Mi concentración suele ser...

R1: más centrada en las tareas.

R2: más fuerte en las relaciones.

Espero que lo hayas hecho bien. Si no, no temas, ya que siempre puedes mejorar tus habilidades y volver a hacer el examen. Por eso está aquí, y por eso estás aquí. Ahora vamos a utilizar nuestras habilidades cognitivas hacia el tema de, bueno, las habilidades cognitivas.

III
HABILIDADES COGNITIVAS

7

NUESTROS PADRES NOS AYUDARON A DESARROLLARLAS, AHORA SOMOS LO SUFICIENTEMENTE MAYORES PARA DESARROLLARLAS NOSOTROS MISMOS

Ya hemos hablado de la inteligencia emocional, pero ser verdaderamente inteligente desde el punto de vista emocional, requiere habilidades cognitivas, y ser un verdadero líder definitivamente requiere de ellas. Las habilidades cognitivas se dan en el cerebro: la escucha, la atención, la percepción. Estar atento a ellas es crucial para tu éxito.

Las habilidades cognitivas son importantes en todas las facetas de tu vida, especialmente en la forma en que interactúas con los demás.

Las habilidades cognitivas se dan de forma natural, procesando información, reconociendo patrones y analizando problemas.

Hay diferentes tipos de habilidades cognitiva. Conocer unas y otras, será de gran valor para que puedas utilizarlas sabiamente en el momento y lugar adecuados.

La atención es la forma de procesar la información actual. Prestar mucha atención y retener lo que has aprendido es quizás la habilidad cognitiva central. Requiere concentración y tiene un efecto directo en la memoria. Si no lo absorbes, no lo recordarás. Por otro lado, cuanto más absorbas, más retendrás.

El déficit de atención suele ser un reto, sobre todo en los casos de déficit de atención/hiperactividad (TDAH). Por lo demás, puede afectar a la mayoría de las personas que realizan varias tareas a la vez o están estresadas.

En realidad, hay tres tipos de atención. La atención sostenida, se utiliza en una sola tarea durante largos periodos de tiempo. Es fundamental para lograr objetivos a largo plazo. La atención selectiva, se utiliza cuando hay distracciones que se ignoran por falta de disciplina. La atención dividida, es habitual en esta época. Es la metodología de la multitarea, aunque se sabe que es menos eficaz.

Otra capacidad cognitiva es la memoria, la capacidad de recordar la información que se ha retenido. Hay memoria a corto plazo, cosas de menor importancia que han sucedido recientemente, y memoria a largo plazo, recuerdos más importantes de un pasado más lejano. El tiempo puede afectar a la claridad de los recuerdos a largo plazo.

La lógica y el razonamiento son capacidades cognitivas relacionadas con la evaluación de problemas y la búsqueda de soluciones. La memoria mira hacia atrás, la lógica y el razonamiento miran al presente y al futuro.

El procesamiento auditivo y visual, tiene que ver con la interpretación de información como letras y símbolos. Es una habilidad útil para visualizar objetivos y resultados, o para seguir un mapa y hacer ecuaciones matemáticas. Una mayor capacidad cognitiva, suele permitir que estas cosas se hagan más rápidamente. De hecho, cuanto más alta es la capacidad cognitiva de una persona, más rápido se suelen realizar estas tareas mentales.

Puede que pienses que las habilidades matemáticas no son tan cruciales como antes, y puede que tengas razón. Pero las habilidades de procesamiento cognitivo pueden surgir en otros contextos. Las entrevistas de trabajo pueden exigirte que evalúes una situación hipotética, que te anticipes a una circunstancia incierta e inesperada, tal y como ocurriría en la vida. A menudo, se te presentarán acertijos y enigmas que requieren este conjunto de habilidades cognitivas.

La comprensión de la materia es importante por razones obvias.

Reconocer patrones de eventos es fundamental para la habilidad cognitiva y uno de sus resultados más valiosos. Si puedes ver patrones de eventos, puedes predecir lo que va a pasar. Ya sabes que el comportamiento de algunas personas puede ser desencadenante del comportamiento de otros, y sabes que los lunes son más estresantes en la oficina, así que podrás programar tus reuniones o gestionarlas en consecuencia. También podrás dominar las oportunidades profesionales, los escollos y cualquier cantidad de acontecimientos que otros pasarán por alto y de los que quizá serán víctimas.

Analizar los problemas y encontrar opciones es una de las habilidades cognitivas avanzadas. Surgirán cosas inesperadas y será necesario encontrar opciones. Tu trabajo como verdadero líder es encontrarlas, y la habilidad cognitiva es la única manera de hacerlo.

La lluvia de ideas es una habilidad cognitiva distintiva. Es un ejercicio creativo, y también suele ser necesario para superar obstáculos inesperados. Es una actividad de equipo y es buena para entusiasmar a los miembros del mismo. Fomenta un clima de trabajo saludable.

La atención centrada es la clave, como hemos mencionado. Mantén la concentración y tu equipo seguirá tu ejemplo. Esto también te ayudará a priorizar y eso hará que tú y tu equipo sean más eficientes y, por tanto, más productivos.

MEJORA TU CAPACIDAD COGNITIVA

Al igual que tu inteligencia emocional, tu capacidad cognitiva puede desarrollarse y mejorarse. Aunque no pueda aumentar tu coeficiente intelectual, puede mejorar tu control de este conjunto de habilidades y aumentar tu capacidad cognitiva. A algunos les resultará familiar, y con razón.

La actividad física mejora la función hormonal, y eso aumenta la memoria, la concentración y la retención. También es bueno para la coordinación mano-ojo y las habilidades motoras.

Los nuevos retos mantienen al cerebro excitado y activo. Tu capacidad cognitiva es como un músculo, y puede atrofiarse si no se trabaja con regularidad. Las nuevas actividades casi siempre incluyen algunos pequeños fracasos, lo que mantiene a uno emocionalmente alineado para no pensar demasiado y externalizar el fracaso del esfuerzo. Las actividades nuevas mantienen el cerebro curioso, concentrado y abierto a retener nueva información, todos ellos pilares de la inteligencia cognitiva y emocional.

Los juegos cerebrales están diseñados específicamente para mantener las capacidades cognitivas en forma. Utilizan diferentes habilidades, se basan en patrones visuales y matemáticos, y pueden ser muy divertidos. Sólo unos minutos al día pueden mejorar enormemente las capacidades cognitivas de cualquiera.

Dormir lo suficiente es crucial para agudizar las capacidades cognitivas. Eso significa comer y beber menos, y no fumar. Dormir permite que el cerebro se repare y se refresque. Para algunos, puede ser necesario meditar, para otros, tomar alguna ayuda para dormir.

Mantén el estrés al mínimo para maximizar las habilidades cognitivas. El estrés distrae y reduce la concentración y dificulta la atención, la retención y la memoria. La meditación es excelente para ello.

MEMORIA Y PÉRDIDA DE MEMORIA

Un poco más sobre la memoria antes de continuar. Hemos hablado de la memoria a corto y a largo plazo, pero veamos esto un poco más.

Las tres etapas de la producción de la memoria son:

- La creación de la memoria (el resultado de la atención)
- La consolidación de la memoria (una organización y priorización de los recuerdos)
- Y el recuerdo de la memoria (basado en la consolidación)

La pérdida de memoria puede estar causada por la genética o el comportamiento personal. Sea cual sea la causa, el cerebro tiene la capacidad de cambiar de ciertas maneras en un proceso llamado neuroplasticidad. Esto permite a nuestro cerebro crear nuevas vías neuronales para cambiar ciertas conexiones existentes. En resumen, se puede mejorar la memoria, y he aquí cómo. Esto también nos resultará familiar, y eso es natural.

Aprender algo nuevo es la forma perfecta de mejorar la memoria porque la mayoría de las cosas requieren memoria. Los idiomas, las habilidades artísticas, casi cualquier actividad nueva requerirá al menos algo de memoria a corto plazo. Utilizarla es la mejor manera de no perderla.

Tómate tiempo para reflexionar en silencio, medita. Despeja las distracciones que desafían a la memoria en casi todas las etapas.

Utiliza tus sentidos para crear recuerdos. El olor, el tacto y el sabor de las cosas nos causan una gran impresión, así que relaciona los acontecimientos con las experiencias sensoriales de ese evento y esto lo imprimirá en tu memoria con más fuerza.

Asocia la información nueva con la que ya conoces. Un recuerdo se apoyará en el otro.

Resume lo que necesitas recordar desde tu propia perspectiva. Hazlo tuyo y te será más fácil recordarlo.

Repasar la información también es una buena forma de grabarla en tu memoria. Léela y vuelve a leerla, y luego otra vez. Grábalo en tu memoria.

Los dispositivos mnemotécnicos son una buena forma de aumentar tu memoria. Basta con asociar una cosa que no conoces con algo que sí conoces, un ejercicio que ya hemos visto. Por ejemplo, si nunca has oído hablar del término mnemotecnia y no lo recuerdas, puedes pensar: "Usa la mnemotecnia o serás un tonto", o algo así.

Busca retos, aprovecha tus habilidades, asegúrate de que esta búsqueda tenga su recompensa. Inspirará y recompensará tu mente creativa, y estimulará tu memoria porque recordarás la recompensa.

Limita el tiempo de pantalla a una hora por la noche. La luz artificial no es buena para tus patrones de sueño. Si tienes que leer, hazlo desde una página con la luz adecuada en la habitación. Evita la cafeína por la noche, ya que interrumpe los patrones de sueño saludables.

Las relaciones también son importantes para la salud del cerebro. Fomentan el ejercicio cerebral, la empatía, todo lo que hemos hablado en este libro.

Evitar el estrés es bueno para todos los aspectos de tu vida, y tu memoria mejorará por diversas razones una vez que hayas reducido el estrés en tu vida. El estrés desencadena el olvido, por ejemplo.

Algunas formas de gestionar el estrés en el lugar de trabajo pueden ser tomando descansos adecuados cada tanto tiempo, establecer límites y expectativas, expresar los pensamientos y sentimientos y evitar la multitarea.

APLICAR LAS HABILIDADES COGNITIVAS EN TODAS PARTES

Como hemos visto, todas estas habilidades cognitivas son aplicables en todas las facetas de tu vida. Veamos algunos ejemplos concretos.

La atención sostenida, que consiste en concentrarse en una sola tarea durante mucho tiempo, es vital en el trabajo. En el lugar de trabajo la utilizarás en una tarea individual tras otra, por lo que esta habilidad cognitiva tiene un valor incalculable. Pero también la necesitarás en casa, cuando te ocupes de tareas a largo plazo, como la educación de tus hijos, las reformas de tu casa o el pago de tus deudas. En los círculos sociales, la atención sostenida es útil para desarrollar y mantener relaciones duraderas.

La atención selectiva, que se entrena para evitar distracciones, es vital en el lugar de trabajo, donde las distracciones están por todas partes. Todos los escritorios tienen un ordenador, y eso significa Internet, una de las mayores fuentes de distracción de la historia. También hay llamadas telefónicas, emergencias, crisis de diversa índole. Los romances en la oficina, que se unen o se deshacen; el lugar de trabajo exige una atención selectiva como prácticamente ningún otro lugar. Pero el hogar también lo requiere. Tendrás que lidiar con un montón de cotilleos de salón, pequeños conflictos que van y vienen, y todas las mismas distracciones mediáticas que tienes en el trabajo. Socialmente, la atención selectiva te permite centrarte en las relaciones que importan e ignorar las cosas que no importan; la música alta, las luces parpadeantes, las distracciones del mundo social.

La atención dividida es necesaria en el lugar de trabajo, donde varios proyectos en diferentes fases de desarrollo pueden necesitar atención al mismo tiempo. En casa, puede tratarse de las necesidades de un hijo o más de uno, de un cónyuge, quizás de las necesidades de los hermanos o de la propia casa. La electricidad, la fontanería, los problemas de cimentación y otros aspectos, pueden hacer que ser propietario de una casa, sea una letanía de distracciones complejas y costosas. A menudo tendrás que ocuparte de un problema o más a la vez, y eso sólo en la casa. Si a esto le añadimos las necesidades de las personas que viven en la casa y quizás algunos animales, tendremos la atención dividida.

La memoria a largo plazo es fundamental para el lugar de trabajo. Las lecciones de los viejos fracasos pueden entrar en juego con los nuevos proyectos, los clientes del pasado pueden regresar. En casa, la memoria a largo plazo evitará que olvide su aniversario de bodas. Socialmente, la memoria a largo plazo le ayuda a relacionarse más estrechamente con sus amigos de largo plazo. Tus recuerdos de sus vidas serán muy apreciados.

La memoria a corto plazo (o de trabajo) es vital para la organización en el lugar de trabajo. Deben tenerse en cuenta los plazos. El líder de un equipo debe tener un conocimiento práctico de lo que está haciendo cada miembro del equipo, y eso requiere memoria a corto plazo. Pero la organización del hogar es igualmente vital, y la memoria a corto plazo evitará que olvides la fecha de la presentación escolar de tu hijo o tu cita con el dentista. Socialmente, la memoria a corto plazo evita que te pierdas una cita para almorzar con un amigo o la dirección o indicaciones para llegar a la casa de un nuevo amigo.

Las habilidades lógicas y de razonamiento, te ayudarán a diario en el lugar de trabajo. Surgirán crisis que necesitarán de una rápida resolución. Las cosas que se planificaron pueden salir mal y es necesario repensarlas. Es posible que sea necesario volver a calcular un cronograma debido a un hecho inesperado. En casa, la lógica y el razonamiento son fundamentales para resolver disputas (si tienes hijos, sabrás lo valioso que es esto) y resolver crisis inesperadas. Cuando alguien conduzca su coche hasta tu sala de estar, sabrás a qué me refiero. Socialmente, las habilidades de lógica y razonamiento, evitarán que acoses a una persona que puede no estar interesada en ti.

El procesamiento auditivo, al igual que el visual, se produce en nuestra vida todo el día, todos los días. Incluso mientras duermes, puedes estar procesando información auditiva. En el trabajo, esto incluirá información importante sobre los proyectos en curso, los horarios de las reuniones e información sin importancia como los chismes de la oficina. En casa también oirás muchos cotilleos, pero también escucharás información importante sobre el mantenimiento del hogar y los grandes acontecimientos de la vida familiar. En tu vida social, oirás aún más cotilleos, y esa es una buena forma de saber si estás socializando con la gente adecuada. En el caso de los romances, oirás detalles sobre sus vidas y sus gustos y querrás recordarlos. Eso no pasará desapercibido ni sin recompensa, te lo prometo.

El procesamiento visual es un poco más interpretativo y menos directo, lo que hace que las habilidades de procesamiento adecuadas sean aún más importantes. En el trabajo, el procesamiento visual será útil durante las presentaciones, de las que se depende cada vez más en el mundo empresarial. Te servirá para leer el lenguaje corporal, que te dice mucho sobre tu equipo, tu supervisor e incluso sobre ti mismo. Aunque algunas personas aprenden mejor de las fuentes auditivas y otras absorben más de los estímulos visuales, en el trabajo hay que ser fuerte en ambas. En casa, el procesamiento visual te dirá cómo están tus hijos. Su lenguaje corporal te dirá si están contentos o estresados. Lo mismo ocurre con tu cónyuge. Puede haber todo tipo de pistas visuales sobre problemas que tu cónyuge nunca ha mencionado ni puede mencionar. Y decir que nunca te dijeron que había un problema no te librará de él. No tendrían ni que haberlo mencionado, y en gran medida tienen razón. Deberías haberlo sabido. La interacción social es muy parecida. Presta atención a las señales visuales para averiguar el estado de ánimo o el bienestar de tus amigos.

La velocidad de procesamiento, que aumenta junto con la inteligencia, te ayudará en el trabajo al permitirte resolver problemas más rápidamente y con resultados superiores. Esto se traducirá naturalmente en un ascenso y una mayor socialización. También creará mejores resultados para el equipo, y eso debería crear un clima de trabajo más saludable. En casa, la resolución decisiva de problemas, evita que se acumulen resentimientos u otros sentimientos negativos entre los hijos o los cónyuges. En el ámbito social, podrás resolver los problemas entre tus amigos o entre ellos contigo mismo, en caso de que surjan. Habrá ocasiones en las que será necesario pensar con rapidez y actuar con mesura, tal vez para evitar una pelea en un bar. Las amistades pueden ser complicadas y pueden conllevar todo tipo de sentimientos conflictivos y resentimientos ocultos.

Las pruebas de habilidades cognitivas generalmente cubren varios temas; razonamiento numérico, verbal, lógico y mecánico, y conciencia espacial.

8

PROFUNDIZA TUS HABILIDADES COGNITIVAS

EMPIEZA POR TU CUERPO

Ya hemos hablado brevemente de los efectos de la dieta y el sueño en las capacidades cognitivas, y es lógico. Basura dentro, basura fuera, como se dice. Pero, ¿es cierto que existen los llamados alimentos inteligentes que pueden hacernos más inteligentes?

Las fresas, las moras y los arándanos contienen flavonoides y antocianinas, potentes antioxidantes que pueden mejorar la salud en general y la del cerebro en particular. Los estudios han demostrado que ralentizan el deterioro cognitivo.

El chocolate negro tiene un flavanol que también se encuentra en las bayas, el té, el cacao y varias frutas y es beneficioso para la velocidad de procesamiento cognitivo.

Los frutos secos son buenos para la salud del cerebro en general, y las nueces tienen un alto contenido en ácido alfa-linolénico (ALA), un ácido graso omega-3 y están relacionados con un mayor rendimiento cognitivo en la edad adulta.

El brócoli y otras verduras crucíferas contienen sulforafano, que puede proteger el cerebro, y vitamina K. La deficiencia de vitamina K se ha relacionado con la enfermedad de Alzheimer.

Las uvas Concord, disponibles sólo durante una breve temporada al año, disponen del zumo de uva concordia. Estas uvas grandes y oscuras han demostrado tener efectos beneficiosos sobre la función de la memoria.

El cerebro es el órgano más graso del cuerpo, por lo que requiere grasas buenas, omega-3, que se encuentran en el salmón, la trucha, la caballa, las sardinas, el arenque y el atún. La deficiencia de omega-3 se ha asociado a la enfermedad de Alzheimer.

Los huevos aportan colina, esencial para un buen metabolismo y se asocia con mejores resultados en las pruebas cognitivas en estudios controlados.

Las semillas en general, y las de calabaza en particular, son un gran alimento para el cerebro debido a la abundancia de ALA omega-3. Las semillas de calabaza tienen un alto contenido en zinc, vital para el funcionamiento óptimo del cerebro.

Los extractos de la hierba salvia pueden tener un efecto positivo sobre el estado de ánimo y la memoria, la atención e incluso la función ejecutiva.

La leche aporta el nutriente colina, importante para la salud óptima del cerebro. También tiene un gran efecto en el desarrollo cerebral de los bebés. También puede proteger contra la diabetes de tipo 2 y la resistencia a la insulina.

La cúrcuma está de moda estos días, y por una buena razón. Es excelente para la acidez, los gases y otros problemas digestivos. También es un gran antiinflamatorio.

El cacao en polvo también está repleto de flavonoides, sobre todo de epicatequina, que parece mejorar la cognición y puede tratar o incluso prevenir la diabetes.

La col rizada verde tiene una gran cantidad del mineral llamado manganeso, y también una tonelada de vitaminas A, C y K.

La remolacha tiene un alto contenido en nitratos, que relajan los vasos sanguíneos y aumentan la circulación, sobre todo en el cerebro.

El aceite de oliva es fundamental en la llamada dieta mediterránea. Tiene un alto contenido en polifenoles, que se ha demostrado que reducen el riesgo de padecer las enfermedades de Parkinson y Alzheimer.

El caldo de huesos tiene un alto contenido en proteínas, que el cerebro necesita para funcionar de forma óptima.

Las alubias también son ricas en proteínas, y también en omega-3 ALA. Las alubias también son ricas en hidratos de carbono, que se convierten en glucosa y alimentan el cerebro.

El té puede contribuir a la pérdida de peso y a la prevención del cáncer, y ha demostrado ser beneficioso para el cerebro. Su cafeína aumenta la energía, mientras que el aminoácido L-teanina ayuda al cerebro a relajarse. El té verde, en particular, se asocia a la reducción del riesgo de algunos trastornos cognitivos.

La carne de vacuno es rica en hierro, que es fundamental para una buena salud general, ya que transporta el oxígeno de los pulmones a los tejidos corporales. La fatiga es un signo común de la deficiencia de hierro.

Puede que nunca hayas oído hablar de la yerba mate, pero es habitual en Sudamérica como bebida caliente. Tiene 24 minerales y hierbas, 15 aminoácidos diferentes y una variedad de polifenoles, además de teofilina y teobromina.

La avena integral se convierte fácilmente en glucosa, la fuente de combustible favorita del cerebro. La avena también ofrece vitaminas del grupo B, magnesio y hierro. Y no aumentarán tu nivel de azúcar en sangre.

Las lentejas tienen mucho folato, una de las vitaminas B que ha demostrado aumentar el rendimiento cognitivo en estudios controlados. La vitamina B disminuye la homocisteína, un aminoácido. Un exceso de aminoácidos puede reducir la capacidad cognitiva.

Los altos niveles de ALA de las semillas de lino pueden tener un fuerte impacto en los enfermos de Alzheimer. La linaza molida se suele espolvorear sobre una ensalada, sobre cereales fríos o calientes, o mezclada en un batido.

Y hay alimentos y suplementos que han demostrado reducir el estrés y la ansiedad.

La melisa, un miembro de la familia de la menta, ha sido estudiada por sus efectos contra la ansiedad. Los ácidos grasos omega-3 redujeron los síntomas de ansiedad en un 20%, según un estudio realizado. La hierba ashwagandha también ha demostrado su eficacia para reducir los síntomas de estrés y ansiedad.

Los antioxidantes que se encuentran en el té verde aumentan los niveles de serotonina para reducir la ansiedad y el estrés. La raíz llamada valeriana contiene ácido valeriánico, que es un potente auxiliar del sueño y altera los receptores GABA (ácido gamma-aminobutírico). Esto disminuye la ansiedad.

El kava kava, de la familia de la pimienta, se utiliza en el Pacífico Sur para tratar el estrés y la ansiedad leves.

¿HA ESTADO ESTRESADO ÚLTIMAMENTE? DEBES APRENDER A REDUCIRLO

Hemos visto el estrés y sus efectos en el cuerpo y el cerebro. El estrés provoca inflamación, malos hábitos de sueño y alimentación, abuso de sustancias, consiguiente aumento de peso y mala salud, depresión, muerte prematura por accidente cerebrovascular o enfermedad cardíaca y suicidio.

Ya hemos visto formas de reducir el estrés, incluida la meditación. Veamos más de cerca las mejores formas de aliviar el estrés.

El ejercicio, unos mejores hábitos de sueño, una mejor nutrición, evitar el abuso de sustancias, la conciencia plena, la adaptación de una mentalidad de crecimiento, la gestión del tiempo; todo ello es fundamental para una vida más libre de estrés. Una comunicación más clara con los demás siempre reducirá o incluso podrá evitar el estrés y la ansiedad.

La meditación es una forma popular de aliviar el estrés y, aunque la hemos mencionado brevemente, es conveniente examinarla más de cerca.

Cuando meditas, te sientas en silencio y quieto y te concentras en una sola cosa. Puede ser la respiración, el patrón constante de inhalación y exhalación profunda y lenta. Puedes concentrarte en un único punto focal o en una frase o mantra repetida. Pero hay mucho más, ya que hay muchas formas de meditar.

En primer lugar, la meditación puede agruparse en dos categorías. La meditación calmante (*samatha*) cultiva un estado tranquilo y pacífico de la manera que acabo de describir, centrándose en la respiración o en un punto focal o un mantra.

Por otro lado, la meditación introspectiva (*vipassana*) desarrolla cualidades de carácter, como la sabiduría y la compasión, centrándose en los efectos de la respiración en el cuerpo en lugar de en la propia respiración. Se puede empezar con la meditación de calma y pasar después a la meditación introspectiva y combinar ambas.

Hay ocho técnicas básicas de las tradiciones budistas tibetana y birmana. Combinan tanto la meditación de comprensión como la meditación de calma.

Ya hemos hablado de la atención focalizada, que dirige la atención a la respiración, a un punto focal o a un mantra. Si tu mente divaga, vuelve a lo que estés enfocando.

La meditación de escaneo del cuerpo dirige la atención al cuerpo, empezando por abajo y concentrándose en cada parte del cuerpo y en cómo se siente.

Tomar nota es la práctica de ser consciente tanto de las distracciones como de volver a centrar la atención durante la meditación. Es una especie de conciencia enfocada de estos cambios, cómo son causados y luego controlados. Utiliza esta técnica en combinación con otras cuando estés preparado.

La visualización implica evocar una imagen en tu mente y concentrarte en ella. Puede ser una visualización de algo o alguien que desees, la manifestación de un objetivo a largo plazo, como por ejemplo, una casa propia.

La meditación de la bondad amorosa, se centra específicamente en las personas, incluso en algunas que no nos gustan. Esta técnica se centra en dirigir la energía positiva hacia alguien que puede ser una fuente de energía negativa.

La técnica de la compasión hábil, implica poner el foco en una persona a la que quieres y luego centrarte en los efectos, en el modo en que la energía positiva afecta a tu cuerpo, comparable a las facetas de la meditación del escáner corporal.

Con la técnica de la conciencia en reposo, la mente descansa de verdad. Es una técnica avanzada, que se basa en el conocimiento de las otras técnicas que hemos visto.

La técnica de reflexión, consiste en formular una pregunta durante la meditación, como por ejemplo: *"¿Cómo puedes ayudar a los demás?"* o *"¿Por qué cosas tienes que estar agradecido?"* te invita a hacerte una pregunta a ti mismo: quizás algo como: *"¿Por qué estás más agradecido?"* Ten en cuenta que debes utilizar el "tú" y no el "yo", pues de lo contrario tendrás la tentación de responder. La técnica de reflexión se centra en la pregunta.

La meditación trascendental se centra en un poder mayor, sea cual sea tu noción de Dios o de un poder superior.

Todas estas son técnicas autocontroladas, pero algunas de las siguientes técnicas requieren un maestro calificado.

- La meditación del yoga, utiliza a menudo el yoga Kundalini, entre otros tipos de yoga, y es más eficaz en una clase.
- La meditación de los chakras, se centra en los puntos centrales de energía del cuerpo o chakras para mantenerlos abiertos y alineados, remediando diversos síntomas mentales y físicos.
- De forma similar, la práctica china de la meditación Qigong, aprovecha la energía manteniendo abiertas y alineadas las vías llamadas meridianos.
- La meditación con baños de sonido, utiliza instrumentos como gongs y cuencos para crear vibraciones sonoras calmantes.

LOS EJERCICIOS CEREBRALES NO SÓLO SON DIVERTIDOS, SINO QUE TAMBIÉN SON BUENOS PARA TI

Recuerda que tu mente es como un músculo y hay que mantenerla en forma. Estos ejercicios te ayudarán a fortalecer tu mente, para que tu cerebro sea más eficiente y harán que tu vida sea mejor.

Además de las tácticas específicas que aprenderás aquí están los métodos más comunes para ejercitar el cerebro. Juegos de mesa, nuevas actividades, nuevos idiomas; son formas probadas de mejorar tus poderes cognitivos. Aparte de eso, aquí tienes algunas formas específicas de aumentar tus capacidades cognitivas.

Aquí tienes un gran truco para agudizar tu memoria y aumentar tu capacidad cerebral. Intenta dibujar un mapa de tu barrio completamente de memoria. Rellena todos los nombres de las calles que puedas. Por supuesto, no los sabrás todos, ya que la probabilidad de que conozcas todas las calles de tu barrio es bastante baja. Pero sí conocerás algunas, las calles que rodean tu casa y tu lugar de trabajo. Lo que cuenta es el ejercicio, no los resultados.

¿Eres diestro? Intenta favorecer a tu mano izquierda. Si eres zurdo, intenta vivir como diestro durante un día entero. Sé deliberado al respecto. Abre las puertas con la otra mano, ráscate y firma el recibo de una tarjeta de crédito con la mano que no utilizas normalmente. Esto pone a prueba tu cerebro y tus habilidades de control motor y mantiene ambos en forma.

Pon a prueba tu capacidad de recordar haciendo listas de memoria. Anota lo que has comprado en el supermercado, qué ejercicios has hecho en el gimnasio y en qué orden. Puedes ser más específico si estás dispuesto a desafiarte a ti mismo. Porque tu tarea es memorizar esa lista. Ahora ocúpate de esa tarea. Memoriza todo lo que puedas. No lo recordarás todo, pero recuerda que lo que cuenta es el ejercicio, no los resultados.

Practica la realización de ecuaciones matemáticas. Es una técnica poderosa para una variedad de propósitos, incluyendo la resistencia eréctil (ustedes saben a qué me refiero). Pero el mero proceso de realizar ecuaciones matemáticas estimula el cerebro y lo mantiene ágil.

He aquí un reto matemático divertido y desafiante. Escoge un número cualquiera de 3 dígitos y súmale 3 a ese dígito, tres veces. A continuación, resta 7 a ese nuevo número 7 veces. Por ejemplo, puedes empezar con 100. Luego sume 3 a ese número tres veces diferentes, para un total de 109. Ahora resta 7 a ese número, y hazlo siete veces. Reduce 109 a 102, luego a 95 y así sucesivamente. Recuerda que no vas a declarar tus impuestos, así que los resultados no importan. Lo que cuenta es el ejercicio.

Crea una imagen de palabras. Puede que estés pensando en un tablero de visión, que incluye imágenes de las cosas que esperas conseguir. Con este ejercicio, sólo tienes que visualizar una palabra y luego pensar en otras palabras que empiecen o terminen con las mismas letras. Las *nubes* pueden convertirse en *niños* y en *nueces*. Los resultados pueden sorprenderte.

Prueba comer alimentos nuevos. Comer siempre los mismos alimentos hace que tu cuerpo se estanque. Pero los nuevos sabores excitan tu cuerpo y tu mente. Recuerda que la cocina es un arte, y las artes estimulan el cerebro.

Las artes culinarias son únicas, ya que aportan un tipo de alimento y satisfacción que otras artes no pueden, ni siquiera la mixología.

Prueba la mixología. Hay muchos datos detrás de la suave ciencia de la creación de cócteles. La memoria y el procesamiento son vitales, y hay una satisfacción instantánea en tus esfuerzos. En realidad pueden inhibir tu memoria más tarde, pero nada es gratis, ¿verdad?

Los pasatiempos como dibujar, tejer, pintar o los rompecabezas son una gran manera de mantener la mente aguda e incluso de aumentar las habilidades cognitivas. Un nuevo deporte o actividad física tendrá el mismo efecto, como ya hemos comentado. El esgrima es una buena opción, o las artes marciales. Ambas están arraigadas en la filosofía y en las reglas de combate que pueden solaparse en otras facetas de tu vida. El yoga y la meditación son populares y beneficiosos de muchas maneras.

Prueba ducharte con los ojos cerrados. Utilizarás tus sentidos táctiles para sentir el champú, los jabones y demás. Tu memoria de la ducha guiará tu mano hacia los controles. Pero ten cuidado con este ejercicio. Ten cuidado con los resbalones o con el ajuste de la temperatura del agua.

Cambia tu rutina. No dudes en crear nuevas rutinas si las necesitas para seguir adelante, y mucha gente lo hace. Pero cambia las cosas. La variedad mantendrá tu mente ocupada incluso en las tareas más sencillas.

Dale la vuelta a las cosas. No, no lo digo en sentido figurado. Estás acostumbrado a ver las cosas de una manera determinada, y esto puede crear un letargo mental. ¿Tienes un reloj despertador? Ponlo al revés, literalmente. Tu cerebro será capaz de entender qué números está viendo realmente, y someterlo a ese ejercicio no hará más que reforzar tu capacidad cognitiva. Si hay un jarrón en la mesa del comedor, dale la vuelta. Puede parecer poco, pero hazlo lo suficiente y tu ojo y luego tu cerebro se sentirán atraídos por él.

Cambia de asiento en la mesa. Si se trata de la mesa de la sala de conferencias o de la mesa de la cena, o incluso de un asiento en el aula, tendemos a encontrar un lugar y ceñirnos a él. Pero cambiar de sitio te ayuda a ver las cosas desde una perspectiva diferente, desde el punto de vista de otra persona, y eso refuerza la empatía y una serie de otras piedras angulares de la inteligencia emocional.

La aromaterapia es una técnica poderosa. Los sentidos olfativos son los más cercanos al cerebro y, por lo tanto, tienen los efectos más potentes. Si lo dudas, piensa en esto: ¿recuerda a qué olía el salón de tu infancia? ¿El tabaco de tu padre o los productos de limpieza favoritos de tu madre? Piense en el olor del tocino. Ya está dicho.

Conduce con la ventanilla baja. Bueno, en este caso sería mejor que fueras el pasajero, pero también funciona mientras conduces. Se trata de un ejercicio poderoso porque el hipocampo, que es la zona del cerebro que procesa los recuerdos, también está asociado a los sonidos, los olores y las vistas. Así pues, conduce y trata de identificar los olores por los que pasas: hierba recién cortada, una fábrica de conservas de pescado, un rancho de pollos. Saborea y agradece y experimenta esos olores, malos o buenos.

Prueba esto: llena un vaso con monedas. Luego agita el vaso e intenta imaginar el valor de las monedas. Concéntrate en el peso, en el sonido, en la sensación. Intenta adivinar el valor. Una vez más, puede que no lo consigas, pero no es un juego de medio pelo, es un ejercicio cerebral y debería tener unos beneficios estupendos.

Lee en voz alta. Puede parecer una tontería y una chiquillada, pero en realidad no es tan fácil como parece. A las personas alfabetizadas e inteligentes les cuesta leer en voz alta. El sonido de la voz distrae, la impresión que puede causar la inseguridad, y la doble tarea de leer y hablar puede ser sorprendentemente desafiante. Prueba ahora mismo a leer este párrafo. Adelante, esperaré. Ahora, ¿suena igual que cuando lo lees en silencio? Cuando lo hagas, ¡tus capacidades cognitivas habrán mejorado!

Haz una lista de palabras al azar y luego comprueba si puedes recordarlas. Asegúrate de que sean aleatorias; chaleco, golpe de puños, hombre en llamas, pepino. Cuanto más larga sea la lista, mayor será el reto y mejor será tu rendimiento y tus beneficios.

Imagina un crucigrama. Es una serie de cuadrados, algunos en líneas y otros enfrentados. Ahora, cuenta los cuadrados, pero no sólo los cuadrados individuales; incluye los cuadrados creados por cuatro o más cuadrados en un grupo. ¿Cuántos cuadrados hay?

Aquí hay uno para la parte izquierda del cerebro. Toma la palabra MURO y cambia una letra cada vez hasta llegar a la palabra GIRO. El truco es que cada cambio tiene que crear una palabra real. Por ejemplo, puedes cambiar MURO por MIRO, y luego MIRO por GIRO. Una vez que hayas completado este reto, inténtalo de nuevo con la misma palabra y otra diferente. Convertir MURO en GIRO no será un gran desafío. Convierte GIRO en FARO en su lugar. Se puede hacer. Hazlo. Después, elige otros retos de cuatro o incluso cinco palabras. Sigue haciéndolo, conviértelo en un pasatiempo.

Prueba esto: Con nueve cerillas tienes que formar el mayor número posible de triángulos. No dobles ni rompas ninguna de ellas. ¿Puedes hacerlo? Oye, no se supone que sea fácil, ¡se supone que es un reto!

Aquí tienes una técnica poderosa: Escribe un grupo de letras y números en un papel, pero deja un espacio considerable entre ellos. Empieza por el 1 y dibuja una línea hasta la letra A más cercana. Procede desde ahí hasta el número 2 y dibuja una línea desde ahí hasta la letra B. La B te lleva al 3, que te lleva a la C, y así sucesivamente.

Puedes probar este ejercicio: Mira las palabras de abajo y reordena las letras de cada una para crear palabras para colores comunes. Sólo una de ellas es un color primario.

- ROALMAIL
- ARANJAN
- EVERD
- LETAVIO

¿Qué has conseguido? Sigue intentándolo u observa tus resultados.

El experimento de los proverbios es siempre desafiante y útil. A continuación se muestra un proverbio con todas las vocales eliminadas. Sólo tienes que insertar las vocales correctas para completar el proverbio. Es como la rueda de la fortuna en tu propia casa, y tu premio es una mayor fuerza cognitiva.

- DS
- PRT
- PR
- N
- HRC

Oye, ¡no se supone que sea fácil!

Aquí tienes otro divertido reto de sopa de letras. ¿Cuántas palabras puedes crear con estas letras? ACROTIEM

Aquí tienes un acertijo para ejercitar tu mente y mantener vivas tus habilidades cognitivas:

Un país grande tiene un problema de superpoblación. Por razones socioeconómicas, las familias prefieren tener niños en lugar de niñas, y la mayoría de las familias siguen teniendo hijos hasta el nacimiento de un varón. Si suponemos que existe la misma probabilidad de que nazcan niñas y niños, ¿cuál será la proporción de niñas y niños en este país después de 10 generaciones?

Prueba a comer con palillos. Implica un control motor y crea una gratificación instantánea.

Ahora que hemos estudiado algunas formas prácticas y aplicables de potenciar nuestras habilidades emocionales y cognitivas, vamos a examinar más detenidamente el pensamiento crucial; es fundamental para ambas y clave para tu éxito como verdadero líder.

IV

DESARROLLA TUS HABILIDADES DE PENSAMIENTO CRÍTICO Y UTILÍZALAS

¿POR QUÉ LAS HABILIDADES DE PENSAMIENTO CRÍTICO?

El pensamiento crítico hace hincapié en el análisis y la interpretación. A grandes rasgos, lo que importa no son los hechos, sino su evaluación. Es un proceso disciplinado de conceptualización, análisis, aplicación, síntesis y evaluación de la información. Esta información se genera o se recoge a partir de la experiencia, la observación, el razonamiento, la reflexión y la comunicación.

Dicho de forma más sencilla, el pensamiento crítico permite entender las cosas con mayor claridad y tomar decisiones o creencias más sabias.

El pensamiento crítico no es el pensamiento cotidiano, que suele ser automático. El pensamiento crítico es deliberado. Sin el pensamiento crítico, una persona puede caer en malos hábitos mentales como los que se describen a continuación.

La certeza ignorante, por ejemplo, es la certeza de que cada pregunta tiene una única respuesta correcta. Pero esto no suele ser así en el día a día. Quien cree esto, tiene una mentalidad fija, una mentalidad de crecimiento serviría mejor a todos los implicados, a quien lo piensa en particular.

El relativismo ingenuo, es como la otra cara de la certeza ignorante, la creencia de que todos los argumentos son iguales y que no hay una única verdad o respuesta correcta a ninguna pregunta.

Pero con un pensamiento crítico adecuado, se puede disfrutar de diferentes beneficios.

El pensamiento crítico permite formar opiniones y mantener conversaciones inteligentes. Es crucial para la autoevaluación. Es fundamental para tomar decisiones y evitar las catástrofes en todas las facetas de tu vida.

Quienes piensan críticamente, tienden a comprender las conexiones entre las ideas, a priorizar las ideas y los argumentos, a gestionar los argumentos, a reconocer los errores de razonamiento, a manejar los problemas de forma sistemática y coherente, y a reflexionar sobre sus propios supuestos, valores y creencias.

HABILIDADES DE PENSAMIENTO CRÍTICO

Quienes tienen estas agudas habilidades de pensamiento crítico, están bien preparados para enfrentarse a casi cualquier reto. Pregúntate si existen áreas que podrías mejorar en tu propio pensamiento crítico.

Los pensadores críticos recopilan información. ¿Lo haces tú, o te limitas a improvisar? Los pensadores críticos son observadores, prestan atención a los detalles más pequeños. ¿Pasas o no pasas por alto los pequeños detalles? Hay mucha información ahí fuera, así que no te sientas mal si pasas por alto las cosas pequeñas, entonces desarrolla esa parte de tu pensamiento crítico.

Los pensadores críticos infieren, utilizan la razón y la lógica para resolver problemas de forma creativa. Pueden racionalizar o aplicar la razón a una situación. La razón suele incluir la inducción (información directa), la deducción (información indirecta que lleva a una conclusión) o la analogía (utilizando comparaciones y experiencias previas).

Reflexionan para recalibrar su perspectiva y tomar decisiones relajadas. Crean aunque no sean artísticamente creativos. Los pensadores críticos crean soluciones, nuevos enfoques, análisis perspicaces. ¿Reflexionas y dejas que eso alimente tu creatividad? O solamente tratas de pedalear hasta la meta.

El pensamiento crítico requiere la organización suficiente para clasificar y secuenciar, o para agrupar y ordenar ideas o elementos según características compartidas. Comparan y contrastan con situaciones o circunstancias similares. ¿Eres tan rápido para organizar y compartimentar? ¿Mantienes en mente las lecciones o la información del pasado?

Los pensadores críticos consideran la causa y el efecto y utilizan la previsión. ¿Lo haces tú o te limitas a esperar que todo salga bien?

Los pensadores críticos sintetizan diferentes enfoques e ideas para formar otras nuevas. ¿Aplicas los remedios habituales, o no? Los pensadores críticos también hacen una lluvia de ideas. ¿Te limitas a aplicar la primera idea que te viene a la cabeza, o no? Mucha gente dirá que la primera idea es probablemente la mejor y citará el exceso de pensamiento como razón para seguir el instinto. ¿Y tú? Recuerda, piensa por ti mismo.

Los pensadores críticos priorizan para mantener las crisis en perspectiva. ¿Lo haces tú, o cada crisis es el fin del mundo? El dramatismo no forma parte del pensamiento crítico.

Los pensadores críticos también resumen para asegurarse de que comprenden a fondo el acontecimiento o la situación. ¿Llevas un registro de tus eventos diarios? Quizá deberías hacerlo.

Estas habilidades también funcionan muy bien en combinación, como la mayor parte de lo que hemos estado discutiendo en este libro. Hay mucha superposición, y un tema que aprendimos en un campo de estudio, se conecta con otro.

Antes mencionamos un ciclo de pensamiento crítico, veámoslo más de cerca. Las etapas suelen ocurrir en orden, una tras otra. El ciclo comienza con la observación de la información o anotando los resultados experimentales.

A la observación le sigue el sentimiento, una reacción intelectual a la nueva información. Esto lleva a preguntarse, a sondear las causas o los procesos de un acontecimiento. La gente se pregunta quién, qué, dónde, cuándo, por qué y cómo, entre otras cosas.

La imaginación sigue a esas preguntas, alejándose del pasado (las circunstancias de la causa) y dirigiéndose al futuro.

La inferencia sigue a la imaginación y visualiza los resultados. La imaginación, que también mira al futuro, añade a la pregunta "¿Qué pasaría si...?

El conocimiento es (con suerte) el resultado de la imaginación y la inferencia. El conocimiento procede de la investigación de los datos anteriores para responder a la pregunta ¿Qué pasaría si?

La experimentación sigue al conocimiento y representa la aplicación del conocimiento alcanzado.

La consulta sobre los resultados de la experimentación es lo que sigue y es crucial para el ciclo de pensamiento crítico.

Las consultas pueden llevar a analizar e identificar los argumentos, cuando las consultas pueden ser cuestionadas o se consideran alternativas. Hay que cuestionar y comprender el origen de los argumentos y su finalidad en cada caso.

En la etapa de juicio del ciclo de pensamiento crítico, se emite un juicio basado en el análisis de los argumentos.

La etapa final es la de decisión, en la que se hace una elección y se establece un plan de acción para avanzar.

SIETE FORMAS DE PENSAR CRÍTICAMENTE

Aquí tienes siete maneras de pensar de forma más crítica, ¡empezando aquí y ahora!

En este mundo cada vez más complejo, no debes tener miedo de hacer las preguntas básicas. Es fácil perder de vista lo básico y es vital tenerlo siempre presente. Recuerda que no hay preguntas estúpidas.

También puedes intentar cuestionar algunos supuestos básicos. Es como hacer preguntas básicas, pero a ti mismo y a tu perspectiva.

Sé consciente de cuáles son tus procesos mentales habituales. Intenta evitar los atajos mentales habituales que muchos tomamos, y céntrate realmente en lo que piensas, cuándo y por qué. Quizá quieras llevar un diario de pensamientos para ilustrar los patrones de tus procesos mentales. Es posible que tengas sesgos y prejuicios, que se hacen más evidentes bajo una luz objetiva.

Invertir las cosas es una buena manera de pensar de forma crítica. Desenmascarar un problema si es necesario, o leer algo de abajo hacia arriba para buscar errores. Esto desafía a la mente y evita los atajos mentales perezosos.

Evaluar las pruebas existentes es una buena forma de pensar críticamente. Aprende de casos anteriores, de errores anteriores. Conoce los datos que ya se han recogido. Cuando lo hagas, cuestiona esas pruebas en cuanto a quién las recogió, cómo lo hizo y por qué lo hizo.

Piensa por ti mismo, siempre. La investigación te guiará, pero tus esfuerzos pueden hacer avanzar ese conocimiento recogido.

Aceptar la falibilidad es otra forma de pensar críticamente. Nadie funciona al máximo de su capacidad todo el tiempo, ni siquiera tú. Tenlo en cuenta contigo mismo y con los demás.

El pensamiento crítico y la toma de decisiones suelen ir de la mano. Hay elementos de la toma de decisiones que van de la mano del pensamiento crítico. Ambos implican lógica (una conexión directa o indirecta de causas y acontecimientos), verdad (datos imparciales), contexto (factores y presiones externas) y alternativas (soluciones potenciales).

PENSAMIENTO CRÍTICO EN LA VIDA PROFESIONAL Y PERSONAL

El pensamiento crítico en el lugar de trabajo y en el hogar adopta muchas formas y puede mejorar tu carrera de varias maneras.

El pensamiento crítico te lleva a establecer objetivos claros, saber lo que quieres y cómo hacerlo realidad. Esto incluye saber de qué son capaces los miembros de tu equipo y qué están dispuestos a hacer. Esto es tan cierto cuando se trabaja en un proyecto, como una campaña publicitaria, o cuando se vacaciona con la familia durante la temporada anual de verano, cuando los niños no van a la escuela. Si quieres que la campaña publicitaria se haga a tiempo, ¿qué se necesita? Para mantener a los niños activos y la casa tranquila, ¿qué hay que hacer?

La previsión es fundamental para el pensamiento crítico, y a menudo es necesaria en el trabajo. ¿Y si trasladar un proyecto a otro lugar fuera útil porque la ubicación es más óptima, pero el traslado sacrificaría a algunos de los mejores miembros de tu equipo? ¿Hay algún compromiso o alternativa? Lo mismo ocurre cuando se planifican eventos familiares o vacaciones. ¿Qué pasa si uno de tus hijos se siente mal en el campamento de verano? ¿Y si un hermano se pone celoso de los regalos de cumpleaños que le hacen a otro? Mirar hacia el futuro y prever de los posibles resultados, te llevará a la respuesta.

Consultar con un mentor es una buena manera de pensar de forma crítica en el trabajo. Debe ser una autoridad en tu área de especialidad y con una experiencia de la que tú puedes carecer. Esta es una aplicación primordial del pensamiento crítico y también reforzará vuestra relación. Para los asuntos domésticos, la tutoría también puede ser una herramienta poderosa. Los amigos que hayan tenido hijos antes que tú, o que lleven más tiempo casados, tendrán ideas muy valiosas que compartir.

Los juegos y ejercicios de formación de equipos son una forma estupenda de mejorar la capacidad de pensamiento crítico de un equipo. También es útil para el líder, ya que le da la oportunidad de pensar críticamente y analizar la funcionalidad ejecutiva general del equipo y la de sus miembros. Los juegos y ejercicios también son estupendos para la familia, por las mismas razones. Además, crearán un clima más saludable en ambos ámbitos.

LAS HABILIDADES DE PENSAMIENTO CRÍTICO REVOLUCIONARÁN TU CAPACIDAD DE TOMAR DECISIONES EN CUESTIÓN DE DÍAS...

El pensamiento crítico significa hacer preguntas, pero eso puede ser un arte en sí mismo. Se requiere previsión, al igual que la curiosidad, la observación, la atención plena, muchas de las habilidades que ya has adquirido en este libro. He aquí algunas más relacionadas con el cues-

¿POR QUÉ LAS HABILIDADES DE PENSAMIENTO CRÍTICO? | 365

tionamiento crítico. Te preguntarás, entre otras cosas, *quién, qué, cuándo, por qué, cómo y qué pasa si.*

Ten en cuenta estos puntos cuando formules preguntas críticas.

- Las buenas preguntas se diseñan con la intención de solicitar información específica. Por lo tanto, deben formularse de forma clara, concisa y con un significado directo. La vaguedad o el subtexto deben evitarse estrictamente en las preguntas críticas.
- Enmarca bien tus preguntas. Sitúalas en el contexto adecuado, asegúrate de que no sean meras declaraciones con signos de interrogación.
- Intenta utilizar preguntas abiertas (*"¿Cómo te hace sentir eso?"*) en lugar de preguntas cerradas que probablemente terminen con un sí o un no (*"¿Te sientes bien?"*).
- Utiliza preguntas de seguimiento y mantenlas también abiertas.
- Cuando hagas estas preguntas, asegúrate de que son las correctas. Para saberlo, contesta primero algunas para ti y asegúrate de algunos puntos clave.
- Asegúrate de que tu propósito sea claro, como hemos dicho, sé específico para obtener la respuesta específica adecuada. En lugar de preguntar si, pregunta cuándo. En lugar de cuándo, sugiere una hora y un lugar y ten preparada una copia de seguridad.
- Las preguntas específicas tienen propósitos específicos; de definición ("¿Qué significa trabajar duro para ti?"), comparativos ("¿Cómo nos superamos?"), causales ("Si

hacemos este movimiento, ¿cuáles serán los beneficios e inconvenientes?") y evaluativos ("¿Qué está funcionando y qué no?").

MODELOS DE RESOLUCIÓN DE PROBLEMAS

Existen varios modelos de resolución de problemas, cada uno con su propia construcción específica. Veamos algunos de los más eficaces.

La sencilla *Solución De Problemas En 6 Pasos* incluye estos pasos de solución de problemas fáciles de entender:

Búsqueda de objetivos para identificar el problema y empezar a encontrar la solución. La búsqueda de hechos, recoge datos, la búsqueda de problemas, analiza los datos y la búsqueda de ideas se basa en el problema y los datos. La búsqueda de la solución, establece un nuevo plan de acción, y la búsqueda de la aceptación, avanza a partir de esa solución.

Además, estas seis fases de la resolución de problemas se dividen en tres. Se trata de explorar el reto (búsqueda de objetivos y datos), generar ideas (búsqueda de problemas e ideas) y prepararse para la acción (búsqueda de soluciones y aceptación).

La versión de Yale del modelo Soft Stage Management (SSM), o gestión de sistemas blandos, utiliza seis pasos de acción para la resolución de problemas, una vez más, en orden (la mayoría de estos modelos observan un orden para los pasos o etapas).

Primero se define el problema, luego se determina la causa raíz, después se desarrollan soluciones alternativas, se selecciona una de ellas y se pone en práctica, y luego se evalúa el resultado.

Las decisiones de grandes grupos, la reestructuración a largo plazo y la toma de decisiones comparativa se benefician de este modelo.

El modelo político-económico-social-tecnológico (PEST) se utiliza ampliamente para la toma de decisiones e incluye, como habrás adivinado, la consideración de las influencias políticas, económicas, sociales y tecnológicas en cualquier toma de decisiones. Es una poderosa herramienta para evaluar mercados o estrategias o gestionar cambios a gran escala.

El análisis del modelo FODA, se centra en las Fortalezas, Oportunidades, Debilidades y las Amenazas. Es eficaz para identificar rápidamente los procesos o comportamientos tóxicos o defectuosos y es beneficioso para el brainstorming y la creación de estrategias, así como para la recopilación y organización de información.

Como una de las primeras técnicas sistemáticas para observar los puntos débiles de las organizaciones, el sistema de Análisis Modal de Fallos y Efectos (AMFE) se utiliza a menudo como herramienta de diagnóstico para empresas y otros grandes grupos. El AMFE analiza los elementos de los fallos y sus efectos, para corregirlos en el presente y prevenirlos en el futuro. Se utiliza mucho en las cadenas de fabricación y montaje. Henry Ford fue uno de sus primeros defensores.

Otro modelo basado en anagramas es el CATWOE, que define seis áreas en las que surgen problemas de sistemas blandos. Se trata de los clientes, los actores, la transformación, la visión del mundo, el propietario y el entorno, y centra la discusión de esos elementos en relación con las acciones potenciales. Es eficaz para identificar problemas, aplicar soluciones, así como para organizar y luego alinear diversos objetivos.

Un análisis de causa y efecto, conocido como diagramas de espina de pescado o de Ishikawa, tiene en cuenta cuatro pasos a la hora de evaluar un efecto único para encontrar las posibles causas. Los cuatro pasos incluyen la identificación de un problema, la elaboración de los factores implicados, la identificación de las causas potenciales y el análisis de un diagrama para prepararse para la acción. La categorización y la compartimentación, son fundamentales para descubrir las causas adecuadas y comprender sus efectos.

Si te dedicas a la fabricación, puedes utilizar el modelo de las seis M (que incluye método, material, mano de obra, medición y madre naturaleza). Los que trabajan en el sector de los servicios suelen utilizar el modelo de las cinco "S" según el idioma inglés (que en español serían el entorno, los proveedores, los sistemas, las habilidades y la seguridad).

TEST DE PENSAMIENTO CRÍTICO

Prueba este test de pensamiento crítico y comprueba si puedes reforzar tu capacidad de pensamiento crítico. Las respuestas se incluyen en un segundo conjunto justo debajo de las preguntas.

1) Tienes dos jarras, una de ocho galones y la otra de tres galones, ambas sin marcar. Necesitas exactamente cuatro galones de agua. Suponiendo que hay un grifo cercano, ¿cómo llevas el agua?

2) ¿Qué cantidad se puede añadir a 1.000.000 de manera que la suma sea mayor que si se multiplica por la misma cantidad?

3) 2 padres y 2 hijos atraparon 3 liebres cada uno quedo con una liebre ¿cómo es posible?

4) 5 hermanas están ocupadas. Margarita cocina, Carina juega al ajedrez, María lava ropa y Ana lee un libro. ¿Qué hace la quinta hermana?

5) Estás escapando de un laberinto, y hay tres puertas frente a ti. La puerta de la izquierda conduce a un infierno. La puerta en el centro te lleva a un asesino mortal. La puerta de la derecha te conduce a un león que no ha comido en tres meses. ¿Qué puerta eliges?

6) Resuelve este acertijo:

Un ganso, un pato, un caballo y una cabra entran en un granero en momentos diferentes. El primero es un mamífero. El pato precede al ganso y el ganso precede al caballo. ¿Cuál entró primero?

7) Una mujer se acuesta una noche de verano y se despierta en pleno invierno. ¿Cómo puede ser esto?

Aquí tienes las respuestas:

1) Llena el recipiente de tres galones tres veces, vertiendo cada carga en el recipiente de ocho galones. A la tercera vez, quedará un galón en el contenedor de tres galones. Vacía el contenedor de ocho galones y vierte el único galón del contenedor más pequeño en el más grande. A continuación, llena el recipiente de tres galones y añádelo al único galón del recipiente más grande, para obtener una suma total de cuatro galones.

2) Cero, o cualquier negativo o fracción menor que uno.

3) Eran dos papás: un abuelo y un papá, y dos hijos el niño y el papá. El niño era hijo del papá y el papá era hijo del abuelo, el papá era papa del niño y el abuelo era papá del papá.

4) La quinta hermana está jugando también al ajedrez. Carina necesita jugar, obviamente, con alguien.

5) La puerta del león, porque este estaría muerto después de no comer durante tres meses.

6) La primera en entrar fue la cabra.

7) Estaba en un barco que pasó la línea del ecuador mientras dormía.

¿Cómo te fue? Algunos eran más fáciles que otros, ¿verdad?

Ahora echemos un vistazo a las habilidades sociales, en el corazón tanto del pensamiento crítico como de la inteligencia emocional.

V

CREA MEJORES RELACIONES, PROSPERA EN EL CAMINO ELEGIDO Y CONVIÉRTETE EN EL MEJOR LÍDER POSIBLE

10

HABILIDADES SOCIALES

Utilizamos las habilidades sociales para interactuar y comunicarnos, verbalmente y también de forma no verbal, utilizando el lenguaje corporal, los gestos y la apariencia personal. Al fin y al cabo, somos criaturas sociales, por lo que la comunicación social no sólo es natural, sino necesaria.

Cuando hablamos, el lenguaje corporal y el tono de voz tienen un gran efecto en la forma en que se transmite el mensaje. Conocer esto y gestionarlo adecuadamente es el núcleo de las habilidades sociales.

Pero al igual que ocurre con todas las habilidades, como la capacidad de liderazgo, la inteligencia emocional y la capacidad cognitiva, las habilidades sociales pueden aprenderse y mejorarse. Así que, si crees que tus habilidades sociales necesitan ser trabajadas, vamos a ello. No hay tiempo que perder.

Entre las ventajas de tener unas habilidades sociales más afiladas se encuentran: mejores relaciones y más cantidad de ellas, mejor comunicación en los negocios y en otros aspectos de tu vida personal, mayor eficacia, mejores oportunidades profesionales y proyectos y mayor felicidad en general.

Las habilidades sociales comparten una serie de características. Por ejemplo, las habilidades sociales están básicamente orientadas a un objetivo. Suelen ser adecuadas a las circunstancias, las diferentes habilidades sociales se utilizan en diferentes situaciones sociales.

El desarrollo de tus habilidades sociales tendrá un valor incalculable en tu carrera. Al fin y al cabo, una gran parte de la red de contactos, tiene lugar fuera de la oficina. Conferencias, almuerzos de trabajo, cenas... todos ellos bordean la línea que separa el ámbito laboral del social. Algunas de las ventajas de tener más habilidades sociales en la carrera profesional son la recopilación de ideas, técnicas, información y perspectivas, la aportación libre de puntos de vista, la colaboración con los demás y la consecución de objetivos comunes, el apoyo mutuo, la ampliación de la red y la obtención de comentarios sinceros.

En la oficina, la mejora de las habilidades sociales también fomentará la interactividad, la creatividad, la eficiencia y un clima de trabajo más saludable. Y dado que el lugar de trabajo es un entorno tan cargado de comunicación, con llamadas telefónicas, correos electrónicos, reuniones y otras cosas, las habilidades sociales son aún más importantes.

Además de las ya mencionadas habilidades de comunicación eficaz, unas buenas habilidades sociales en el trabajo ayudarán a la resolución de conflictos entre los miembros del equipo (o incluso entre tú y un miembro del equipo) y, por tanto, fomentarán la escucha activa, que es clave para la resolución de conflictos. Tu buen ejemplo de habilidades sociales llevará a tu equipo a adoptar lo mismo.

La empatía, otro concepto que nos resulta familiar por la información anterior en este libro, es fundamental para cualquier conjunto de habilidades sociales. Sin ella, puede haber pocas conexiones reales en las áreas sociales, profesionales o familiares de tu vida. Es tan potente en el lugar de trabajo como en cualquier otro sitio.

Las habilidades sociales refuerzan y también fortalecen la gestión de las relaciones. Son una herramienta fundamental para organizar las distintas relaciones en tu vida, y muchas de ellas pueden no ser tuyas sino entre los miembros de tu equipo, en casa entre tus hijos. Aun así, tus habilidades sociales serán clave para gestionar esas relaciones.

Las habilidades sociales proporcionan y engendran respeto, y esto es crucial cuando eres un verdadero líder en el lugar de trabajo o en casa, o cuando sales con la pandilla.

Las formas de mejorar tus habilidades sociales son comparables a los remedios frente a la ignorancia emocional o a la falta de un verdadero liderazgo, lo que probablemente no te sorprenderá. Incluyen la obtención de retroalimentación y tutoría, el establecimiento de objetivos y el estímulo a los demás para que compartan tu compromiso, la identificación de recursos y áreas de mejora o práctica.

El lenguaje corporal es especialmente potente en el lugar de trabajo. La forma en que te comportas, influirá en la forma de comportarse de los demás. Encorvarte y desplomarte, señalar y gritar, gruñir y mirar a tu alrededor con ojos cambiantes y de forma dudosa, tendrá efectos corrosivos. Esto dirá más de ti que cualquier cosa que puedas decir.

LA CONSECUENCIA DE LA FALTA DE HABILIDADES SOCIALES

Carecer de habilidades sociales es, francamente, ser torpe o raro. La torpeza se define, a grandes rasgos, como una especie de sentimiento de vergüenza social, o es una situación que no es relajada sino difícil. Las personas torpes no saben comunicarse con claridad, son retraídas y generalmente no son verdaderos líderes. Suelen carecer de inteligencia emocional, sobre sí mismos o sobre los demás. ¿Eres socialmente torpe? Si lo eres, hay formas de escapar de esto. Echemos un vistazo más de cerca para mejorar tu vida en todos los sentidos. Las personas que son o se sienten torpes suelen sentirse fuera de lugar en casi cualquier situación.

Los signos de eres socialmente torpe incluyen ser evitado por la gente en entornos sociales y evitar a los demás de la misma manera. Las citas van mal y las relaciones íntimas terminan con bastante rapidez. Los círculos sociales son reducidos y tienen un efecto negativo en tu autoestima. Es habitual para los torpes pensar demasiado y preocuparse por la opinión de los demás. Que te llamen raro puede ser común, e hiriente.

Las razones de la torpeza o la incomodidad social, pueden incluir influencias de la infancia. Un padre o un hermano demasiado agresivo puede ser la causa, o unos padres introvertidos que dieron el ejemplo y fueron torpes ellos mismos. La pobreza puede generar inseguridad en la edad adulta, o un patrón de rechazo romántico. Los niños que han crecido en los últimos diez años pueden haber pasado demasiado tiempo en Internet, y la falta de interacción personal, contribuye a su inseguridad y torpeza.

Los trastornos mentales o de conducta también pueden ser culpables. El trastorno por déficit de atención e hiperactividad (TDAH), varios complejos y el trastorno del espectro autista son causas comunes de torpeza o incomodidad social, al igual que el abuso de sustancias y la depresión. Una admiración desmedida por alguien también puede causarla. ¿Quién no se siente un poco incómodo al conocer a su héroe?

Pero la torpeza social se puede corregir. Puedes intentar desarrollar tu confianza, pero ¿cómo hacerlo? Bueno, puedes utilizar muchas de las técnicas que recomendamos en este y otros libros. Utiliza el Método Pomodoro para dividir las grandes tareas en pequeñas tareas con hitos manejables. Prueba cosas nuevas para estimular tu cerebro.

Ten en cuenta que diferentes situaciones requieren diferentes comportamientos y sé flexible, si puedes. Estar incómodo en una cita, puede deberse simplemente a no saber lo que es apropiado. Hoy en día, ¡es difícil para cualquiera! Investiga un poco, reúne tus datos y decide un plan de acción.

La responsabilidad también tiene su lugar. Los que son torpes a menudo sienten que son más responsables de lo que son, no pueden perdonarse a sí mismos. Suelen tener una mentalidad fija que les dice que no pueden cambiar, que están condenados a una vida de aislamiento.

HÁBITOS QUE MEJORARÁN NO SÓLO TUS HABILIDADES SOCIALES SINO TAMBIÉN TUS RELACIONES ACTUALES

Tienes que ser consciente de tu comportamiento si quieres mejorar tus habilidades sociales, como con cualquier otra habilidad. He aquí algunas formas concretas de hacerlo, y prácticamente en poco tiempo.

Ya hemos hablado de ser un oyente activo, así que no debería sorprenderte que aparezca aquí. La escucha activa es una potente habilidad social, sin duda. Da a la otra persona una razón para abrirse, crea vínculos más fuertes y basados en la confianza, y la familiaridad vencerá el nerviosismo de lo desconocido que contribuye a la incomodidad.

Algunas personas se desenvuelven mejor de forma individual, mientras que otras prosperan en una gran multitud. Tal vez de forma contraria a la intuición, los torpes suelen sentirse más cómodos en una multitud, donde pueden sentirse perdidos e invisibles. Otros se sienten intimidados por las grandes multitudes y no saben cómo reaccionar.

Evita la negatividad y las quejas, dos factores importantes para crear una situación incómoda, incluso si no te consideras personalmente incómodo. De todos modos, es un fastidio, así que déjalo.

Recordar los nombres de las personas no sólo reduce la incomodidad, sino que olvidar sus nombres crea una increíble incomodidad por sí misma. Utiliza un dispositivo mnemotécnico para grabar el nombre en tu cerebro. Es una habilidad tan impresionante y rara que cualquiera quedaría impresionado. Demuestra concentración, escucha activa, empatía, todas ellas señas de identidad de la capacidad cognitiva, la inteligencia emocional y el verdadero liderazgo. Asimismo, recuerda sus historias. Causará una impresión aún mayor y mejor por las mismas razones.

Resiste el impulso de hablar demasiado. No te incomodes por los silencios y sientas que tienes que mantener constantemente una conversación. Es un signo seguro de inseguridad, y eso es uno de los principales generadores de torpeza social. Deja que la conversación se recargue, no hay nada malo en ello. Puede que la otra persona empiece a parlotear, y su torpeza social hará que tú parezcas más tranquilo y calmado.

El seguimiento es una buena forma de vencer la incomodidad. A menudo es incómodo ver a alguien a quien nunca devolviste una llamada, y no saber su disposición solo aumenta el nerviosismo y la incomodidad.

Siempre debes saber cuándo retirarte. No te demores. Es una señal de inseguridad. Y cuanto más hables, mayor será la probabilidad de que digas algo incorrecto y te metas en una situación incómoda de la cual, tal vez, no puedas salir. Realmente no puedes tener mucho que decir de todos modos. Observa el viejo adagio del mundo del espectáculo y déjalos con ganas de más.

El amor es la mayor habilidad social, así que demuéstralo. Lo que sea que ames, compártelo. Te dará fuerza, reafirmando y reforzando tu sentido de ti mismo. También es una excelente manera de abrirte, y la familiaridad vence a la incomodidad.

TUS EXPRESIONES FACIALES HABLAN POR TI

Encuentra tu supuesta cara de reposo. No es fácil, porque todos estamos entrenados para poner cara de valiente, para cambiar nuestro comportamiento, incluso este artículo recomienda una sonrisa consciente. Pero debes esforzarte por sentirte cómodo detrás de tu propio rostro sin sonreír, sin fruncir el ceño, sin ninguna emoción en absoluto. Habrá momentos en los que no te emocionarás, después de todo. ¿Cómo te ves entonces? Sea lo que sea, cuanto más cómodo se sientas, más cómodo estarás contigo mismo y con los demás. De lo contrario, es probable que surjan arrugas de rechinar los dientes y / o apretar la mandíbula (llamado bruxismo) y otros resultados peligrosos o poco halagadores.

La investigación del Instituto Nacional de Investigación Dental y Craneofacial indica que más de 10 millones de estadounidenses padecen el síndrome de ATM o síndrome de disfunción de la articulación temporomandibular. Practica varias técnicas de relajación muscular, medita y se consciente de tu lenguaje corporal.

Establece contacto visual con más frecuencia, pero no seas agresivo. Hazlo siempre y cuando corresponda, luego no tengas miedo de retroceder un poco. Eso atraerá el contacto visual de la otra persona hacia ti para volver a conectarse y establecer un contacto más íntimo. Las diferencias culturales afectarán el contacto visual, naturalmente, ya que algunas culturas lo encuentran irrespetuoso y un desafío a la autoridad.

Se ha demostrado que sonreír más a menudo tiene efectos beneficiosos en la perspectiva general de una persona. El acto en sí está asociado a la dopamina y la serotonina, una hormona que estabiliza el estado de ánimo. También es una técnica probada para las ventas telefónicas y las líneas de asistencia técnica, ya que la forma de la boca afecta al tono de la voz. También estarás creando un clima social más saludable, y eso aliviará el estrés y reducirá la incomodidad.

Ten en cuenta los gestos y la gesticulación de las manos. Puedes abrirte y relajarte, pero algunos movimientos de las manos, como meterlas en los bolsillos o retorcer los dedos, son signos seguros de inseguridad y torpeza.

Recuerda que un apretón de manos firme no sólo genera respeto, sino que inspira confianza. Guarda una toalla de papel en el bolsillo si tienes las palmas húmedas.

LAS HABILIDADES SOCIALES Y EL CARISMA SON LAS CLAVES PARA QUE LOS DEMÁS TE VEAN COMO ALGO MÁS QUE EL "JEFE" O EL "GERENTE"

El carisma puede considerarse lo contrario de la torpeza. Es un cierto encanto, un atractivo. Las personas con carisma tienen una influencia sobre los que les rodean. Suelen tener confianza en sí mismos porque están mejor formados o son más hábiles que los demás.

Hay dos tipos distintos de personas carismáticas. Algunas son silenciosas pero seductoras, y su carisma se basa en las miradas, la belleza física o la pura mística. Otros son comunicadores apasionados, pueden ser oradores inspiradores, cómicos, cantantes o actores.

La afabilidad es una constante en ambos casos. Los que tienen carisma son accesibles, aunque no sean extrovertidos.

Intenta calificar tu propio carisma en una escala del uno al cinco (el cinco es el más positivo) en función de estas afirmaciones.

Soy una persona que...

- ... tiene una presencia significativa en una sala con otras personas
- ... puede influir en la gente
- ... puede liderar un grupo
- ... reconforta a los demás
- ... sonríe a menudo
- ... se lleva bien con casi todo el mundo

Ahora suma el total y divídelo entre seis, y esa es tu puntuación media. Si tu puntuación es superior a 4, estás por delante de la mayoría.

Hay ciertas habilidades que componen y contribuyen a esta afabilidad e influencia. Desarrollar la influencia (a través de la presencia, la capacidad de liderar y de influir); tener confianza en diferentes situaciones, ya sea uno a uno o en un grupo, ya sea como líder o miembro de un equipo; ser optimistas y positivos. Las personas carismáticas son persuasivas e influyentes.

Los carismáticos se abren emocionalmente pero de forma comedida, nunca se quejan. Son interesantes e interesados.

Las personas carismáticas suelen ser atractivas, buenas narradoras, ingeniosas, pero no buscan dominar ninguna conversación.

Conocen el valor de la calma, ya que demuestra seguridad y confianza. Se ríen de las bromas de los demás y son libres con sus cumplidos.

Los carismáticos son empáticos y generan confianza.

Las personas carismáticas se comunican con claridad. No balbucean ni murmuran. Así que tómate un tiempo para trabajar tu voz. Al fin y al cabo, es tu método de comunicación más eficaz. Aprovéchala al máximo. Desplázala hacia abajo, hacia el pecho. Puede que te lleve algo de práctica o algunas lecciones, pero puede que te merezca la pena. Desde los abogados litigantes hasta los sargentos, la voz es un poderoso instrumento de carisma e influencia, que es una parte importante del carisma, como ya hemos visto.

LÍDERES CARISMÁTICOS

Los líderes carismáticos son necesarios para nuestras sociedades en todo el mundo. Dirigen movimientos y luchan por los demás, por un mundo mejor. Lideran con valor y convicción. También lideran con compasión por los miembros de su equipo y por sus necesidades y deseos.

Los líderes carismáticos suelen surgir en tiempos de crisis. Dirigen a sus seguidores con un profundo sentido de propósito y pasión. Algunos de los grandes líderes de la historia han sido líderes carismáticos, como Winston Churchill, Ronald Reagan, Mahatma Gandhi, el Dr. Martin Luther King, Jr, Malcom X y muchos otros.

Por otro lado, algunos de los peores y más denostados líderes de la historia han sido igualmente carismáticos, como Adolfo Hitler, José Stalin y Vladimir Putin.

Los líderes carismáticos suelen ser inspiradores e influyentes para los que les rodean, suelen tener una mentalidad de crecimiento, las empresas dirigidas por estas personas suelen avanzar en una dirección clara, con un propósito claro y manifiesto. Suelen ser catalizadores del cambio positivo.

Pero antes de alabar a los líderes carismáticos, piensa en las desventajas de ser o incluso de tener un líder carismático. Son propensos a la arrogancia y la miopía. Tienden a dominar la identidad corporativa y hacer que toda la empresa dependa de ellos y sólo de ellos. Pueden llegar a ser desinteresados y no responder a los demás. Tienden a no aprender de los errores y se consideran por encima de los demás, incluso de la ley. Las transgresiones éticas o financieras son comunes con este tipo de líderes en el mundo corporativo y también en el religioso. Las organizaciones con estructuras rígidas pueden no beneficiarse de este tipo de liderazgo.

TEST DE HABILIDADES SOCIALES

Realiza este test de habilidades sociales para ver si podrías soportar el desarrollo de tus habilidades sociales. Responde en una escala del uno (negativo, o no) al cinco (positivo, o sí):

1. Intento ver los puntos de vista de los demás.

2. Durante una conversación, me siento cuando el otro está sentado y me pongo de pie cuando el otro se pone de pie.
3. A menudo hago o digo cosas que mis compañeros de trabajo y amigos consideran desconsideradas o insensibles.
4. Me dicen que mi comportamiento es a menudo inapropiado.
5. Rara vez pienso en cómo afecta a los demás lo que hago o digo.
6. Siempre explico mis ideas con la mayor claridad posible.
7. Durante las conversaciones, la gente suele notar lo interesado que parezco.
8. En momentos de estrés, me pongo a gritar a la gente.
9. Los amigos y colegas no parecen apreciar mis consejos no solicitados.
10. No me molesto en decir a mis amigos lo mucho que significan para mí. Ellos ya lo saben.
11. Me mantengo al tanto de las novedades de mis amigos, de lo bueno y de lo malo.
12. Cuando me critican, suelo ponerme a la defensiva.
13. Me retraigo cuando no me siento cómodo.
14. Sé que mis amigos tienen defectos, pero los acepto como son.

Es fácil, ¿verdad? Si no es así, sabrás dónde puedes mejorar tus habilidades sociales. Ahora veamos el impacto del liderazgo en todos los aspectos de tu vida.

11

EL IMPACTO DE UN GRAN LIDERAZGO EN TODAS LAS ÁREAS DE TU VIDA

Todos los años, alrededor del 9% de los estadounidenses que hacen propósitos de Año Nuevo (aproximadamente el 41%) lo consiguen. Pero eso sigue siendo menos del 4% de la población del país que es experta en marcarse objetivos y alcanzarlos. ¿Estás tú en ese exclusivo grupo? Si no lo estás, ¿no te gustaría estarlo? Sigue leyendo y hagamos que eso ocurra.

Como hemos visto, las capas de tu vida se superponen, y las cosas que haces en un área se interconectan con otra cosa en la misma área, con las mismas cosas en diferentes áreas y con diferentes cosas en diferentes áreas. Así que las hemos dividido en categorías para mantener las cosas organizadas.

La primera categoría es la salud. Ser un mejor líder significa ser un líder fuerte, y la fuerza viene de la buena salud. Ya hemos hablado de los llamados alimentos inteligentes y hemos tocado los beneficios del ejercicio, los estiramientos y los hábitos de sueño saludables. Pero la salud física se basa también en una buena salud mental y espiritual.

Algunos consejos y trucos para mejorar la salud incluyen hacer yoga, correr o caminar a diario, una limpieza semanal y un régimen de ejercicios en casa.

Una parte importante de la salud es la espiritualidad. La espiritualidad o la religión han demostrado estar relacionadas con una perspectiva positiva y, en última instancia, con una vida más larga. No importa realmente qué religión o filosofía adoptes. Mucha gente adopta varias religiones o filosofías diferentes o incluso divergentes a lo largo de su vida, y no hay nada malo en ello. Es un signo de una mentalidad de crecimiento, y ya hemos visto que eso es clave para muchas facetas de una vida feliz.

Pero la espiritualidad puede ayudarnos a responder a las preguntas existenciales que tan a menudo nos causan ansiedad. Nos da un sentido de nosotros mismos, una perspectiva de quiénes somos (y quiénes no somos). Por ejemplo, alguien con una vida espiritual sólida tiene menos probabilidades de tener complejo de Dios.

La espiritualidad te dará un buen sentido de la diferencia entre felicidad y placer. La felicidad es un concepto a largo plazo, normalmente relacionado con la consecución de objetivos que merecen la pena. La felicidad favorece la confianza en uno mismo. Tu familia, tu hogar y tu carrera pueden darte felicidad. El placer está relacionado con recompensas a corto plazo, como un orgasmo.

Si estás desarrollando tu espiritualidad, prueba estas prácticas técnicas. Puedes empezar inmediatamente, si lo deseas (pero lee primero las técnicas, por supuesto).

Puedes probar meditar cada mañana, apenas te levantes. Vuelve a hacerlo antes de acostarte. Sólo durante cinco minutos por sesión. Seguro que descubrirás que estás más sintonizado espiritualmente, que tu mente y tu corazón y otros chakras se abren. Incluso puedes pensar en unirte a un círculo de meditación o a una clase de meditación de yoga.

Crea una definición sólida de la espiritualidad y tenla en cuenta. Puede que hayas oído a alguien describirse como espiritual pero no como religioso. ¿Sabes siquiera lo que significa? Deberías saberlo.

Lleva un diario espiritual de los pensamientos espirituales que tienes, cuándo, dónde y por qué. Eso hará que prestes atención a esas cosas cuando se repitan y serás más consciente de ellas. La atención plena y la gratitud son también áreas clave para desarrollar tu espiritualidad.

El entorno es clave para desarrollar la espiritualidad, como lo es para tantas otras cosas. El entorno refleja y afecta a nuestra vida cotidiana. Un entorno desordenado o estresante crea una vida desordenada y estresante. Tal vez quieras incluir alguna iconografía religiosa o espiritual en tu entorno, como cruces, imágenes de Buda, o cualquier cosa que esté en consonancia con tus inclinaciones espirituales.

También puedes considerar la posibilidad ordenar y limpiar en profundidad. Eso es bueno para el cuerpo y la mente, y también para la propiedad. Redecorar puede aportar una sensación de nuevo comienzo y abrir tu mente creativa. Esto incluye muebles nuevos, si puedes hacerlo. La ropa nueva puede ser una buena forma de cambiar tu entorno más inmediato. Sustituye esa ropa ajustada por algo más relajado y cómodo.

El romance es otra parte importante de la vida de la mayoría de las personas, y un liderazgo fuerte es crucial para una vida romántica feliz y saludable. El pensamiento crítico te ayudará a decidir quién merece la pena ser perseguido y quién no. La previsión te ayudará a visualizar cómo podría ser esa pareja. La reflexión te dará tiempo para reconsiderar tu enfoque. El carisma te hará más seguro de ti mismo, y la confianza en ti mismo te hará más carismático. El carisma es un sello distintivo del romance. Por supuesto, las personas torpes se encuentran y se enamoran todo el tiempo, y eso es adorable.

¿Abordas tus romances con integridad, honestidad y claridad? Después de todo, esos son los elementos del verdadero liderazgo. ¿Y no es cualquier romance un esfuerzo de equipo? Por supuesto que sí. ¿Puedes guiar a tu equipo hacia el objetivo a largo plazo del matrimonio, la familia y la felicidad (si ese es tu objetivo a largo plazo)? ¿Controlas tus emociones? ¿Lo hace tu pareja? Puede que conozcas los puntos fuertes y débiles de tu pareja, pero ¿conoces los tuyos? ¿Mantienes un clima saludable cuando están juntos?

Aquí tienes algunos consejos y técnicas que puedes utilizar para crear y mantener una relación romántica sana.

Tengan una cita al menos una vez a la semana. Esto es tan importante para los romances más adelante en la relación, como en el primer momento de una relación. Los nuevos amantes difícilmente puedan establecer una relación significativa sin verse al menos una vez a la semana. Y las relaciones duraderas a menudo necesitan seguir saliendo sólo para mantener vivo el romance en sus vidas. Es una razón más que suficiente. También es bueno para relajarse, reflexionar, planificar acciones, conversar y mucho más.

No dudes en consultar con un mentor mientras estás saliendo con alguien o si estás casado también. Eso es muy constructivo y es una técnica de un verdadero líder.

Vete de vacaciones una vez al año. Si estás saliendo con alguien, aléjate de tu lugar de residencia durante un fin de semana. O viaja al extranjero. Es una experiencia que amplía la vida de ambos como individuos y de la pareja en su conjunto. Les dará recuerdos e historias que compartir con los demás y probablemente los hará apreciar más el uno al otro. Si estás en una situación familiar, tómate estas vacaciones sin los niños. Necesitan tiempo juntos para mantener el romanticismo fuerte y sano. La mayor parte de tu vida en casa está dedicada a los niños, así que cuando no están en su casa es justo tener ese tiempo para ustedes dos.

No dejes de decir "te amo" y dilo todos los días. Eso es comunicación clara, el sello de un verdadero líder. Decir las cosas les da poder. También favorece la mentalidad de equipo y es crucial para un clima romántico saludable.

Limpiar la casa juntos, es una buena manera de establecer un vínculo romántico. Es saludable, es un ejercicio, es un objetivo positivo y compartido que puede dividirse en hitos más pequeños y gratificantes. Encontrar cosas viejas puede traer la nostalgia, un poderoso sentimiento romántico, y estas cosas pueden devolverlos a tiempos más felices o amorosos, resucitando viejos sentimientos.

Y cuando estén juntos, en una cita o actividad, apaguen los teléfonos. Deberían centrarse el uno en el otro. Y el objetivo es alejarse del resto del mundo durante un breve periodo de tiempo, así que ¿por qué llevar el mundo exterior contigo?

La segunda gran área de tu vida es la categoría profesional. Incluye el crecimiento y el aprendizaje, entre otras cosas, todo lo cual se beneficia de verdaderas habilidades de liderazgo, inteligencia emocional y capacidad cognitiva.

Aquí tienes algunos consejos útiles para mejorar tus habilidades de crecimiento y aprendizaje.

Lee más. Existe una gran cantidad de información sobre casi todos los temas (tenemos muchos más libros como éste, sobre temas como la superación del pensamiento excesivo y la procrastinación, la comunicación eficaz para las parejas, etc.). Ponte como objetivo leer una cierta cantidad cada mes.

Asiste a un seminario de desarrollo personal. Hay muchos, y algunos son bastante impactantes. Investígalos en Internet para conocer los testimonios y los temarios, así sabrás por lo que estás pagando. Utiliza tu capacidad de pensamiento crítico antes, durante y después del seminario.

El crecimiento y el aprendizaje se consiguen cumpliendo objetivos. Así que fija algunos objetivos al principio de cada mes y asegúrate de que los alcanzas a final de mes.

Desarrolla tus habilidades de comunicación y exprésate con más confianza en el trabajo. Esta área de crecimiento te ayudará en todas las facetas de tu vida. Practica cómo expresarte con más confianza a través de tu lenguaje.

La música es una herramienta de crecimiento, y la nueva música te abrirá nuevas culturas y estimulará tu creatividad.

La gestión del tiempo es una habilidad de liderazgo fundamental en el trabajo. Practícala e influye en los demás para que hagan lo mismo y así conseguir la máxima eficacia en el trabajo. Considera la posibilidad de llevar un registro de tiempo para ti y anima a los miembros de tu equipo a que lo lleven también. Puedes reservarte el derecho de verlos de vez en cuando.

Las clases, las lecciones y los programas de grado también son formas estupendas de promover el crecimiento y el aprendizaje en el lugar de trabajo.

La escuela es una parte de la vida en la que el crecimiento y el aprendizaje son fundamentales. ¿Estás reteniendo lo que estás aprendiendo, o la información se te cae de la cabeza en cuanto haces el examen? Un verdadero líder retendrá la información para utilizarla para el pensamiento crítico más adelante en la vida. La retención también inspira la curiosidad, otro sello distintivo de un verdadero líder.

Para mejorar tus habilidades de liderazgo, inteligencia emocional y habilidades cognitivas en un entorno educativo, ten en cuenta estos elementos. En primer lugar, establecer relaciones sólidas con los profesores y los compañeros de clase. Son tus mentores, supervisores y compañeros de equipo y también compañeros individuales. Es una gran manera de invitar a la retroalimentación, animar y apoyar a los demás, y lograr objetivos compartidos. Los grupos de estudio son un gran ejemplo de ello cuando se ponen en práctica de forma concreta. Una cosa es llevarse bien, otra es unir fuerzas. Los clubes escolares también son estupendos, por las mismas razones.

No te olvides de hacer descansos, es crucial para tu productividad y bienestar mental. Esto es algo que muchos estudiantes olvidan mientras estudian y se llenan de trabajos y completan un proyecto tras otro. La vida de un estudiante es muy agitada, llena de deseos, metas, tareas y distracciones. Hay que tener la suficiente autodisciplina para darse un tiempo de reflexión y relajación.

La gestión del tiempo también es crucial para los estudiantes, por la misma razón. Reducirá el estrés y la ansiedad y dará lugar a un rendimiento más productivo y eficaz. Utiliza un calendario, como un planificador diario, para mantener tus tareas y tu tiempo bien organizados.

Si todavía no estás en la universidad, tenlo en cuenta como objetivo y establece hitos para conseguirlo. Completar las clases, sacar buenas notas y realizar actividades extracurriculares son los hitos que conducen a la aceptación en la universidad, aunque también querrás considerar la posibilidad de obtener subvenciones y becas, ahorrar dinero y deshacerte de las cosas que no necesitas para poder viajar de forma ligera.

Los intereses económicos son una parte importante de cualquier vida profesional, y las habilidades de un verdadero líder son cruciales para gestionar con éxito esos intereses. He aquí algunos buenos consejos a tener en cuenta.

Intenta ahorrar dinero para emergencias. Esto no es fácil, y un número aterrador de estadounidenses no tiene ningún ahorro significativo. Esto no sucederá por sí solo. Establece un calendario de cuánto ahorrar mensualmente, crea una cuenta de ahorro especial, asegúrate de no retirar de ella ni cambiar las cantidades de los depósitos. Haz un plan y cúmplelo.

Las deudas, sobre todo las de las tarjetas de crédito, son una auténtica sangría. Un verdadero líder sabe que los tipos de interés hacen que las deudas de las tarjetas de crédito se prolonguen durante años, y esto puede causar estrés, ansiedad y obstaculizar otros esfuerzos. El mal crédito también es una fuente de estrés y ansiedad y reduce drásticamente las posibilidades de éxito de cualquier persona como verdadero líder.

Es difícil encontrar trabajo, pero busca uno que te pague tus gastos. Hay trabajos de servicios abiertos a los estudiantes, y después hay puestos de ventas y de gestión, trabajos en ingeniería. No obtengas tu licenciatura y luego vayas a ser actor, a no ser que eso te pague las facturas.

La tutoría de un asesor financiero va a ser muy beneficiosa para ti más adelante, y es otro rasgo distintivo del verdadero liderazgo. Un asesor te ayudará a conseguir y mantener un patrimonio neto positivo, y eso no es tan fácil como parece. Probablemente tu préstamo estudiantil ya te ha puesto en números rojos, como se dice.

Analiza y entiende tus ingresos y egresos. Vigila estas cosas de cerca. No basta con gastar lo menos posible mientras ahorras lo que puedes.

La atención y un plan específico son las formas de gestionar con éxito tus finanzas como un verdadero líder.

Gestiona el flujo de caja con un presupuesto detallado basado en tus ingresos y gastos.

Acumula capital, que es el dinero que queda después del flujo de caja.

Mantener la seguridad familiar como prioridad. Esta es la fuente de muchos gastos imprevistos y también son gastos necesarios. Los seguros son necesarios para mantener la seguridad de la familia, incluyendo las pólizas de seguro médico, de automóvil, de vivienda y de vida. La seguridad familiar requiere prácticamente de todos ellos.

La inversión es un pilar de la gestión financiera. Las acciones, los bonos y los metales preciosos son formas populares de invertir, cada una con sus puntos fuertes y sus puntos débiles. Las acciones son fáciles de comprar y vender, pero son volátiles. Los bonos son estables pero no hacen mucho por aumentar el capital. Los metales preciosos son costosos de comprar y almacenar y pueden ser inestables. Las monedas digitales, como el Bitcoin, son inversiones muy populares hoy en día. Una vivienda es, por lo general, la mayor inversión que hará una persona, pero algunos cuestionan el valor de la propiedad de una vivienda. Hay grandes costes asociados (tasas, seguros, mantenimiento), es un bien difícil de liquidar y en gran medida no es líquido. Una casa no da dividendos y está sujeta a los flujos del mercado. Sin embargo, una casa puede refinanciarse y es un activo sólido, lo que también es importante para una buena planificación financiera. Los coches y los barcos también son activos, al igual que las pólizas de seguro de vida.

El verdadero líder tiene en mente un nivel de vida cuando planifica sus finanzas. Esto se asocia a los ingresos y gastos y a la elaboración de un presupuesto, pero tiene que ver con algo más que con ahorrar hasta el último céntimo. Se trata de aprovechar al máximo cada céntimo.

Un verdadero líder tiene un conocimiento financiero del hogar y del lugar de trabajo y toma mejores decisiones basándose en esa información. Eso incluye el seguimiento de los presupuestos de los proyectos, el rendimiento anual de la empresa, el control y la presentación de las declaraciones fiscales del hogar, etc. Se recomienda elaborar un plan financiero para ambos, a fin de evaluar y preparar los objetivos a largo plazo.

En el lugar de trabajo, el trabajo en equipo y el verdadero liderazgo son esenciales. He aquí un buen ejercicio para promover el trabajo en equipo, la autoconciencia y otros elementos de un lugar de trabajo saludable. Reúne a tu equipo y dale a cada uno un papel. Pídeles que escriban su mayor fortaleza dentro del equipo en la parte superior del papel. Ten en cuenta que un buen equipo se compone de diferentes talentos que sirven para diferentes propósitos. Una persona puede escribir "analítica" en su papel, por ejemplo.

Ahora pega estos trozos de papel en la espalda de los miembros del equipo que los han rellenado. A continuación, pida a los demás miembros del equipo que escriban cosas que expresen o expliquen la característica proclamada por la persona. La persona que ha escrito "analítico" puede encontrar que otros han añadido "detallista" o "reflexivo" o "reflexiona mucho". Todos esos son comportamientos asociados a la característica detrás de analítico.

Es un buen ejercicio de equipo, proporciona cierta objetividad e inspira empatía ya que te anima a considerar las perspectivas de otras personas. Apoya el sentido de sí mismo y la sensación de aceptación. Pruébalo.

La tercer área significativa de tu vida es la personal e incluye a la familia y los amigos.

Un verdadero líder mantiene relaciones sólidas con su familia y amigos. En primer lugar, consideremos las similitudes entre ser un verdadero líder en casa y ser un verdadero líder en el trabajo. Ya hemos tocado este tema, pero vamos a concretarlo aquí. Los paralelismos entre dirigir un equipo en el lugar de trabajo y una familia (que también es un equipo) son sorprendentes, y requieren prácticamente el mismo conjunto de habilidades.

La disciplina es crucial para dirigir adecuadamente tanto un equipo de trabajo, como una familia. No es que esto deba ser un enfoque autoritario, aunque puede serlo. Recuerda que diferentes situaciones pueden requerir diferentes estilos de liderazgo. Y habrá momentos, en los que un enfoque democrático será el mejor, y otros en los que el laissez-faire será el enfoque más sabio. Pero no querrás dejar que los miembros de tu equipo o tus hijos se comporten mal sin ser disciplinados. Las correcciones deben ir acompañadas de explicaciones, claridad y empatía, pero las normas deben cumplirse. En cada caso, esto puede significar códigos de vestimenta y de conducta y lenguaje aceptables.

La responsabilidad también es fundamental tanto en el trabajo como en la familia. La puntualidad, los plazos, el comportamiento; todas las cosas por las que cualquier persona en el lugar de trabajo o en casa debe rendir cuentas. Esto también es válido para el líder.

El elogio también es muy valioso en ambos ámbitos, para los miembros de tu equipo, los compañeros de trabajo, los supervisores, los cónyuges y los hijos. Demuestra apoyo, empatía, fomenta la comunicación abierta, la inteligencia emocional y tiene muchos más beneficios.

El respeto también es crucial para dirigir una familia o un lugar de trabajo. Hay que respetar a las autoridades, pero éstas deben respetar la humanidad de quienes están bajo su mando. Hay que respetar los plazos y los protocolos, ya sea en la mesa de reuniones o en la de la cena. Respeta a tus compañeros de trabajo y respeta a tu cónyuge. Incluso si no albergas respeto, es fundamental que lo muestres. Ser irrespetuoso con cualquier persona es un signo de falta de autodisciplina y es un rasgo de un líder sólo de nombre, no un verdadero líder.

La moderación también es clave para los verdaderos líderes y para los equipos que estos dirigen. Ya sea en un equipo de trabajo o en una familia, hay que limitar los arrebatos emocionales, controlar el lenguaje corporal, ser consciente de las propias debilidades, evitar los desencadenantes y modificar el comportamiento. Los verdaderos líderes enseñan esto con el ejemplo. Del mismo modo, la falta de contención se contagiará al equipo o a la familia y creará una serie de comportamientos negativos y contraproducentes, como discusiones, cotilleos, puñaladas por la espalda y resentimiento.

La visión y la estrategia son fundamentales para el éxito del liderazgo en el trabajo y en el hogar. Debes conocer cuáles son tus objetivos y cómo alcanzarlos, a corto y a largo plazo. Expresa claramente los objetivos específicos y sigue los plazos en ambos casos.

Se participativo y directivo. No basta con dar instrucciones. Como hemos visto, es importante trabajar con tu equipo, ser visible y accesible. Lo mismo ocurre en el hogar. Ayuda a tus hijos con los deberes y los proyectos, sirve de mentor a tu cónyuge o colabora con él en la resolución de problemas. Utiliza el pensamiento crítico y otras habilidades cognitivas.

La motivación y la inspiración son fundamentales, tanto en los proyectos de equipo como en los asuntos familiares, al igual que una actitud positiva y la flexibilidad. Ambos ámbitos pueden ser caóticos y requerir un pensamiento rápido y una respuesta mesurada.

La confianza que generas siendo una persona íntegra, es fundamental tanto en la familia como en el trabajo.

La determinación y el compromiso son comunes tanto en el trabajo como en el hogar. Ambos presentarán desafíos, pero no puedes abandonar tu trabajo tan pronto, como tampoco puedes decirle a tu mujer que vas a salir a comprar cigarrillos y no volver nunca más. En primer lugar, los verdaderos líderes no deberían fumar, existen innumerables razones para no hacerlo; no es saludable y da un mal ejemplo. Pero sobre todo, tu equipo, tus clientes, tu cónyuge y tus hijos dependen de ti. Un verdadero líder se mantiene firme y avanza, no se retira ni abandona el campo y abandona a sus tropas.

En cuanto a tu familia y amigos en particular, pregúntate: ¿te estás comunicando con ellos? ¿Muestras empatía ante tus retos y dificultades? Hoy en día las familias están más desunidas y desesperadas que nunca, y es necesario un esfuerzo concertado para salvar las distancias.

He aquí algunos consejos y trucos para mantener fuertes los vínculos entre tú y tus amigos y familiares.

Llámalos, o visítalos si puedes. Olvídate de los mensajes de texto y el correo electrónico, nada supera el toque personal en estos casos. ¿Qué, nunca llamas a tu madre?

Escucha activamente, muestra empatía, no interrumpas.

Dedica más tiempo a tus hijos, enséñales técnicas de autodefensa si las conoces, o cómo enfrentase a los acosadores. Eso es constructivo, positivo y será una experiencia de unión.

La diversión y el ocio son partes importantes de la esfera personal de tu vida. Sin embargo, a menudo se descuidan en la vida de la mayoría de la gente, con todo el trabajo duro y los esfuerzos por tener éxito. Así que tómate tiempo para divertirte, para alejarte de la rutina. Es bueno para tu cuerpo, tu mente e incluso tu alma.

Si buscas algunos consejos y técnicas útiles, has llegado al lugar adecuado. Considera la posibilidad de aprender una manualidad; cómo pintar, trabajar con arcilla, algo divertido y táctil. Recuerda que no hace falta que se te dé bien, y menos al principio. Querrás desarrollar tus habilidades como lo harán todos los verdaderos líderes, pero lo más importante es disfrutar del proceso y cosechar los beneficios de la relajación, la estimulación cognitiva y la satisfacción personal.

Ya hemos hablado de las vacaciones, y vale la pena repetirlo aquí. Las vacaciones están diseñadas para ser divertidas y sólo divertidas. No tienes que ser productivo todo el tiempo y no deberías tener que serlo. Las culturas de todo el mundo incluyen el tiempo de vacaciones (Estados Unidos es uno de los pocos países que no obliga a pagarlas). Y hay mucho para ver: el Gran Cañón, la ciudad de Nueva York, la selva amazónica.

El deporte es una forma estupenda de divertirse. Además, tiene otros beneficios, como la mejora de la salud física, la mejora de la coordinación entre manos y ojos, la mejora de las habilidades del trabajo en equipo y la satisfacción personal. Los estudios demuestran que los niños que participan en deportes de equipo tienen más éxito cuando son adultos.

Un viaje por carretera al azar es ideal para pasar un buen rato. La espontaneidad excita el cerebro y rompe la rutina. Estimula la curiosidad, introduce nuevas personas y cosas nuevas a tu vida, nuevas ideas y nueva información que se utilizará más tarde. Es genial para la reflexión y la evaluación, todas ellas verdaderas habilidades de liderazgo.

Aprender a cocinar es una forma estupenda de divertirte como un verdadero líder. Es más sano que comer comida preparada, implica concentración y atención en la nueva información, retención, análisis, planificación. Es una actividad creativa, requiere curiosidad, proporciona una gratificación inmediata, estimula un mayor crecimiento. Es como pintar, pero con comida.

La comunidad también forma parte de tu vida personal. Además de tu familia, tus amigos o tu pareja, tienes toda una red de apoyo de profesionales médicos y jurídicos, asesores, proveedores de servicios, caras conocidas y otras personas que forman tu comunidad. También incluye a personas que no conoces, como los niños de la escuela primaria local o los indigentes de la calle. Un verdadero líder es consciente de su comunidad y sabe cómo mantener un clima saludable y una comunicación clara.

Considera la posibilidad de pagar la compra alimentos de alguien, si eres capaz y esa persona lo necesita. Estarás mostrando empatía y disfrutando de la satisfacción de haber ayudado a alguien. Si un amigo tiene problemas, ayúdale de la misma manera. Nunca lo olvidarán. ¿Y quién sabe? Puede que tú necesites el mismo tipo de ayuda en algún momento.

Lleva siempre un regalo. No tiene por qué ser grande ni caro, una botella de vino o una planta de interior, un ramo de flores, un CD de música que creas que les va a gustar.

El trabajo voluntario se menciona a menudo en este libro, y es una gran manera de ejercitar tus verdaderas habilidades de liderazgo, así como tu inteligencia emocional y tus habilidades cognitivas, incluyendo el pensamiento crítico. Te permite practicar la compasión, utilizar la capacidad de análisis, la actividad física, la interacción social y la escucha activa.

Es fácil ver cómo estas áreas se superponen, cómo las habilidades en un área son útiles en otra. La vida es compleja y agitada, pero conocer la consistencia de estos enfoques en varias partes de tu vida hará que cada una sea menos complicada y más fácil de manejar. El dominio de estos conceptos en un área te ayudará a dominarlos en otra. Y serás un mejor ejemplo para más personas, creando climas más saludables y equipos más productivos, en el hogar o en el lugar de trabajo.

Ahora vamos a profundizar en las habilidades de liderazgo en el delicado (y a veces no tan delicado) ámbito del romance.

LIDERAZGO Y ROMANCE

En el mundo actual del #metoo, casi parece ofensivo pensar en el liderazgo en el romance. Tiene ecos de perspectivas machistas pasadas de moda. Y eso es razonable. No entramos en las relaciones para liderar y, por lo general, buscamos a quienes sean superiores a nosotros o, al menos, nuestros iguales y no a algún seguidor. Queremos ser animados tanto como animar. Queremos crecer tanto como ayudar a otro a crecer. En general, buscamos una pareja fuerte, física e intelectualmente, y eso es independiente del género. Los hombres están instintivamente preparados para buscar mujeres que puedan criar hijos fuertes, sanos e inteligentes, y eso requiere genes fuertes e inteligencia de ambos padres. Cada uno necesita que el otro sea capaz, con fuertes habilidades cognitivas e inteligencia emocional. Esas cosas son cruciales para una relación romántica, como hemos visto.

Ahora vamos a analizar seriamente cómo interviene el liderazgo en las relaciones, cómo puede afectarlas para bien o para mal, y cómo utilizar tus habilidades de liderazgo en el ámbito del romance.

Recuerda que una pareja romántica es un equipo, con objetivos compartidos a largo plazo (con suerte) y retos a corto plazo, que puede enfrentarse a dificultades inesperadas. Por lo tanto, una pareja necesita realmente un liderazgo como el de cualquier otro equipo. Una diferencia clave es que, en una pareja sana, no hay un líder claro. En una buena pareja, la pareja lidera.

El liderazgo sigue incluyendo las mismas cosas, como la atención y la evaluación, la retroalimentación y la lluvia de ideas, la planificación y la toma de medidas, etc. Pero una buena pareja hace estas cosas conjuntamente. Ambos miembros de la pareja son los líderes y el equipo.

Es difícil recalcar esto lo suficiente. Cualquier pareja con un desequilibrio de poder acabará sucumbiendo a los resentimientos, las rebeliones, la falta de comunicación, la deshonestidad y, tal vez, el engaño. Cuando el poder está gravemente desequilibrado, los resultados pueden ser el abuso, la depresión, el abuso de sustancias, la muerte prematura y el suicidio.

Pero los secretos de una relación sana, feliz y duradera, son básicamente las mismas cualidades que hacen a un buen líder (o, en este caso, a un par de colíderes).

Algunos expertos no están de acuerdo en que las facetas más importantes de una relación exitosa sean el bienestar financiero, los valores compartidos, la etnia o la religión. Las buenas habilidades de comunicación están por encima de todo eso, y esa es la base del verdadero liderazgo.

Por supuesto, el género tendrá cierta influencia en varias facetas de cualquier relación íntima. Los expertos nos dicen que, en general, a muchas mujeres, les gusta sentirse apreciadas. Les hace sentirse respetadas. Los hombres, según ellos, prefieren ser respetados, lo que les hace sentirse apreciados.

Aun así, todo el mundo quiere que le traten bien, y en eso consiste el verdadero liderazgo. Comienza con una comunicación clara. Sé capaz de expresar tus necesidades y deseos de forma concisa y evitando la vaguedad. Escucha activamente y muestra empatía al salir. Sé capaz de evaluar, analizar y aceptar opiniones. Tomar decisiones meditadas en el momento oportuno.

Una técnica de liderazgo que funciona a la perfección para construir relaciones es llevar un diario. Anota tus citas, tus experiencias, ve si puedes identificar patrones en tu comportamiento o en el de tu pareja. ¿Cómo puedes seguir provocando un buen comportamiento y evitar las respuestas negativas? ¿Qué es lo que te provoca en tu pareja?

Otro paso fundamental es considerar tu técnica de liderazgo, como ya hemos comentado antes en este libro. Puedes volver a leerlo si quieres, yo espero.

Bienvenido de nuevo. De todos los estilos de liderazgo, el líder servidor es probablemente el más adecuado para un romance. El líder que busca sacar lo mejor de su equipo, proyecto y empresa, es también el compañero que quiere sacar lo mejor de su pareja, su relación y su vida. Este estilo infiere confianza y seguridad en tu pareja, y eso hará que te ganes su confianza e inspires su seguridad. Tu pareja reflejará ese comportamiento y te tratará de la misma manera, ofreciendo su respeto y confianza en ti. Con esta confianza, el liderazgo puede ser compartido por dos socios por igual. También puede pasar de uno a otro dependiendo de la situación. Algunas circunstancias pueden requerir los puntos fuertes o las experiencias de uno de los miembros de la pareja, mientras que otras circunstancias pueden requerir la perspectiva única del otro miembro. Una vez más, es fundamental evaluar los propios puntos fuertes y reconocer los débiles, al tiempo que se reconocen los puntos fuertes del otro miembro del equipo. Ese es otro rasgo distintivo del verdadero liderazgo.

Una técnica de liderazgo que puede no funcionar tan bien en las citas, es la del registro del tiempo. La gestión del tiempo es esencial para la gestión productiva del lugar de trabajo y la consecución de objetivos. Pero las relaciones no se pueden poner en un reloj de tiempo. Una buena relación debe desarrollarse en su propio tiempo, a su manera.

Echemos un vistazo a algunos mitos acerca de los romances y los tiempos.

Nunca Llames Al Día Siguiente. Es una regla terrible. La idea es que no quieres parecer necesitado o pegajoso. Pero no llamar también envía el mensaje de que no estás interesado. No te importan los sentimientos de la otra persona y te centras en los tuyos. Ese tipo de egoísmo y falta de empatía es un liderazgo sólo de nombre; no es un verdadero liderazgo. Esperar también es un juego de lo más bajo. Si te gusta la persona o lo has pasado bien, llámala.

Los mensajes de texto pueden ser suficientes o no. Si has tenido una cita divertida y te gustaría volver a quedar, un mensaje de texto puede ser suficiente. Al fin y al cabo, es una forma de tener en cuenta el tiempo y la atención de la otra persona. Si es la primera vez que tienen relaciones sexuales, un mensaje puede parecer frío y despectivo. Recuerda que los mensajes de texto y los correos electrónicos, carecen del matiz de la voz humana, y eso puede marcar la diferencia. Hablar es una forma de comunicación mucho más clara, siempre que seas directo con lo que dices. Una vez que hayas tenido relaciones sexuales más de una vez, un texto bonito o incluso un texto sexual (o sext) puede ser divertido y perfectamente apropiado.

Deberías Tener Sexo En La Tercera Cita. Aquí podría haber algo de sabiduría práctica. Si esperas demasiado para dar un paso, tu pareja puede hacerse a la idea de que no estás interesado o de que te falta confianza en ti mismo. Esto crea una situación incómoda que destruye el carisma, que puede ser lo que atrajo a tu pareja en primer lugar. Dado que es lo primero en lo que se fija la gente, esto es bastante probable. Y tu carisma depende de la falta de incomodidad. La falta de intimidad puede convertirse rápidamente en el elefante en la habitación, y ese elefante puede no dejar espacio suficiente para ambos socios. Uno de ellos seguramente se irá.

Por otro lado, algunas personas tienen problemas de confianza o pasados dolorosos que hacen que tres citas se sientan apuradas. Entra en juego la capacidad de liderazgo, que consiste en hacer preguntas sin culpar ni avergonzar ni juzgar, escuchar activamente, acoger y ofrecer comentarios, tomar nota de cómo te sientes, reflexionar y decidir un plan de acción. Significa responder intelectualmente y no reaccionar emocionalmente.

Algunas personas padecen un trastorno de estrés postraumático (TEPT) o bloqueos psicológicos que deben ser atendidos por un terapeuta capacitado. Aquí también puedes utilizar tus habilidades de liderazgo. Presta atención al problema, analiza la información, fomenta los comentarios sobre la posibilidad de recibir terapia, resuelve los problemas de qué tipo, consulta a un mentor y elabora un plan de acción para ir a terapia si es lo que se requiere. En cualquier caso, las habilidades de liderazgo te llevarán a una resolución constructiva.

Pero el hecho es que no todo el mundo va a estar listo para caer en la cama, por diferentes posibles motivos. Si ese es el caso, las habilidades de liderazgo serán justo el conjunto de habilidades adecuadas para ayudar. Utilízalas, junto con estas técnicas, para introducir la intimidad, sin dejar de complacer a una pareja indecisa.

Dense una ducha juntos. No para tener sexo, sólo para estar desnudos uno frente al otro. Gran parte de la intimidad reprimida se debe a la vergüenza por la forma y el tamaño del cuerpo, y por diversas imperfecciones. Una persona puede tener un trastorno de dismorfia corporal (TDC) o dismorfia corporal inversa, que distorsiona la visión de su cuerpo. Una ducha sencilla y relajante lo revela todo en un entorno cómodo (que además es bastante sensual). Acariciarse mutuamente, enjabonarse. No te preocupes por tener relaciones sexuales (eso es mucho más difícil en una ducha de lo que te han hecho creer).

Otra fuente de incomodidad íntima es la ansiedad por el rendimiento. Esto puede ocurrirle a los hombres por cualquier número de razones, tanto fisiológicas como psicológicas. Ducharse no es un acto sexual, así que el rendimiento no debería ser un problema. Es sólo una presentación física e íntima del otro. Volveremos a este tema, pero pasemos a otras formas de facilitar a tu pareja indecisa, una intimidad más profunda.

Los masajes sensuales, o incluso un buen masaje de tejido profundo, son formas estupendas de introducir la intimidad física de forma comedida. Además de introducir la intimidad física, la terapia de masaje tiene todo tipo de beneficios físicos:

- Alivio del estrés

- Alivio del dolor postoperatorio
- Reducción de la ansiedad
- Reducción del dolor lumbar
- Reducción del dolor de la fibromialgia
- Reducción de la tensión muscular
- Mejora del rendimiento en el ejercicio físico
- Alivio de las cefaleas tensionales
- Mejora del sueño
- Alivio de los síntomas de la depresión
- Mejora de la salud cardiovascular
- Reducción del dolor de la osteoartritis
- Disminución del estrés en pacientes con cáncer
- Mejora del equilibrio en adultos mayores
- Disminución del dolor de la artritis reumatoide
- Ayuda con los efectos de la demencia
- Aumento de la relajación
- Disminución de la presión arterial
- Disminución de los síntomas del síndrome del túnel carpiano
- Ayuda con el dolor de cuello crónico
- Reducción del dolor articular
- Disminución de la frecuencia de las migrañas
- Mejora de la calidad de vida durante los cuidados paliativos
- Reducción de las náuseas debidas a la quimioterapia.

También es genial para la intimidad física. Hace que tu pareja perciba tus sensibilidades, tus instintos. Es un tiempo positivo que pasan juntos, con un objetivo compartido, e incluso puede aumentar vuestros sentidos espirituales también. Además, se siente muy bien. ¿A quién no le gusta dar o recibir un buen masaje?

Hablar sucio también es una técnica poderosa. Verbalizar las cosas les da poder, y hacer esto le da al hablante cierto poder también. Demuestra interés y confianza y también infunde confianza. Excita los sentidos y la imaginación. Es algo que sólo hacen quienes tienen intimidad, y que ayuda a identificar sus emociones (¿lo recuerdas?) y a expresarlas. Y si quieres una comunicación clara y directa de tus deseos y expectativas, otro sello de liderazgo, no encontrarás nada mejor que el hablar sucio.

Algunas personas son reticentes a intentarlo y, por supuesto, no siempre es del todo apropiado. Yo no lo soltaría en la mesa de Acción de Gracias con toda la familia alrededor, pero podría susurrarlo en el pasillo cuando no haya nadie más.

Pruébalo... ¡nunca lo sabrán!

El coqueteo es un elemento fundamental en las citas, y es algo que debes seguir haciendo, especialmente si hay problemas de intimidad. Al fin y al cabo, el lenguaje corporal dice más que las palabras. Demuestra tu interés en lugar de limitarte a expresarlo.

Curiosamente, una escapada romántica puede no ser la mejor opción para un avance íntimo. La presión puede ser demasiado grande y la persona puede sentirse más cómoda en un terreno conocido.

Es posible que quieras adoptar un enfoque de mando, jugar el papel de un líder autoritario. Dirige a tu pareja para que cumpla tus deseos. O puedes insistir en que tu pareja lo haga y luego ser complaciente. Al fin y al cabo, el poder es un poderoso afrodisíaco.

Meditar juntos es una buena forma de relajarse y reducir la ansiedad, y tendrá todos los beneficios mentales y físicos. Si eliges a la otra persona como centro de atención, utilizarás la atención y la empatía, dos rasgos distintivos del verdadero liderazgo.

Comparte tus fantasías. Muchas rarezas sexuales nacen del fetichismo. Pero mucha gente se pone nerviosa al compartir esta información. Es algo que generalmente sólo conocen las personas con quienes tenemos intimidad. Pero somos más vulnerables con quienes tenemos intimidad, que con cualquier otra persona. Es la persona ante la que nos desnudamos, es la medida de la capacidad y la valía como amante y compañero. Ya es mucha presión. Pero si una persona no está segura de la aceptabilidad o compatibilidad de su fetiche, es probable que no lo exprese por miedo a ser juzgada y rechazada. Sin embargo, los fetichistas suelen necesitar ese fetiche para funcionar sexualmente. Esta falta de comunicación crea presunciones, suposiciones, un espiral de incomodidad y distancia, que puede destruir un romance en sus inicios.

Lo trágico es que la mayoría de los fetiches son bastante comunes, y una pareja fetichista puede parecer incompatible si este tema nunca sale a relucir.

Así que no tengas miedo de preguntar o declarar (ambas son verdaderas cualidades de liderazgo). Sé honesto, ten integridad. Debes saber quién eres y tener confianza en tus normas y tu ética. Si tu pareja no puede soportar tu fetiche (o al revés), probablemente haya una incompatibilidad sexual que no se puede superar. Pero podrían seguir siendo amigos. Es otro ejemplo en el que tus habilidades de liderazgo, de comunicación clara y autoconciencia, son inestimables para tus romances.

Ahora volvamos a echar un vistazo al trastorno de la disfunción eréctil. Puede estar causada por el nerviosismo, y una buena ducha caliente puede hacer que los dos miembros de la pareja superen esa dificultad inicial. ¿Pero qué hay de las otras causas y efectos?

La disfunción eréctil (DE), es decir, la incapacidad de lograr o mantener una erección, puede estar causada por una serie de factores neurológicos, como problemas en los sistemas endocrino, vascular y nervioso.

La disfunción eréctil puede ser sintomática del envejecimiento, pero no es un resultado necesario del mismo. La DE se trata a cualquier edad.

Algunas enfermedades y afecciones que pueden causar disfunción eréctil son las enfermedades de los vasos sanguíneos y del corazón, la diabetes de tipo 2, la aterosclerosis, la enfermedad renal crónica, la hipertensión arterial, la enfermedad de Peyronie, la esclerosis múltiple (EM), el cáncer de próstata y su tratamiento, las lesiones de la médula espinal, la vejiga, la próstata, el pene o la pelvis y la cirugía de vejiga.

Algunos medicamentos pueden causar disfunción eréctil, como los medicamentos para la presión arterial, los antidepresivos, los antiandrógenos (utilizados en el tratamiento del cáncer de próstata), los tranquilizantes y sedantes con receta, los medicamentos para la úlcera y los supresores del apetito.

Como ya hemos mencionado, los factores emocionales o psicológicos también pueden actuar conjuntamente con uno de los factores anteriores e incluyen la ansiedad por el rendimiento, la depresión, la ansiedad, el estrés y la culpa sexual.

Ciertos factores relacionados con el manejo de la salud también pueden contribuir a la disfunción eréctil, incluido el abuso de alcohol y drogas y el tabaquismo, la obesidad y la falta de ejercicio.

12

EL LIDERAZGO Y OTRAS HABILIDADES DURANTE UNA RUPTURA

Por desgracia, no todas las relaciones pueden salvarse, y esto se aplica a las relaciones románticas y profesionales, sociales e incluso familiares. Es posible que tengas que dejar tu trabajo por conflictos irresolubles con tus superiores o supervisores, o que te enfrentes a la pérdida de un valioso miembro del equipo. Los romances se acaban, al igual que los matrimonios y las viejas amistades. Incluso los hermanos a veces tienen que separarse por diversas razones. Es triste, pero ocurre.

Y cuando una de estas relaciones termine, es vital que recuerdes todo lo que has aprendido aquí, ya que casi todo será útil, a veces incluso necesario. Por lo tanto, vamos a ver más de cerca cómo las habilidades de liderazgo, la inteligencia emocional, las habilidades cognitivas, el pensamiento crítico y las habilidades sociales para superar una ruptura con un mínimo de disgustos o inconvenientes para cualquier parte implicada.

Tus habilidades de liderazgo serán fundamentales para la resolución pacífica de una ruptura de cualquier tipo.

Por ejemplo, la paciencia es imprescindible. Si estás rompiendo un romance (o estás en el extremo receptor) tendrás que ser paciente. Deja que el acontecimiento se produzca a su debido tiempo. Deja que la persona diga lo que quiere decir o que procese lo que tú tenías que decir. En el lugar de trabajo, en una situación social o en el hogar, esa paciencia expresará tu legítima preocupación por la otra persona y tu interés por sus deseos y metas, que probablemente ya no coincidan con los tuyos, por la razón que sea. Si te enfrentas a un hermano mayor de edad o a tu cónyuge, la paciencia es aún más importante porque estas personas están mucho más cerca de ti. Y hay lazos externos, como los hijos u otros hermanos, que hacen necesario, si no deseable, algún tipo de comunicación a largo plazo.

Otro rasgo distintivo del verdadero liderazgo, es la empatía, será bien apreciado por la persona que se encuentra en el extremo amargo de cualquier ruptura o despido. Expresa tu comprensión de sus sentimientos y reconócelos como importantes y legítimos. Sin embargo, ten cuidado de no exagerar durante una ruptura, ya que puede resultar confuso. El sentimiento de culpa puede inspirarte a ser compasivo, y debes serlo. Pero también puedes estar enviando involuntariamente señales contradictorias que sólo antagonizarán los sentimientos emocionales de ira y confusión. Si estás terminando una amistad de larga duración, es probable que sea un sentimiento mutuo, por lo que puede ser necesaria menos empatía. Puedes distanciarte y dejar que la amistad termine así, pero no siempre es posible. Lo que complica las cosas es que los compañeros de trabajo pueden convertirse en buenos amigos y los buenos amigos pueden convertirse en compañeros de trabajo. Cualquier número de cosas puede destruir la amistad pero dejar la situación laboral intacta.

La escucha activa, clave para la empatía, te ayudará a superar cualquier situación de ruptura, profesional o romántica. Si tu jefe te despide, presta mucha atención a la explicación. Podría ser una oportunidad inestimable para verte a ti mismo desde un punto de vista más objetivo, para entender mejor tus defectos, las formas en que puedes mejorar tu rendimiento en el próximo trabajo. Puede ser que no estés hecho para el trabajo que tienes, y ésta puede ser la única manera de que llegues a entenderlo. Lo mismo ocurre en las relaciones. Si te dejan, puede que hayas hecho algo mal. Un antiguo amigo puede tener una visión de los cambios en tu comportamiento que no habías notado. O puede que seas perfecto. En cualquier caso, la otra persona tiene derecho a ser escuchada.

La fiabilidad es una habilidad de liderazgo que es fundamental para superar una ruptura. Mantén tu integridad incluso en ese momento de tensión. Es una crisis, y los verdaderos líderes son fiables en tiempos de crisis. No comprometas tus estándares o tu ética por ningún trabajo o pareja íntima. No funcionará, ya que seguro que volverás a tus normas y prácticas innatas y te resentirás por haber tenido que cambiar, quizás cambiando aquellas cosas de ti que más te gustaban. El hecho de que sean rasgos que no gusten a un jefe, a un compañero de trabajo o a una pareja, no significa que no vayan a gustar a otras personas. A veces, la incompatibilidad se debe a energías diferentes que simplemente no se compenetran.

Asimismo, la fiabilidad durante una ruptura envía el mensaje a tu ex pareja y a los demás de que tu integridad está intacta y que sabes quién eres. No demuestres que tu jefe tiene razón haciendo un berrinche y destruyendo toda la oficina. No le des la razón a tu cónyuge o pareja tirando sus cosas al césped. No veas a tus antiguos amigos alejarse sacudiendo la cabeza, mientras tú deliras en un estupor de borrachera.

En este tipo de rupturas también tendrás que recurrir a otra verdadera habilidad de liderazgo, la creatividad. Necesitarás encontrar nuevas formas de superar el dolor, formas de expresarte. La necesitarás para encontrar nuevas relaciones, trabajos mejores o diferentes. Tendrás que encontrar una forma de interactuar como adultos civilizados, cuando sea necesario sin comprometer al otro, nuevas formas de comunicación que no desencadenen reacciones emocionales.

La positividad durante una ruptura, marcará la diferencia entre un clima saludable y un clima tóxico, durante y después del evento. Al fin y al cabo, las rupturas suelen ser el resultado de sentimientos y energías negativas. Es raro que una ruptura comience y termine con sonrisas, razones y un abrazo amistoso. Si no es así, te encuentras con un montón de negatividad acumulada. Es probable que afloren sentimientos de rechazo, ira, traición, opresión, depresión y otros durante o después de una ruptura. Mantener las cosas positivas es siempre una buena idea. No seas ridículo al respecto, por supuesto. No dirás: "Hemos terminado... ¿no es genial?". Pero puedes hacer sugerencias sobre los aspectos positivos de la ruptura, como por ejemplo, que libera a las partes para pasar a pastos más verdes. El fin de las tensiones persistentes y las perspectivas de curación son otros resultados positivos de una ruptura. Además, mirar atrás con gratitud no hace daño.

Puede que una retroalimentación eficaz no salve la relación profesional o personal, pero es una información que podría resultar inestimable más adelante, ya que te da la oportunidad de ver las cosas desde el punto de vista de otra persona.

La comunicación oportuna es un asunto delicado durante y después de las rupturas. Si tienes que romper, hazlo rápido o pueden resentir el retraso. No lo hagas en un evento familiar, pero tampoco es necesario esperar las vacaciones, ya que sólo sonarán falsas después de la ruptura y esos eventos parecerán deshonestos. Si tienes que hacerlo, hazlo de una vez. Olvídate de las llamadas épocas de ruptura. Puede ser inteligente no comunicarte con esa persona después de una ruptura, ya que esto puede impedir la curación y crear falsas esperanzas de un reencuentro. En el trabajo, si hay que despedir a un miembro del equipo, hazlo sin demora. Puede estar perdiendo oportunidades mientras esperas a apretar el gatillo. Si un viejo amigo ya no encaja en tu círculo social, saca el tema cuanto antes. Es probable que el problema sólo empeore. Si se trata de un divorcio o de una disputa familiar, tampoco será muy beneficioso esperar. Si estás preparado para terminar una relación, probablemente sea porque ya has esperado lo suficiente.

La creación de equipos parece una habilidad de liderazgo que no se aplicaría a una ruptura, pero piénsalo de nuevo. La pérdida de un miembro del equipo de trabajo requerirá un reemplazo, y el equipo tendrá que ser reconstruido. Puede que haya que calmar a otros miembros del equipo o reevaluarlos. Mantén el equipo fuerte a pesar de la ruptura utilizando tus habilidades de creación de equipos. Esto es especialmente crucial cuando se trata de un divorcio en el que hay niños de por medio. Los niños siguen necesitando a sus padres, por lo que el equipo tiene que mantenerse unido a pesar del cambio drástico en las condiciones de vida. Es un momento muy difícil para todos los implicados, pero es especialmente duro para los niños. La presentación de los nuevos cónyuges también implica la creación de un equipo, y de un tipo muy sensible. Aquí algunos miembros del equipo (los niños, en general) no estarán necesariamente dispuestos a participar. Necesitarán toda tu empatía, tu autoconciencia, tu flexibilidad y otras habilidades de liderazgo, sobre todo tu capacidad de crear equipos. Si pierden a sus amigos, también tendrán que crear un nuevo equipo de amigos.

La flexibilidad también es una habilidad de liderazgo crucial, especialmente durante las rupturas. Querrás evitar ser flexible en tu posición. Si has llegado a esto, dar marcha atrás no corregirá las cosas que inspiraron la ruptura en primer lugar. Y puede que sólo esté retrasando lo inevitable y ofreciendo falsas esperanzas. Pero las consecuencias pueden ser muchas y de gran alcance y tendrás que ser flexible sobre cómo afrontarlas. En una ruptura sentimental, puede haber amigos comunes involucrados. Los padres que se divorcian tendrán que lidiar con cuestiones de propiedad y custodia.

Asumir riesgos es inherente a cualquier ruptura, durante y después. El simple hecho de romper con alguien es un riesgo. ¿Será capaz de encontrar otro trabajo o un compañero mejor? Si me quedo, ¿qué me estaré perdiendo? Si me alejo de este viejo amigo, ¿a quién recurrirá él o ella? Si no puedes manejar el riesgo, las rupturas de cualquier tipo podrían ser tortuosas para ti.

Las rupturas también pondrán a prueba tu capacidad de enseñar y orientar. ¿Cómo vas a enseñar a tus hijos que la familia es lo más importante si no quieres hablar con tu propio hermano o hermana, o si además estás intentando explicarles por qué mamá y papá ya no pueden vivir juntos? El divorcio hace que enseñar a los niños sea más difícil porque sólo están en tu compañía durante un tiempo limitado. Pero las habilidades son cruciales para guiar a tus hijos a través de las complejidades de un divorcio o una separación. Lo más probable es que tu ex pareja o amigo o miembro del equipo, no tenga mucho tiempo o interés en tu tutoría en ese momento. Pero si eres tú el que deja ir o se desprende; las lecciones que aprendas podrían ayudarte a ser mentor de otros. Podrían y deberían.

Las habilidades de la inteligencia emocional, también serán inestimables para navegar por una ruptura de cualquier tipo, algunas más que otras.

El autoconocimiento es fundamental para cualquier aspecto de la vida de cualquier persona, es elemental para tener felicidad y mejorar tu vida, en cualquier momento, pero mucho más aún después de una ruptura. Si te despiden, es tu responsabilidad saber por qué, saber qué has hecho para justificar el despido. Es tu derecho legal en muchos casos. Y sólo puede ayudar a desarrollar tu autoconocimiento. Al buscar un nuevo trabajo, conocer tus habilidades y debilidades te ayudará a elegir una trayectoria profesional diferente, si es lo que necesitas. Si estás perdiendo viejas amistades, te debes a ti mismo entenderlas y entenderte. Algunos casos de enemistad entre padres e hijos adultos o entre hermanos adultos suelen reducirse a una cierta incompatibilidad, y entender eso puede ayudarnos a comprendernos mejor a nosotros mismos y a los demás.

La autorregulación también es crucial durante el periodo de ruptura y después de este. No sólo hay que regular el comportamiento durante el despido u otra separación, sino que es igual de importante después. Los días, semanas, meses e incluso años posteriores a una ruptura, pueden ser devastadores e inspirar sentimientos de inutilidad, impotencia, depresión, abuso de sustancias, mala salud mental y física, muerte prematura e incluso suicidio. Una recuperación rápida para todos los implicados suele ser el mejor camino, pero para ello es necesario regular los pensamientos y comportamientos. Hay que evitar a toda costa los pensamientos excesivos y las conversaciones negativas con uno mismo. Las actividades y energías positivas deben sustituir conscientemente a las negativas. Si has perdido un trabajo, no languidezcas en el desempleo y en el espiral descendente que crea. Si has tenido que abandonar una vieja amistad, haz una nueva.

Las habilidades sociales serán esenciales para navegar por una ruptura personal, profesional o familiar. Tendrás que mostrar respeto, observar los protocolos y no menospreciar al otro con sus amigos. Más adelante hablaremos de esto.

La empatía es una de esas habilidades comunes a los diferentes conjuntos de habilidades de verdadero liderazgo, inteligencia emocional y habilidades sociales. Es crucial durante y después de una ruptura, aunque como dijimos, debe ser entregada con moderación en estas circunstancias.

La motivación entrará realmente en juego durante las rupturas de todo tipo. Desde el punto de vista profesional, querrás despedir a tu ex miembro del equipo con la vista puesta en un futuro mejor, sin que se sienta aplastado y desesperado. Es parte de mantener las cosas positivas, una de las habilidades de liderazgo de las que hablamos anteriormente.

Las habilidades cognitivas también son inestimables a la hora de afrontar cualquier tipo de ruptura y para el periodo posterior.

La atención sostenida te mantendrá centrado en la tarea que tienes entre manos; retirar a una persona y encontrar a otra, gestionar lo que queda de tu equipo, un proyecto de largo recorrido que tendrá muchos hitos, etc. Esto es válido para las relaciones sociales, profesionales e íntimas.

Y como habrá una variedad de elementos complejos en cualquier ruptura, la atención selectiva también es crucial. Tendrás que prestar atención a sus sentimientos y a los tuyos, a sus creencias y perspectivas y a las tuyas propias, a otras complejidades de la vida. Tendrás que mantenerte centrado en el ámbito profesional o personal.

Y tendrás que dar a todas estas cosas tu atención dividida también. Si son padres divorciados, tendrán que prestar atención a los niños, a sus cónyuges, a sus trabajos, y a sus amigos. Tendrás que utilizar otras habilidades de liderazgo, como la de establecer prioridades, para poder atender todas las pequeñas crisis que probablemente surjan.

La memoria a largo plazo también será importante. Si estás perdiendo a un miembro del equipo, querrás utilizar esa memoria a largo plazo para presentar un patrón de comportamiento pobre o negativo. Si estás perdiendo a un viejo amigo, tu memoria a largo plazo de su mal comportamiento prolongado, te dará motivos para no volver a eso. Lo mismo ocurre con una pareja íntima. Esta habilidad te recordará por qué estás haciendo lo que estás haciendo, incluso cuando se te presenten argumentos posiblemente desesperados en contra. La memoria a largo plazo es la que te da la verdadera perspectiva y es crucial para tu conjunto de habilidades cognitivas.

La memoria a corto plazo, será útil, pero no es crucial para estas circunstancias. ¡No se puede tener todo!

La lógica y el razonamiento, por otro lado, entrarán en juego en prácticamente todos los momentos de cualquier tipo de ruptura. Tienes que mantenerte lógico y sin emociones. Las rupturas suelen tener una base intelectual. Suelen ser el resultado de la deliberación, la consideración y la reflexión, y esas son tareas intelectuales. En el momento en que la persona que despide o rompe, está preparada para hacerlo, hay menos emoción para ella. Para la persona que recibe la noticia es otra historia. Sin tener tiempo para procesar intelectualmente tus emociones, es probable que éstas pasen a primer plano. Al fin y al cabo, el lado emotivo del cerebro es el más rápido para actuar. Así que puedes utilizar esta habilidad cognitiva para contrarrestar la emoción, inclinarte hacia la mejor versión de ti mismo, y mantener las emociones al margen. La emoción y la razón no pueden coexistir en la misma psique al mismo tiempo, recuerda. Si te mantienes razonable, no puedes volverte emocional. Si te mantienes emocional, no podrás ser razonable. Este principio es válido, independientemente al tipo de ruptura al que lo apliquemos.

El procesamiento auditivo debe ser constante. Escucha activamente, presta atención, debes retener y recordar. Observa los cambios en el tono vocal, la velocidad, la forma y el asunto de lo que se dice, el subtexto (o lo que no se dice, pero que sin embargo está ahí). Nunca dejes de escuchar durante una ruptura o después de ella, cuando busques feedback y converses con los mentores.

Lo mismo ocurre con el procesamiento visual. Nunca hagas nada sin él, especialmente durante cualquier tipo de ruptura. Presta atención a las pequeñas señales visuales, al lenguaje corporal, a los giros de una expresión facial, que revelan lo que la persona con la que hablas está pensando realmente, a pesar de lo que pueda estar diciendo. Observa también tus propias señales auditivas y visuales, ¡puedes aprender más de ti mismo de lo que te gustaría saber!

La velocidad de procesamiento, es la última capacidad cognitiva que utilizarás para superar una ruptura. Esto es especialmente cierto en el período inmediatamente posterior a la ruptura. Procesa la información dolorosa, haz los ajustes que te sugiera tu análisis, tu reflexión y tus comentarios, elabora un plan y ponlo en práctica. Consigue un nuevo trabajo, busca una nueva pareja, encuentra nuevos amigos, cambia tu comportamiento, múdate. Pero es muy importante no languidecer, no pensar demasiado, no encerrarse en la infame parálisis del análisis que impide la acción posterior, en favor de la deliberación constante.

Pasamos entonces al pensamiento crítico y sus aplicaciones para una situación de ruptura, el fin de una relación profesional, íntima, familiar o social.

El primer elemento del pensamiento crítico es la identificación, y te apoyarás mucho en esta habilidad. Tendrás que identificar tus emociones al ser despedido, o estarás identificando las razones por las que una persona no encaja bien en tu equipo. Tendrás que identificar por qué quieres dejar a tu pareja y qué piensas hacer después. Si eres tú quien ha sido dejado, tendrás que identificar tus emociones y lidiar con ellas. También tendrás que identificar el remedio o los remedios.

La investigación es un elemento de pensamiento crítico que encontrarás muy valioso aquí. Lo estás haciendo ahora mismo. Pero querrás preguntar a tus mentores cuál es la mejor manera de superarlo en función de las particularidades de la situación, los comportamientos y las personalidades implicadas. Esto es válido independientemente del tipo de relación que estés terminando.

Identificar los prejuicios es crucial. Si estás despidiendo empleados en tu lugar de trabajo basándote en prejuicios, estás asumiendo el riesgo legal de una demanda civil por discriminación. En el mejor de los casos, no estás defendiendo los mejores estándares, que es lo que hace un verdadero líder. Si los prejuicios afectan a tu vida romántica o a tus amistades, eso es asunto tuyo. No hay ninguna ley que prohíba tener prejuicios. Y tampoco puedes evitar los prejuicios. Un prejuicio es básicamente lo que sientes. La intolerancia es esencialmente cómo actúas en base a tus prejuicios. Así que, aunque tengas prejuicios, nunca debes permitir que el comportamiento intolerante refleje esos prejuicios. Eso es ser un líder sólo de nombre, y probablemente no lo serás por mucho tiempo.

La inferencia será tu mejor amiga en los momentos en los que se acabe una relación. Es casi seguro que la comunicación clara se verá comprometida por la emoción en algún momento. La gente simplemente no es tan comunicativa en esas situaciones (o en ninguna). La cortesía y el protocolo nos enseñan a no ser completamente comunicativos incluso en las mejores circunstancias. Así que tendrás que hacer muchas deducciones, sea cual sea el lado de la ruptura en el que te encuentres. Ya sea la verdadera razón de la ruptura o el verdadero sentimiento detrás de la máscara que lleva el otro, habrá más de lo que puedas inferir durante una ruptura.

Priorizar también será más que práctico, necesario. Si te han despedido, sabes que no hay tiempo que perder. Da prioridad a recuperarte. ¿Has tenido que dejar marchar a alguien? Sustituirlo por un miembro mejor del equipo es tu prioridad y eso es fácil de ver. ¿Con el corazón roto, abandonado por un viejo amigo? Pregúntate cuánto importaba realmente ese viejo amigo o ex compañero.

La curiosidad es el último elemento del pensamiento crítico y debe permanecer viva en tu corazón y en tu mente durante los momentos de ruptura. Interésate por lo que viene a continuación. Interésate por lo que el nuevo miembro de tu equipo aportará al proyecto, o por cómo mejorará el clima. Siente curiosidad por tus nuevos amigos y nuevos socios. Incluso puedes sentir curiosidad por tus hermanos o padres alienados. Siguen siendo tu familia, y una persona con mentalidad de crecimiento sabe que las circunstancias pueden cambiar. El hecho de que no puedas estar en la misma habitación con una persona por el motivo que sea no significa que no le desees lo mejor y quieras saber cómo está progresando.

Las habilidades sociales están esencialmente dirigidas a un objetivo y pueden variar según la situación, como hemos visto.

Nuestra vieja amiga, la empatía, es fundamental para las habilidades sociales, porque entender cómo se siente la gente, ser capaz de compartir su perspectiva e incluso sus dolores y emociones, es clave para la interacción social.

Una habilidad social que será útil para transitar una ruptura de una relación profesional, íntima, social o incluso familiar; es mantener el contacto visual. Demuestra respeto, consideración y que estás escuchando activamente. Demuestra que no tienes miedo de mostrarte, incluso en ese momento.

El lenguaje corporal llegará lejos, no solo durante la ruptura sino también después. No gruñir ni chasquear durante la experiencia desagradable. Después, observa tu postura y tus expresiones faciales. No dejes que el evento se apodere de tu cuerpo. Seguir adelante significará la autodisciplina para controlar tus propios movimientos.

Se consciente (siempre, pero más en estos casos) de ser asertivo y no agresivo. Esta es una línea delicada que puede marcar la diferencia al transitar una ruptura de cualquier tipo. La asertividad se trata de declarar lo que quieres o necesitas. La asertividad se trata de defender tu posición. La agresividad se trata más de exigir, desafiar, atacar. Favorece siempre lo primero y evita lo segundo en cualquier negociación, ya sea un contrato o una ruptura, profesional o íntima, social o familiar.

Tener buenas habilidades sociales incluye seleccionar los mejores canales de comunicación. No rompas con alguien a través de mensajes de texto, no despidas a nadie con un megáfono. No termines una amistad en la boda de esa misma persona. No confrontes a tu hermano hostil en el funeral de tu madre (en ese caso, podrías enviar un mensaje de texto... ¡es broma!)

La flexibilidad y la cooperación serán esenciales para afrontar una ruptura, especialmente en el caso de compañeros de trabajo o padres divorciados, como hemos visto.

Aceptar las críticas sin estar a la defensiva es otra clave para manejar estas situaciones con habilidad. Terminarás recibiendo algunas críticas en algún punto de la línea, de un jefe crítico o miembro del equipo rencoroso, de un compañero despreciado enojado o en forma de rechazo romántico, de un amigo, hermano, hijo o padre enojado. La actitud defensiva cerrará tu mente cuando ésta debería estar abierta. No será fácil, pero esta es una habilidad social que todos se beneficiarían de dominar. Es sorprendente la cantidad de personas que no pueden manejarlo ni siquiera en los detalles más mínimos. La más mínima crítica enfurece a algunas personas, pero estos son líderes emocionalmente ignorantes, solo de nombre.

Mantenerse positivo es otra habilidad que se superpone de un conjunto de habilidades a las demás, pero es un buen recordatorio de lo importante que es en estos y otros momentos. En cualquier crisis, la positividad es una ventaja. Al igual que mostrar respeto y ser un buen alumno y maestro. Muestra respeto por la persona que se va y, aún más difícil, por la persona que te está dejando. Es posible que no puedas tolerar la compañía o los puntos de vista políticos de tu hermana adulta, pero aún puedes mantener su buena actitud y aprender de esa experiencia y compartir esa lección con los demás.

Sobre todo, conserva su humanidad. Eres un ser humano, no una colección de hábitos y nociones. Mantener el sentido de tu propia humanidad y la humanidad de los demás, hará que superar estos tiempos difíciles sea más fácil; tanto sea una relación profesional o personal, íntima o familiar. Este es el principio central frente a todos los demás, la noción central que te guiará en el verdadero liderazgo, inteligencia emocional, habilidades cognitivas, pensamiento crítico y habilidades sociales. Respeta a la humanidad. Después de todo, es algo que todos tenemos en común.

CONCLUSIÓN

Y eso nos lleva al final de esta particular etapa de tu viaje por la vida, en busca de mayores habilidades de liderazgo. Ahora eres más consciente de tu estilo de liderazgo, de tu empatía y de tu atención plena. Estás más en sintonía con tu inteligencia emocional y tienes un mayor control sobre tu comportamiento y una mayor influencia sobre el comportamiento de los demás. Probablemente has agudizado tus capacidades cognitivas y has llegado a conocer un poco mejor cuáles son. Tus nuevas habilidades de pensamiento crítico te servirán en tus círculos profesionales, personales, sociales e íntimos, y podrás transmitirlas a los demás. Esto reforzará tu familia, tu equipo y tus amistades.

Ya sabes cómo aplicar esta información a las relaciones de todo tipo y en todas las etapas; al principio, en el medio, e incluso al final.

Pero el viaje no ha terminado. Parte de ser un verdadero líder es ser siempre curioso, estar siempre aprendiendo y mantenerte al día con los últimos datos, técnicas y tecnologías. Es probable que este libro te haya entusiasmado para seguir aprendiendo en un proceso continuo de descubrimiento y autorrealización. Querrás llevar esa curiosidad y deseo de logro y mejora a otros aspectos de tu vida. Mejorar la comunicación en las relaciones, superar el pensamiento excesivo y la procrastinación y ser un trabajador o directivo más productivo; hay mucho que aprender. Tenemos varios libros sobre estos mismos temas y muchos más, que ofrecen la información más reciente de forma clara, con ejercicios prácticos y un poco de humor.

Y lo que es más importante, has aprendido que este tipo de habilidades, siempre pueden aprenderse y mejorarse. Tu nueva mentalidad de crecimiento te permite ver la vida como un proceso de desarrollo. Nadie tiene que estar limitado por lo que parece ser una falta de talento natural. Estas cosas se aprenden, se perfeccionan, se desarrollan, evolucionan con el tiempo y la experiencia. Seguro que tenías esperanza cuando empezaste este libro, pero ahora tienes certeza. Y debes tener la confianza en ti mismo, para utilizar esta valiosa información para hacer el trabajo para ti y para los que te rodean. Bien hecho por dominar tus habilidades de liderazgo, ahora ve y domina otras habilidades. Ese es el camino para convertirte en una persona verdaderamente autorrealizada, y vivir una vida más larga, más feliz y más plena.